Mamá desobediente

Mamá desobediente

Una mirada feminista a la maternidad

Esther Vivas

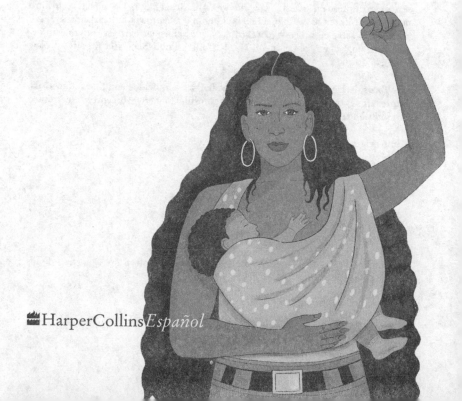

HarperCollins *Español*

Los libros de HarperCollins Español pueden ser adquiridos con fines educativos, empresariales o promocionales. Para más información, envíe un correo electrónico a SPsales@harpercollins.com.

Título original: *Mamá desobediente*

Publicado por Capitán Swing en España en 2019

PRIMERA EDICIÓN DE HARPERCOLLINS ESPAÑOL

Diseño: Yvonne Chan
Ilustración: Mercedes Padro

Este libro ha sido debidamente catalogado en la Biblioteca del Congreso de los Estados Unidos.

ISBN 978-0-06-334392-4

23 24 25 26 27 LBC 5 4 3 2 1

Per a en Martí, amb tot l'amor.

Contenido

Prólogo a esta edición

Una de las mayores satisfacciones de publicar *Mamá desobediente* ha sido el *feedback* que he recibido de tantísimas mujeres que han conectado de un modo u otro con el libro: que se han sentido acompañadas, que les han puesto palabras a sus sentimientos, que han encontrado información, que se han reconocido en las experiencias que aquí presento, que se han conmovido, que han hallado un camino para empezar a sanar sus heridas, que se han indignado, que saben que no están solas y que no son las únicas.

Espero que esta edición llegue a muchas mujeres, sean madres o no, y a muchos hombres, porque la maternidad y la crianza nos implican a todas y a todos. En estas páginas, escribo sobre maternidad desde una mirada feminista, sociológica, política, cultural e histórica, y también a partir de mi propia experiencia como madre. Abordo un amplio abanico de temas, a menudo silenciados, como los problemas de infertilidad, el dolor tras una pérdida gestacional, la violencia obstétrica, la depresión posparto, las dificultades para amamantar y los obstáculos para conciliar maternidad y vida social y laboral. Confío en que aquí encuentres respuestas, refugio, sororidad y apoyo.

Los derechos de las madres y de los bebés son a menudo pisoteados. En los Estados Unidos, vemos esto reflejado en la falta de una licencia de maternidad remunerada que esté garantizada por una ley nacional. En consecuencia, casi una de cada cuatro madres regresa al trabajo dentro de las dos semanas posteriores al parto[1], y son las mujeres racializadas, con empleos más precarios, las que enfrentan mayores dificultades para conciliar empleo y maternidad.

La violencia obstétrica es otra de las caras de la violencia tan normalizada que sufren madres y bebés; una expresión más de la violencia de género que analizo en profundidad en este libro. En los Estados Unidos, el 17 % de las mujeres afirma haber sufrido maltrato durante el embarazo y el parto, un porcentaje que alcanza el 27 % en las mujeres racializadas y empobrecidas. La violencia obstétrica no es solo física, sino también verbal, y puede expresarse mediante un trato paternalista o humillante hacia la madre. Las probabilidades de ser víctima de violencia obstétrica aumentan si das a luz por cesárea, en el hospital o sin el apoyo de una comadrona, o si eres una mujer racializada, primeriza o menor de treinta años[2].

A mayor medicalización del parto, más opciones de sufrir una cesárea innecesaria. En los Estados Unidos, un 32 % de los bebés nace mediante cesárea; cifra que aumenta hasta el 36 % en los bebés afroamericanos, lo que muestra cómo el racismo impera en las salas de parto[3]. La Organización Mundial de la Salud (OMS) señala que un porcentaje de cesáreas que supere entre el 10 % y el 15 % está injustificado[4]. Ejercer esta práctica cuando no es necesaria tiene consecuencias negativas en la salud física y mental de madres y recién nacidos, como examino en el libro. Hay que erradicar la violencia obstétrica en todas sus expresiones.

El conjunto de prácticas constitutivas de violencia obstétrica aumentó con la aparición del Covid-19 y en los años posteriores: a más mujeres se les obligó a parir solas, se les indujo el parto sin necesidad, fueron separadas de sus bebés nada más nacer o se les impidió amamantarlos. Se trata de actuaciones médicas que ocu-

rrieron al margen de la evidencia científica y en contra de las recomendaciones de la OMS[5], y que significaron un retroceso en los
derechos de las mujeres.

Sin embargo, no solo la violencia obstétrica amenaza a las mujeres embarazadas y en trabajo de parto en los Estados Unidos. En
2021, el país tuvo una de las tasas de mortalidad materna más elevadas de las últimas décadas. Se trata de mujeres que murieron en
el embarazo o en los cuarenta y dos días posteriores al parto. Esta
tasa sumó treinta y tres muertes maternas por cada cien mil nacidos vivos, lo que supone más de diez veces las tasas estimadas en
otros países de renta alta, como Australia, Austria, Japón y España.
Esta cifra representa un aumento del 40 % de las muertes maternas en los Estados Unidos respecto al año anterior[6]. Las mujeres
afroamericanas son las que más probabilidades tienen de morir en
el embarazo y el parto, con una tasa de mortalidad 2,6 veces más
alta que las mujeres blancas[7]. La mayoría de estas muertes, según
los expertos, se podrían prevenir[8]. Las desigualdades sociales, de
clase y de raza explican, en buena medida, sus causas.

El auge de la nueva ola feminista estos últimos años es una
oportunidad para combatir todas estas violencias. Hay que sacar a
la luz pública las opresiones y las desigualdades que sufrimos. Necesitamos un feminismo que defienda los derechos de las madres y
la infancia. Necesitamos un feminismo que abrace la maternidad.
La maternidad entendida como el derecho de las mujeres a decidir
sobre nuestro cuerpo, el derecho al aborto, el derecho a quedarnos
embarazadas cuando así lo deseamos, el derecho a decidir sobre el
embarazo, el parto y la lactancia, el derecho a maternar y a tener
vida propia más allá de la crianza. He aquí esa maternidad feminista y desobediente que tanta falta nos hace.

Introducción

La maternidad y todo lo que la rodea, como el embarazo, la infertilidad, el parto, el duelo gestacional, el puerperio y la crianza, son temas que demasiado a menudo quedan invisibilizados en el ámbito doméstico. El ideal materno oscila entre la madre sacrificada, al servicio de la familia y las criaturas, y la *superwoman*, capaz de compaginar trabajo y crianza, y de cumplir con todo. Por suerte, las cosas empiezan a cambiar. Los nuevos feminismos han sacado del closet una serie de temas incómodos, y la maternidad es uno de ellos. El presente libro quiere reflexionar sobre qué supone ser madre hoy, señalando que no hay una maternidad única, pero sí modelos impuestos que supeditan la experiencia materna a los dictados del patriarcado y del capitalismo.

Parece incompatible ser madre y feminista, pues la maternidad carga con el enorme peso de la abnegación, la dependencia y la culpa, ante el cual las feministas de los años sesenta y setenta se rebelaron —como tenía que ser—. Sin embargo, este levantamiento terminó con una relación tensa con la experiencia materna, al no querer afrontar las contradicciones y los dilemas que esta implicaba. Ser madre no debería significar criar en solitario, quedarse encerrada en casa o renunciar a otros ámbitos de nuestra vida, y ser feminista no tendría que conllevar un menosprecio o una indiferencia respecto al hecho de ser mamá. ¿Por qué tenemos que escoger entre una «maternidad patriarcal», sacrificada, o una «maternidad neoliberal», subordinada al mercado?

Este libro quiere contribuir a pensar la maternidad desde una perspectiva feminista, apelando a una maternidad desobediente a la establecida por el sistema. Valorar y visibilizar la importancia del embarazo, el parto, la lactancia y la crianza en la reproducción humana y social, y reivindicar la maternidad como responsabilidad colectiva, en el marco de un proyecto emancipador. No se trata de idealizarla ni de esencializarla, sino de reconocer su contribución histórica, social, económica y política. Una vez las mujeres hemos acabado con la maternidad como destino, nos toca ahora poder elegir cómo queremos vivir esta experiencia.

Al cabo de un tiempo de quedar embarazada, cuando empecé a buscar información sobre dónde y cómo parir, tomé conciencia del maltrato y la violencia que se ejercen contra las mujeres en la atención médica del parto; de la envergadura de estas prácticas, y de cuán normalizadas y aceptadas están. La indignación que sentí fue el impulso que años después me llevaría a escribir este libro. Por ello, la violencia obstétrica ocupa un lugar destacado en la obra: denunciarla es el primer paso para combatirla.

Este libro parte de mi experiencia personal como madre, y la lactancia materna tuvo en los primeros años un papel central. Hay muchos debates abiertos en torno a dar el pecho. Tenemos, por un lado, la industria de la leche de fórmula, que intenta incidir en las decisiones gubernamentales y el sector de la salud así como en nuestras prácticas, afirmando que dar el biberón es lo mismo que dar la teta; y nos topamos, por otro lado, con los prejuicios de un sector del feminismo que considera que amamantar devuelve a la mujer al hogar, obviando que vivimos en un sistema socioeconómico hostil a la lactancia materna. Desmontar estos mitos es otro de los objetivos de la presente obra.

Yo he optado por una forma de parir y amamantar; es mi experiencia y cada mujer tiene la suya. No pretendo juzgar las prácticas de otras madres, porque cada una de nosotras hace lo que puede con el tiempo y las circunstancias de las que dispone. En cambio, sí soy muy crítica con el modelo de maternidad, parto y lactancia que nos imponen el patriarcado y el capitalismo en función de sus intereses, medicalizando procesos fisiológicos y queriéndonos calladas, sometidas y obedientes. Este tampoco es un libro contra el personal médico. Denunciar la violencia obstétrica no significa estar en contra de los profesionales de la salud, sino contra determinadas prácticas, y hay que trabajar para que aquellos sean aliados en la tarea de cambiarlas.

La literatura de la maternidad parte a menudo de la propia experiencia, de una maternidad reciente, vivida o no como algo positivo, de la dificultad para lograr el embarazo, del arrepentimiento de la condición materna, de un parto traumático. Este libro no es una excepción. A la hora de escribirlo, me he preguntado también sobre la experiencia de las mujeres de mi familia, en particular mis abuelas y mi madre. Recuerdo haber hablado de tantos temas con la *iaia* Elena y la *iaia* Montserrat, del exilio, la guerra, la posguerra, el trabajo en la fábrica o haciendo de modista, el noviazgo, el matrimonio...; pero nunca les pregunté qué significó para ellas tener una niña y un niño, respectivamente —mis padres son hijos únicos—, cómo fueron sus embarazos y partos. Ahora ya no lo puedo hacer, pues no están. Pero he hablado con mi madre y algunos de sus recuerdos quedan recogidos en el libro.

Esta no pretende ser una obra autobiográfica, pero al final resulta imposible no volcar la experiencia personal en un tema que te toca tan de cerca. ¿Cómo podía escribir sobre la maternidad, la crianza, las violencias ocultas tras el embarazo, el parto y el posparto, la lactancia materna... sin hablar de lo que he vivido? Me parecía poco honesto no hacerlo, pues lo que nos pasa marca en parte nuestra manera de ver lo que nos rodea. Una historia que en algunos puntos coincide con la de otras mujeres de mi generación, nacidas en los años setenta.

Mamá desobediente es el resultado de mi experiencia como madre, tanto en clave personal como intelectual, de las preguntas que me he hecho, las respuestas que he encontrado y las reflexiones a las que he llegado. Una obra que quiere abrir puertas, romper mitos y silencios. Espero que este libro pueda ser útil a muchas mujeres que son madres, a las que quieren serlo, a las que no lo son, y a todas aquellas y aquellos que acompañan en los procesos de crianza, porque la maternidad nos implica a todas y a todos.

PARTE I

Maternidades en disputa

1

Incertidumbres

¿Qué significa ser madre? Hay tantas definiciones como experiencias. No se puede hablar de la maternidad en un sentido único. Cada vivencia depende del contexto social, las capacidades económicas, la mochila personal. No es lo mismo la maternidad biológica que la adoptiva; criar en solitario que contar con un entorno que te apoye; tener una criatura que criar a dos o tres, o volver al trabajo doce semanas después del parto, que es lo que suele durar la licencia de maternidad en los Estados Unidos, que dejar de trabajar si lo que quieres es estar con tu bebé. Todo esto influye de un modo u otro en cómo vivimos la maternidad. Incluso una misma mujer puede tener experiencias distintas en función del momento vital por el que pase. No hay modelos universales.

El mito de la perfección

Sin embargo, se ha generalizado a lo largo de la historia un determinado ideal de buena madre, caracterizado por la abnegación y el sacrificio. La mamá al servicio, en primer lugar, de la criatura y, en segundo, del marido. El mito de la madre perfecta y devota, casada, monógama, que se sacrifica por sus criaturas y está feliz de hacerlo; que siempre antepone los intereses de hijos e hijas a los suyos porque se supone no tiene propios. Un mito que se nos ha presentado como atemporal, cuando en realidad sus pilares son específicos de la modernidad occidental[1].

El sistema patriarcal y capitalista, a partir de esta construcción ideológica, nos ha relegado como madres a la esfera privada e invisible del hogar, ha infravalorado nuestro trabajo y consolidado las desigualdades de género. Como mujeres no teníamos otra opción que parir, así lo dictaban la biología, el deber social y la religión. Un argumento, el del destino biológico, que ha servido para ocultar la ingente cantidad de trabajo reproductivo que llevamos a cabo. El patriarcado redujo la feminidad a la maternidad, y la mujer a la condición de madre[2].

Al contrario del mito de la perfección, «fracasar es parte de la tarea de ser madre»[3]. Sin embargo, esta posibilidad ha sido negada en las visiones idealizadas y estereotipadas de la maternidad. El mito de la madre perfecta, de hecho, solo sirve para culpabilizar y estigmatizar a las mujeres que se alejan de él[4]. Las madres son consideradas fuente de creación, las que dan la vida, pero también chivos expiatorios de los males del mundo cuando no responden a los cánones establecidos. Se las responsabiliza de la felicidad y los fracasos de sus hijas e hijos, cuando ni lo uno ni lo otro está a menudo en sus manos, y depende más de una serie de condicionantes sociales. La maternidad patriarcal ha hecho que muchas madres a lo largo de sus vidas sintieran, como escribió Adrienne Rich en su clásico *Nacemos de mujer*, «la culpa, la responsabilidad sin poder sobre las vidas humanas, los juicios y las condenas, el temor del propio poder, la culpa, la culpa, la culpa»[5].

El dilema de la maternidad

Los tiempos, se supone, han cambiado, pero a veces no tanto como imaginamos. En el transcurso del siglo XX, la incorporación masiva de la mujer al mercado laboral, con la consiguiente autonomía económica, la generalización de un modelo de sociedad urbana con menos presión sobre los individuos, y el acceso a métodos anticonceptivos han hecho que tener criaturas se haya convertido en una elección. Pero cuando la maternidad dejó de ser un destino único, emergió el dilema de la maternidad; es decir, una opción y un deseo confrontados a otros, con los que encajaba muy mal[6]. La maternidad no es sino un camino lleno de incertidumbres.

Desde los años ochenta, al mismo tiempo que la mujer se incorporaba al mercado laboral y a la vida pública, se dio un auge de los discursos promaternales y profamiliares. El ideal de buena madre se hizo más complejo. Las mujeres ahora no solo debemos ser madres devotas, sino supermamás o «mamás máquina»[7], tan sacrificadas como las madres de siempre, pero con una vida laboral y pública activa, y, por supuesto, con un cuerpo perfecto. Se trata de un «nuevo mamismo»[8], una maternidad inalcanzable, que *de facto* devalúa lo que las madres reales hacemos. El resultado es la frustración y la ansiedad. La maternidad sufre así una «intensificación neoliberal»[9], en la que se mezclan cultura consumista e imaginarios de clase media.

Muchas mujeres siguen expresando hoy en día las presiones que reciben de su entorno cuando llegan a una determinada edad y no tienen descendencia. «Se te va a pasar el tren», «te vas a arrepentir», «si es lo mejor que le puede pasar a una mujer» son algunas de las frases que tienen que oír a menudo y con insistencia muchas de aquellas que deciden o no tienen claro si tener bebés. Aún recuerdo años atrás yendo a la fiesta mayor de Sabadell, la ciudad donde crecí —ahora vivo en Barcelona—, y ver cómo todos aquellos con quienes había salido cuando era más joven tenían criaturas. Cada uno iba acompañado por uno o más pequeños, con quienes jugaban en la plaza mientras los adultos hablaban de que si la escuela, de que si este no me duerme y el otro no me come... Y yo, que nunca había sentido ni sentía la necesidad de ser mamá, veía que allá o lo eras o te convertías en una *outsider*.

A pesar de que se calcula que una de cada cuatro mujeres nacidas en los años setenta en España no tendrá descendientes —en la mayoría de los casos porque no podrá, ya sea por motivos económicos, de infertilidad, profesionales, por no encontrar una pareja con quien tenerlos—, la opción de no ser madre no encaja socialmente[10]. Lo señala la periodista María Fernández-Miranda en su libro *No madres*: «A la mujer que tiene descendencia se la llama madre; a la que no está emparejada, soltera; a la que ha perdido a su pareja, viuda. Las que no tenemos hijos carecemos de un nombre propio, así que en vez de definirnos como lo que somos debemos hacerlo desde lo que no somos: no madres. Nos vemos abocadas a catalogarnos desde la negación porque representamos una anormalidad»[11].

El ángel del hogar o la *superwoman*

Las mujeres en la actualidad nos enfrentamos a una doble presión. Por un lado, la de ser madres, como dicta el mantra patriarcal, y serlo de una determinada manera, con un manual completo, muchas veces contradictorio, de lo que se espera de nosotras. Por el otro, siguiendo el abecé del capitalismo neoliberal, debemos triunfar en el mercado laboral y tener una carrera exitosa, aunque en la mayoría de los casos toca sobrevivir como se puede, con un empleo más o menos precario; eso sí, sin renunciar, se supone, a tener criaturas.

El ser madre queda reducido y normativizado a dos opciones: la de ángel del hogar o la de la *superwoman*, que son los modelos que encajan en el sistema y que se espera que reproduzcamos indistintamente. La maternidad es prisionera de «discursos normativos bipolares y estereotipados»[12] de corte patriarcal y capitalista, que nos condenan a ser tachadas de profesionales fracasadas si no estamos cien por ciento disponibles en el trabajo, o de malas madres si no dedicamos el tiempo suficiente a cuidar a los pequeños. La culpa es siempre nuestra.

Triunfar o subsistir en el mundo laboral es casi incompatible con tener descendencia. Solo hace falta preguntarles a todas aquellas madres o personas en embarazo que han sufrido *mobbing* o acoso maternal, y han acabado incluso perdiendo el empleo; a las mujeres en edad de tener criaturas a las que ya ni se las llega a contratar por si acaso, o a las que reciben un salario de miseria y ni siquiera se pueden plantear la posibilidad de tener pequeños. Solo en España, un 16 % de las trabajadoras denuncia que en su lugar de trabajo se presiona a las mujeres que son madres, y un 27 % de las que tienen un bebé aseguran haber sufrido *mobbing* por esta causa[13]. No es fácil despedir con la ley en la mano a una mujer que está a punto de parir, pero hay varios subterfugios que lo hacen posible o que facilitan hacerle la vida imposible. La destrucción de los derechos laborales, tras décadas de neoliberalismo, tiene un impacto directo sobre las madres y las mujeres que quieren serlo.

Si tienes criaturas, sobrevivir en el mercado laboral no es fácil. ¿Cuántas mujeres han tenido que renunciar a su vida personal y familiar en beneficio de su carrera o justo a la inversa? Ante el fracaso de la conciliación, hay empresas que incluso ofrecen incentivos económicos a sus empleadas para que congelen sus óvulos y retrasen así la maternidad. Grandes multinacionales como Meta, Apple, Google, Yahoo, Uber y Spotify así lo han hecho.

Sin embargo, ¿qué mensaje se les manda a las empleadas? ¿Que es mejor retrasar la maternidad para poder ascender profesionalmente? ¿Que su trabajo es incompatible con tener bebés? ¿No sería más lógico invertir en conciliar maternidad y empleo? Y un tema que no se tiene en cuenta: ¿qué pasa si cuando quieres utilizar dichos óvulos la cosa no funciona? Tal vez entonces no haya más oportunidades.

Querer y no poder

En el mundo actual, la exaltación de la infancia y la juventud va paralela a la falta de todo tipo de facilidades para la crianza. En el capitalismo, no hay espacio para tener criaturas. Lo confirman las cifras: en España cada año nacen menos bebés y sus madres los paren a una edad más avanzada. En 2017, hubo unos 392.000 nacimientos, un 4,5 % menos que en 2016: el número más bajo en los últimos quince años. Una cifra que todavía sería menor si no fuese por la natalidad de las madres extranjeras, que es ligeramente superior a la de las autóctonas. Mientras, la edad media para ser madre se incrementó hasta los 32,1 años, con una media de 1,31 bebés por mujer[14]. En Cataluña, la tendencia se repite, y desde 2008 el número de nacimientos ha disminuido prácticamente año tras año. En 2017, nacieron poco más de 66.000 pequeños, lo que significa un descenso del 3,6 % respecto a los nacidos en 2016. El número medio de criaturas por mujer fue de 1,36, y la edad media para tenerlas continúa atrasándose, y se sitúa también en los 32,1 años. De hecho, las mujeres de 35 a 39 años en Cataluña tienen hoy más hijos e hijas que las de 25 a 29 años[15]. Un mundo organizado en torno a los intereses empresariales es contrario a la vida misma.

Varios son los factores que influyen en esta tendencia: el aumento de la edad para emanciparse a causa de la prolongación de los estudios y el desempleo juvenil, la dificultad para acceder a una vivienda digna a raíz de su encarecimiento, la precariedad del mercado de trabajo, la penalización laboral a las mujeres que son madres y la falta de medidas reales para la conciliación y el apoyo a la maternidad. Algo que se ha agudizado con la creciente crisis económica, y que empieza a afectar a toda una generación cuyo salario apenas alcanza para vivir. Cuántas parejas jóvenes ni siquiera se plantean tener criaturas porque cuando suman los salarios de ambos no llegan ni siquiera a un sueldo único decente.

Una de las consecuencias directas de la postergación de la

maternidad es la dificultad para quedar en embarazo. Lo confirma una investigación sobre la infecundidad en España, donde se constata que el motivo principal por el cual las mujeres no tienen descendencia es el aplazamiento de la maternidad por razones familiares y económicas, vinculadas en este último caso al empleo[16]. De tal modo que cuando te planteas o ves la posibilidad real de ser madre, porque finalmente has conseguido un trabajo fijo o tienes una pareja estable, te encuentras con una edad en la que tu tasa de fertilidad ha disminuido drásticamente, y esto puede complicar dicho anhelo. A partir de los treinta y cinco años, los niveles de fertilidad de la mujer empiezan a descender, y es más fácil sufrir una infertilidad sobrevenida por la edad.

Ante esta realidad, empiezan a surgir voces de mujeres de veintitantos que desean ser madres y se preguntan si para cuando reúnan los requisitos necesarios para serlo, dispondrán aún de la fertilidad suficiente para tener criaturas. «En unos meses cumpliré treinta años y cada vez más imagino mi vientre como una tumba a la que algún día llevaré flores. Un lugar en el que nunca habrá nada, que siempre estuvo muerto. Soy una madre sin hijo. Y eso me aterra [...]. Empecé a trabajar en 2011, el mismo año en el que en España la incertidumbre se materializaba en el lema: "Sin casa, sin curro, sin pensión, sin miedo". Pienso: "Y sin hijos"», escribe la periodista Noemí López Trujillo[17].

España se sitúa a la cabeza del retraso de la maternidad en Europa y la edad a la que las madres tienen su primera criatura es la más alta del mundo. Si en 1985 la edad media de la primera maternidad se situaba en los 26 años, en 2016 esta alcanzaba ya los 32. Un hecho que tiene un impacto directo en los niveles de infecundidad. La gran mayoría de mujeres sin descendientes nacidas en los años setenta ya no los tendrá, a pesar de desearlo, por motivos socioeconómicos o por infertilidad. En realidad, se calcula que solo un 2 % de las mujeres no puede tener criaturas por motivos biológicos y únicamente un 5 % no lo quiere y mantiene esta decisión a lo largo de su vida. España es uno de los países de la Unión con la mayor distancia entre el número de hijos e hijas que se tienen y el que se desea. De hecho, un 47 % de las mujeres, con datos de 2017, querría tener al menos dos criaturas y un 26 % tres o más, cuando la media se sitúa en 1,31[18].

«Estábamos programadas para apurar y estirar nuestra juventud, para dejar la maternidad para ese momento en que la estabilidad laboral (qué quimera) y afectiva —otra quimera— creara un suelo sobre el que soltar los huevos maduros. [...] Ser madre añosa o añeja podía llegar a considerarse una especie de medalla, un trofeo con muescas de otras batallas, pero también una medalla engañosa o con doble fondo: la edad de nuestros ovarios no atiende a las supuestas conquistas feministas ni a las transformaciones sociales», escribe Silvia Nanclares en su novela autobiográfica *Quién quiere ser madre*[19].

He aquí el despertar de esa eterna juventud para muchas mujeres en la era del capitalismo moderno.

El auge de los tratamientos de reproducción asistida en los últimos años es una buena muestra de esta problemática, aunque a pesar del peso importante de la postergación de la maternidad, las causas de la infertilidad pueden ser varias. En 2015, en España se realizaron 167.000 tratamientos de fertilidad, entre ciclos de fecundación in vitro (FIV) e inseminaciones artificiales —una cifra que crece anualmente—, que conllevaron el nacimiento de 36.000 bebés[20]. Las mujeres que se someten a estas técnicas tienen que pasar por un periplo que, más allá de su elevado costo económico, puede llegar a ser exhaustivamente duro en los ámbitos psíquico y físico.

Cinco años

Lo sé por propia experiencia. Cuando hacía poco que había cumplido treinta y cuatro años, mi pareja y yo pensamos que por qué no tener una criatura, y fuimos en su búsqueda; pero no fue hasta los treinta y nueve que tuve a mi hijo. A menudo había pensado que no sería madre: tenía una vida activa, con mil y una cosas que hacer, y no sentía ninguna necesidad de tener un bebé; a mi pareja le hacía más ilusión, y al final me dejé convencer. Le debo una. De hecho, no sabes cómo vivirás la experiencia de ser madre hasta que te encuentras con ella, como todo en la vida, y para cada mujer es distinto. Habrá quien llegue a la maternidad sin quererlo, quien lo habrá querido desde pequeña, quien después se arrepentirá, quien estará exultante.

No fue un camino fácil. Cuando empezamos a intentarlo pensaba que me quedaría embarazada de un día para otro. Tantos años vigilando que no se rompiera el preservativo, que quedara bien puesto, que no resbalara, que pensé que bastaría con dejar de usarlo y trabajo hecho. No fue así. Creo que a las mujeres de mi generación, y en general a las nacidas desde los años setenta, nos vendieron el cuento de que esto de quedarse embarazada era algo que sucedía en un abrir y cerrar de ojos, que cuando querías podías. Nuestras madres, muchas de las cuales nos tuvieron a los veintipocos, no padecieron ningún tipo de problema y pensábamos que nosotras, a pesar de posponer un poco o mucho la maternidad, tampoco lo tendríamos. La fertilidad femenina, sin embargo, no sabe de cambios socioculturales. Somos hijas de una generación que luchó, y mucho, para hacer de la maternidad una elección; nosotras creíamos que teníamos la batalla ganada, pero no éramos conscientes de los condicionantes sociales, económicos y ambientales que nos lo dificultarían.

Pasó un año y luego otro y otro. Y más allá de mi vida activa de siempre tenía otra vida, una vida secreta, la de intentar quedarme embarazada; una vida que no compartía más que con mi pareja, porque no queríamos oír eso de que «es cuestión de paciencia», «tienes que estar tranquila», «todo es psicológico» y un largo etcétera. Demasiados son aún los tópicos sobre la infertilidad. No está nada normalizado hablar al respecto —aunque cada vez hay más personas y parejas que la sufren— y aún menos hacerlo sin culpabilizar a la mujer.

Fue una travesía de cinco años que contó con múltiples etapas. Un primer año que pasa rápido, entre intento e intento, pensando que «ya llegará». Un segundo en el que te preguntas «por qué no quedo embarazada» y empiezas a buscar todo tipo de alternativas, desde las más naturales hasta otras muy invasivas, y te planteas hasta dónde estás dispuesta a llegar. Y un tercer y cuarto año, donde tu vida cotidiana se alterna con todo tipo de tratamientos. Desde aquellos más naturales y respetuosos, en que entras en una dinámica de control del ciclo de ovulación, cálculo de la temperatura basal y relaciones sexuales por rutina, a otros donde quedas literalmente sometida a un proceso de reproducción asistida dirigido por terceros. Vives entre la ilusión y la esperanza antes de que te venga la regla, pensando que esta vez será la definitiva, y el desencanto y la más profunda tristeza al comprobar que no es así.

Me resistí mucho a pasar por un tratamiento de reproducción asistida y busqué alternativas. La acupuntura fue una opción, pero después de unos meses intentándolo, y en la medida en que el embarazo no llegaba y el reloj biológico corría, cedí y opté por alternarla con un procedimiento convencional. Guardo los informes de cada una de aquellas inseminaciones, y detrás de las notas está el recuerdo de tantas horas de espera en la consulta del servicio de Ginecología y Obstetricia del Hospital del Mar en Barcelona. Aquellas largas horas de cola, después de días de estimulación ovárica para controlar la evolución del endometrio y el tamaño de los folículos. Las horas compartidas con todas aquellas mujeres anónimas; apenas nos mirábamos, pero todas sabíamos muy bien qué significaba no poder tener bebés. Me imaginaba cuáles serían sus historias, los motivos que las habían empujado hasta allí: una infertilidad de origen desconocido como la nuestra, una endometriosis, un síndrome del ovario poliquístico, una alternación en el semen de la pareja. A veces, me moría de ganas de preguntarles, pero todas callábamos. Algunas venían solas, otras acompañadas por la pareja, la madre o una amiga. Nunca había compartido tanto con unas mujeres con las que hablaba tan poco. Me queda también el recuerdo del dolor físico, los pinchazos, la medicación, el registro personal que llevaba, las jeringas y las dosis de Pergoveris, Fostipur, Cetrotide, Ovitrelle, y las consecuencias en mi cuerpo de aquella macroestimulación ovárica. Y encima yo, que nunca tomaba —ni tomo— ni una sola pastilla. Me lo dijo el jefe del servicio de Ginecología: «Lo peor no será el dolor físico, sino la carga emocional». Así fue. La incertidumbre de saber si llegaría o no a conseguirlo, si aquel proceso, con todo lo que implicaba, valdría la pena.

Ninguna de las inseminaciones había funcionado. No me resultó fácil admitir que el abanico de oportunidades se cerraba, sobre todo porque ya empezaba a tener una edad, y si lo quería seguir intentando con ciertas garantías de éxito, como decía la medicina convencional, no me quedaba más remedio que someterme a una fecundación in vitro (FIV). Si hubiese sido más joven me hubiera resistido, pero no era el caso. La FIV significaba más dosis de hormonas, con los consiguientes efectos secundarios, para conseguir más folículos, es decir, más ovocitos a los que inseminar; pasar por el quirófano y someterme a una punción folicular, con una anestesia a la que le temía. Al final, lo acepté. Sin embargo, antes de iniciar el tratamiento, me puse en manos de un médico especialista en medicina biológica, pues quería llegar a la FIV en las mejores condiciones posibles, y durante meses seguí distintos tratamientos que, pienso, me ayudaron para lo que vendría.

Pasé toda la mañana contando cada minuto del reloj, el tiempo casi se había parado. Hasta el mediodía no me llamarían para decirme el resultado del análisis de sangre: ¿sería positivo, estaría embarazada o no? Estaba convencida de que esta vez tampoco sería posible. Unos días antes había comprado un test de embarazo, pues no podía esperar, tenía fuertes dolores en los ovarios. Había dado negativo. Nadie llamaba y la hora a la que cerraban la consulta se acercaba peligrosamente. Imposible seguir con tanta incertidumbre. Levanté el teléfono y marqué el número. El resultado, estaba segura, sería negativo. Entonces mi ginecóloga, al otro lado del aparato, me dijo que estaba embarazada. Me eché a llorar. Cuatro años después había sucedido.

Someterse a un tratamiento de reproducción asistida no es fácil: cómo gestionas el proceso, si lo cuentas o no, de qué modo lo enfrentas. Y menos aún para alguien —como yo— totalmente reacia a los métodos farmacológicos. El dolor, el malestar emocional, el sentimiento de fracaso, la incertidumbre. Por no mencionar la pérdida de control sobre el propio cuerpo y la hipermedicalización que significan las técnicas de reproducción asistida, así como las contradicciones que implica ser partícipe del negocio de la infertilidad. Hablar de ello podría ayudarnos a destaparlas, a romper con el estigma y no sentirnos tan solas.

Derecho a rendirse

Tuve suerte; seguro que otras mujeres que esperaban en aquella fría consulta del Hospital del Mar no tuvieron tanta —aunque algunas quizás lo consiguieron antes—. Cuando empiezas un tratamiento de reproducción asistida no sabes hasta dónde llegarás ni cómo acabará. No saber es tal vez una de las cosas más difíciles de sobrellevar. Hay mujeres que, a pesar de someterse a múltiples inseminaciones y FIV, no han conseguido un embarazo o llevarlo a término. Al final, como algunas han dicho, tenían «derecho a rendirse»[21].

No poder tener criaturas a pesar de desearlo intensamente

implica asumir un duelo. «Se te ha muerto el sueño de la maternidad», explica Gloria Labay, quien lo estuvo intentando durante siete años, pero tras cuatro abortos espontáneos y ser considerada como no idónea para la adopción, dijo basta[22]. Ahora impulsa el proyecto *La vida sin hijos*, un espacio físico y virtual de apoyo a las mujeres que han pasado por esta situación. Desear tener criaturas y no poder es motivo de tristeza, desesperación, ansiedad, miedo, angustia y estrés. Algo que además se vive, la mayoría de las veces, en silencio y soledad.

El modelo de civilización actual le da la espalda a la fertilidad, no solo de las personas, sino también de animales y especies vegetales, valorándola y protegiéndola poco. Y más allá de los problemas de reproducción humana, este es responsable de la desaparición de muchas formas de vida de la biosfera. Hay un paralelismo evidente entre los crecientes problemas de fertilidad en la sociedad y la crisis ecológica global en la que vivimos[23].

Las instituciones públicas, los medios de comunicación y la sociedad en general se lamentan cada tanto del descenso constante de la natalidad, pero ¿qué se hace para evitarlo? Absolutamente nada. La infertilidad es una enfermedad social: vivimos en un entorno que nos dificulta ser madres, que nos obliga a posponer la maternidad, con un mercado de trabajo precario, sin casi ayudas para la crianza, con precios abusivos en la vivienda, expuestos a tóxicos y contaminantes ambientales[24], con una alimentación insana. El Estado es cómplice, cuando no promotor, de un medio socioeconómico que nos dificulta tener descendencia. Todo esto contribuye a la infertilidad. Aunque el discurso es otro: «La culpa es tuya, mujer, por haber esperado demasiado».

Entonces, ¿nos imponen tener criaturas o no tenerlas? He aquí el dilema. Tenemos, por un lado, un sistema patriarcal que construye un imaginario que asocia mujer con la maternidad y, por el otro, un sistema capitalista que nos pone todas las trabas del mundo para conseguirlo, y que acaba convirtiendo la infertilidad en un negocio.

La infertilidad masculina existe

A pesar de que se habla mucho de la infertilidad femenina, una vez más cargando el peso de la culpa en las mujeres, la tasa de infertilidad masculina no hace sino aumentar. La calidad del esperma, la densidad y el volumen total de espermatozoides de los hombres en Occidente se ha reducido a más de la mitad en los últimos cuarenta años[25]. De seguir esta tendencia, en unas pocas generaciones la mayoría de los varones podrían ser subfértiles o acercarse al borde de la infertilidad. Aun así, el sistema de atención a la salud reproductiva sigue poniendo el acento casi exclusivamente en el cuerpo de las mujeres.

Pero ¿cuáles son las causas de esta caída de la fertilidad masculina? El hecho de que este declive se dé, en particular, en los países occidentales apunta al peso que puede tener la comercialización y el uso generalizado de productos químicos. Hay informes que señalan motivos ambientales, como la exposición a plaguicidas u otros químicos, y factores relacionados con el estilo de vida, como los hábitos alimentarios, el consumo de drogas, el estrés y el sedentarismo. Son necesarios y urgentes más estudios, como reclaman los investigadores en la materia[26]. Sin embargo, en vez de abordar las causas reales de la infertilidad, se deja la solución en manos de los tratamientos de reproducción asistida —con el consiguiente negocio económico—, como si la tecnología pudiese solucionar los problemas políticos.

La infertilidad masculina, en una sociedad patriarcal como la nuestra, es tabú. Muchos hombres que la padecen se niegan a reconocerlo, incluso en la misma consulta médica. Me lo contaba un acupuntor: «En más de una ocasión he tratado por infertilidad a la mujer, cuando el problema en realidad lo tenía su pareja. Aunque todas las pruebas lo indiquen, muchos no quieren admitirlo, ya que consideran que esto pone en cuestión su virilidad».

Viendo la tendencia a la baja de la fecundidad tanto masculina como femenina, el futuro distópico al que apuntan novelas como *El cuento de la criada* de Margaret Atwood[27], llevada con gran éxito a la pequeña pantalla, o películas como *Niños del hombre* de Alfonso Cuarón, con sociedades que colapsan tras una epidemia de infertilidad generalizada, no parece algo tan lejos de la realidad.

Los malabarismos de la maternidad

Si llegas a parir, lo que te espera es un ejercicio casi imposible de malabarismos cotidianos para compatibilizar la crianza, la vida personal y el empleo. La conciliación ha demostrado ser una farsa que obliga a subordinar el cuidado de las criaturas a un mercado de trabajo precario, con horarios variables, salarios bajos y jornadas interminables, donde las mujeres, además, nos encontramos en inferioridad de condiciones respecto a los hombres. Cada año en España las mujeres cobramos una media de seis mil dólares menos que nuestros colegas y en 2016 la brecha salarial —la diferencia entre el salario de los hombres y el de las mujeres— se situaba en el 24 %[28].

En comparación con otros países europeos, en especial los nórdicos, en España la licencia de maternidad es una tomadura de pelo. Aunque estas licencias son aún más cortas en muchos países de América Latina, como México, Argentina, Uruguay y Bolivia, y prácticamente inexistentes en los Estados Unidos. En España, las escasas dieciséis semanas[29] a las cuales las mujeres tenemos derecho obligan a muchas mamás que desean estar con sus bebés a volver al trabajo apenas cuatro meses después de haber dado a luz, para no perder el empleo, para no quedar mal con sus compañeros o porque necesitan esos ingresos. En general, son las mujeres más vulnerables o en situación de precariedad las que se encuentran en dicha situación. Las que se lo pueden permitir, con más o menos posibilidades económicas o familiares, toman sin cobrar lo que se denomina una «excedencia». Hay mujeres, en particular aquellas que tienen una carrera profesional, que al cabo de pocas semanas de haber parido quieren reincorporarse al empleo, pero las que no queremos deberíamos tener el derecho a poder estar con nuestros bebés.

Los países nórdicos son los que cuentan con licencias de maternidad más extensas y dan mayores ayudas a quienes tienen descendencia. Suecia tiene las licencias remuneradas más largas, casi 69 semanas, con noventa días exclusivos para la madre y noventa para el padre; el resto pueden repartirlas como quieran. Le sigue Noruega, que puede llegar a las 59 semanas pagadas, que incluyen setenta días de licencia intransferible para la madre y setenta para el padre[30]. En el caso de Alemania, aunque formalmente la licencia de maternidad es solo de catorce semanas (seis antes del parto y ocho después), la madre o el padre pueden acogerse a una excedencia laboral de hasta tres años, la cual será subvencionada con aproximadamente un 65 % del salario, entre los doce y los catorce primeros meses de la criatura. Incluso en el Reino Unido e Irlanda, la baja por maternidad remunerada es de nueve meses.

En muchos países de Europa occidental, como Holanda, Francia, Austria, Bélgica e Italia, las bajas por maternidad acostumbran a ser de dieciséis semanas, y algunas incluyen un período antes del parto. La diferencia de todos estos países respecto a España es que dichas prestaciones pueden contar con una ayuda monetaria al margen del salario o complementarse con licencias parentales remuneradas, lo que aquí equivaldría a la excedencia por maternidad, que no recibe ni un euro. Las licencias parentales, accesibles tanto a madres como a padres, las encontramos en todo el continente, y su duración es variable en función de cada país, así como su remuneración, que puede ser más o menos cuantiosa. De aquí que cuando analizamos las prestaciones a las madres, y el tiempo del que disponen para estar con las criaturas tras el parto, es fundamental no solo considerar el permiso por maternidad, sino también las licencias parentales y otro tipo de ayudas a las que pueden tener acceso. Si tenemos en cuenta esto último, llegamos a la conclusión de que las madres con los permisos más cortos y a los que se destinan menos recursos económicos de toda la Unión Europea son las de España y Malta[31].

En América Latina, las licencias de maternidad remuneradas son también escasas. En México, apenas abarcan tres meses, y muchas mujeres apuran a tomarla hasta la semana 38 o 39 de embarazo para poder estar después «más tiempo» con el bebé. En Argentina, son tres meses: uno antes de dar a luz y dos después. Y en Colombia, suman poco más de cuatro meses. Chile es uno de los países latinoamericanos con una licencia de maternidad más larga, con casi seis meses de permiso.

En Estados Unidos no existe una ley federal que proporcione una licencia de maternidad ni de paternidad remunerada. Algunos estados, como California, Nueva York, Rhode Island, Nueva Jersey, Hawái y Washington, sí tienen leyes propias,[32] pero no existe una legislación nacional, a pesar de que la mayoría de los estadounidenses la consideran necesaria. Por su parte. algunas empresas sí conceden permisos parentales retribuidos a sus empleados. Todo esto hace que casi una de cada cuatro madres se reincorpore al trabajo tan solo dos semanas después de dar a luz[33]. Y son las mujeres racializadas, con empleos más precarios, las que tienen menos acceso a una licencia remunerada.

Si el puerperio, es decir, las seis semanas después del parto —la famosa cuarentena—, y el posparto son de por sí un período intenso y agotador para las madres, las escasas semanas de licencia de las que disponemos nos ponen, a muchas, las cosas todavía más difíciles. El recién nacido en sus primeros meses de vida es un ser totalmente dependiente, y necesita de sus padres. Su mejor alimento, siempre que sea posible, es la leche materna en exclusiva —que la Organización Mundial de la Salud (OMS) recomienda tomar hasta los seis meses de vida, cuando se empieza con la alimentación complementaria—, lo que implica que la madre esté cerca y disponible. Cualquiera que haya tenido un bebé se dará cuenta de cómo una criatura de cuatro meses es un ser extremadamente vulnerable. ¿Por qué entonces no nos queda más remedio que dejarlo a cargo de terceros, ya sea en una guardería, con los abuelos o con otros cuidadores? ¿Por qué muchas mamás tienen que enfrentarse a situaciones de estrés al tener que volver tan pronto al trabajo, cuando lo que querrían es estar con el bebé? ¿Por qué tantas otras acaban pidiendo una licencia no remunerada o incluso dejan el trabajo? ¿Por qué sencillamente no se legisla a favor de unas licencias de maternidad o parentales más extensas?

Permisos iguales e intransferibles

Mientras que las reivindicaciones para alargar los permisos de maternidad han sido sistemáticamente ninguneadas, en España el permiso paternal no ha hecho sino aumentar en los últimos años. La Ley para la Igualdad Efectiva de Mujeres y Hombres aprobada en el Congreso de los Diputados en 2007, con el Gobierno socialista de José Luis Rodríguez Zapatero, ya contemplaba ampliar la duración del permiso de los padres de dos a cuatro semanas, aunque finalmente esta propuesta no se implementó. En 2012, la Comisión de Igualdad del Congreso aprobó, con el apoyo de todos los grupos parlamentarios, una proposición no de ley que instaba al gobierno a reformar la estructura de permisos de maternidad y paternidad para que estos fueran iguales e intransferibles, tomando en consideración las demandas de la Plataforma por Permisos Iguales e Intransferibles de Nacimiento y Adopción (PPiiNA). En 2016, el Congreso de los Diputados, con solo dos votos en contra, aprobó comprometerse a establecer un calendario para alcanzar dicho objetivo.

Cuando mi hijo nació, en 2105, a mi pareja le correspondían dos semanas de permiso. Hoy su licencia hubiese llegado a las dieciséis semanas. Esto es así porque desde el año 2021 el permiso por nacimiento y cuidado del menor para ambos progenitores quedó igualado en dieciséis semanas de prestación para cada uno. He aquí los llamados «permisos iguales e intransferibles». En España, en muy pocos años la licencia de paternidad ha aumentado alrededor del 300 %. Me alegro por los padres, que tienen el derecho y el deber de cuidar a sus criaturas, y por el apoyo que significa para las madres. Sin embargo, ¿cómo ha evolucionado el permiso de maternidad? En más de treinta años, desde 1989, no se ha movido de las escasas dieciséis semanas, ni está previsto que lo haga.

Apostar por aumentar el permiso de los padres sin hacer lo mismo con el de las madres, y más cuando este ni siquiera permite la lactancia materna en exclusiva durante seis meses, como recomiendan todas las instancias de salud, no solo es una propuesta limitada sino contradictoria. Se dice que con esta medida se conseguirá una mayor equidad laboral, pero la discriminación de las mujeres en el mercado laboral no se limita al hecho de que seamos madres, ni las desigualdades que supone la maternidad se equilibran con un permiso igualitario.

Por otro lado, esta medida solo beneficia a las familias con dos progenitores y discrimina a las monoparentales, en su gran mayoría encabezadas por mujeres, con significativas dificultades económicas. Tampoco ayuda a quienes no han cotizado el tiempo suficiente. Asimismo, dicha iniciativa sigue considerando la maternidad una carga, cuando el problema no es la crianza sino un mercado de trabajo que es hostil al cuidado. No se trata de idealizar la maternidad sino de darle el valor social y económico que tiene, y exigir el derecho de las mujeres a vivir esta experiencia así como el de los bebés a la lactancia materna.

Ampliar el permiso de maternidad es una de las demandas urgentes olvidadas por el conjunto del arco parlamentario español. Y aquellos sectores progresistas que deberían levantar dicha bandera se sienten incómodos con lo que implica la maternidad. De modo que ceden el terreno a grupos reaccionarios que la utilizan como instrumento de control del cuerpo de las mujeres.

¿Quién defiende a las madres?

Era un día de verano y mi hijo tendría poco más de cuatro meses, cuando empecé a sentirme muy mal, con un dolor intensísimo en el pecho. Sin saber muy bien qué hacer, y estando sola con el bebé, decidí llamar a urgencias. Al cabo de un buen rato, en el que no supe si podría resistir tanta presión en el tórax, llegó una médica. Me auscultó, me tomó la presión y, al ver al bebé a mi lado, tuvo claro el diagnóstico. No se puede ser mamá primeriza, todo nos desborda. En realidad, yo no tenía nada grave. La médica me contó que ella también era mamá y que su bebé era tan pequeño como el mío, pero que no podía estar con él. Había tenido que volver a trabajar. Venía de América Latina, su puesto era precario y, de no haber retomado su empleo tras la licencia de maternidad, lo hubiese perdido.

Ahora que el debate político acerca de una ley de permisos de paternidad y maternidad iguales e intransferibles ha llegado tan lejos, y nos dicen que esto es un paso adelante hacia la igualdad, pienso en esa madre y en tantas otras que, muy a su pesar, tienen que dejar a un bebé de apenas cuatro meses a cargo de terceros para volver al mercado laboral. Madres que han tenido que interrumpir la lactancia o que deben hacer todo tipo de malabarismos para sacarse la leche, y criaturas que pasan muchas horas, incluso más de ocho al día, sin sus progenitores. El acuerdo político en torno a esta iniciativa ha sido muy grande, pero quienes lo apoyan obvian el deseo y las necesidades de estas mujeres y sus criaturas.

Yo me pregunto: ¿quién defiende a las madres?, ¿quién exige un permiso de maternidad que vaya más allá de las pocas semanas actuales? Nadie sabe ni contesta. Las mujeres que desde hace años reclaman aumentar la licencia de maternidad han sido ignoradas por las instituciones, con el argumento principal de que no había dinero. Sorprende, entonces, cómo de un tiempo para acá los partidos han asumido, de manera relativamente rápida, la demanda de ampliación del permiso paternal, con el coste económico consiguiente. Tal vez una de las razones sea que no es una propuesta exclusiva de las mujeres. La demanda de ampliación del permiso maternal asimismo levanta recelos en determinados sectores del feminismo que siguen viendo la maternidad y la crianza como fuente de opresión.

Así como existe un fuerte grupo de presión feminista bien conectado, de orientación liberal y socialdemócrata, que ha exigido permisos iguales e intransferibles para hombres y mujeres, asegurando que esto permitiría acabar con la discriminación laboral materna, ¿quién defiende y apoya aumentar las míseras dieciséis semanas de licencia de las que disponemos las mamás? En España, la PPiiNA no lo defiende, ya que considera que esto ampliaría la brecha de género en la corresponsabilidad y los cuidados.

Aumentar la baja paternal es importante para que los padres se impliquen en la crianza y acompañen a la madre en un periodo tan intenso y agotador como es el puerperio. Pero esta demanda no se puede desligar de la exigencia de ampliar el permiso maternal, y más aún cuando este es tan exiguo. El debate sobre los permisos iguales e intransferibles tiene que ver con el reparto igualitario del trabajo de cuidados y con combatir la discriminación laboral, pero también con el modelo de maternidad y paternidad y la relación entre el cuidado y el ámbito productivo. Este segundo aspecto queda invisibilizado en el debate.

Un 80 % de las mamás quiere estar con su bebé durante el primer año de su vida. Así lo recoge una encuesta realizada en Europa en 2010. Esta cifra disminuye a medida que aumenta la edad del pequeño. Las madres, que representan un 76 % de las mujeres en Europa, coinciden en querer mantenerse activas en el mercado laboral y tener tiempo para estar con sus hijas e hijos[34]. Sin embargo, hay quien piensa que esta demanda no se puede tolerar, que el patriarcado nos tiene abducidas y que cuidar es sinónimo de renunciar voluntariamente a todo lo demás. Las madres, sin embargo, tenemos derecho a recuperarnos del parto y a amamantar a nuestros bebés. La licencia actual ni siquiera permite la lactancia materna exclusiva a demanda hasta los seis meses que recomienda la OMS. Los permisos iguales e intransferibles de solo algunas semanas subestiman la dimensión corporal de la maternidad y obvian la contribución física de la mujer a la maternidad biológica y las implicaciones que esto tiene para los primeros estadios de la crianza. La paradoja es que, en nombre de la igualdad, se minimiza el trabajo imprescindible de las mujeres en el embarazo, el parto y la lactancia.

De aquí que, tras la aprobación de la proposición de ley a favor de permisos iguales e intransferibles en España, empezaran a emerger voces discordantes con dicha medida, tanto a título individual como colectivo. Una de las iniciativas más significativas fue la creación de la Plataforma PETRA (Plataforma de Madres Feministas por la Ampliación de los Permisos Transferibles), que exige unos permisos parentales de mayor duración y transferibles, y reivindica a la madre como sujeto político. La Asociación Española de Pediatría de Atención Primaria también se posicionó de forma crítica frente a la propuesta, por considerarla incompatible con la lactancia materna exclusiva hasta los seis meses. Para la asociación, el objetivo prioritario debería ser «prolongar el permiso de las madres al menos durante seis meses y que las licencias de los padres sean transferibles»[35].

Víctimas del adultocentrismo

Los bebés tienen derecho a estar bien acompañados, alimentados y cuidados por sus progenitores, pero vivimos en una sociedad adultocéntrica, donde todo gira en torno a los mayores y no nos paramos a escuchar a los más pequeños ni a reflexionar sobre qué modelo de cuidados y crianza necesitamos. Una realidad que se refleja en la historia que me contó una amiga a raíz del parto de una conocida suya en una prestigiosa clínica privada de Barcelona. Tras dar a luz, y en el transcurso del ingreso hospitalario, las enfermeras ofrecieron a la mamá y a su pareja llevarse de la habitación al recién nacido durante unas tres o cuatro horas, cuando ellos quisiesen, para que así pudieran descansar. Cuando mi amiga me lo contó, no daba crédito. «¿Que los profesionales de la salud ofrecían a mamá y papá un "descanso" del bebé tras nacer, un "receso"?». Los progenitores lo aceptaron. Pero lo que más me escandalizó no fue que ellos accedieran, sino que los profesionales de dicho hospital, como supuestos especialistas en el parto, lo propusieran. Y lo que necesitaba el bebé ¿no contaba? Pues no.

Cuando los permisos iguales e intransferibles se legislan como un derecho individual del padre y la madre, deberíamos preguntarnos: ¿dónde queda el derecho de la criatura? Esa que quiere y necesita mamar, que precisa pasar el máximo tiempo posible con sus progenitores. Sus necesidades, parece, no importan. Luchar por la equiparación de los permisos de ambos progenitores pero no por el alargamiento del de maternidad sesga el debate y pone el énfasis solo en una parte del problema.

Se dice que esta medida nos beneficia como mujeres porque promueve una mayor igualdad en el empleo, acabando con la discriminación que sufrimos, ya que por ley tanto padres como madres tenemos que cuidar de la criatura. Pero sería ingenuo pensar que una sola disposición —que además ni siquiera beneficia al total de las madres, ya que no todas tienen acceso a esta prestación, y que está acotada a un periodo corto— vaya a suponer una mayor equidad laboral. De hecho, se trata solo de una medida parcial. Los perjuicios que sufrimos las madres en el empleo van mucho más allá de la licencia de maternidad, y tienen que ver con un mercado de trabajo profundamente patriarcal y con cómo se reparte cotidianamente las labores de cuidado.

Aumentar el permiso paterno no es algo negativo, al contrario. El problema radica en mantener un esquema de permisos que, por su corta duración, supedita la maternidad y la crianza al empleo, anteponiendo productividad a cuidados, y, aun en el caso de que ambos permisos puedan tomarse de manera consecutiva, dificulta la lactancia materna. Es muy legítimo optar por volver a la empresa al poco de dar a luz, pero ¿qué pasa si lo que quieres es tomarte tu tiempo, recuperarte y cuidar del bebé? Solo las mamás que se lo puedan permitir, como ya sucede, lo podrán hacer. Cuidar de los pequeños acaba convirtiéndose así en un privilegio.

Con esta medida, además, se estigmatiza la maternidad, en la medida en que la crianza es considerada un freno para el desarrollo profesional, con lo cual se menosprecia, una vez más, su importancia social, política y económica. Se renuncia a crear un paradigma alternativo que coloque los cuidados en el centro, plegándonos a los designios productivistas del capital. Lo importante, se sobreentiende, no es criar, sino competir, ascender o sobrevivir en el mercado laboral.

Las familias monoparentales, tan necesitadas de apoyo, tampoco salen beneficiadas con los actuales permisos iguales e intransferibles de España, que solo contemplan un modelo de familia biparental. Como denuncia la Federación de Asociaciones de Madres Solteras, esta propuesta vela exclusivamente por las familias que tienen dos progenitores y discrimina a las criaturas de las familias monoparentales[36]. La medida también deja fuera a un 36 % de madres que dan a luz, según datos de 2016, pero que al estar desempleadas o no haber cotizado lo suficiente no reciben ningún tipo de prestación[37]. Vistas las cifras de desempleo y de pobreza infantil, ¿no sería más lógico impulsar ayudas a la maternidad y a la paternidad no contributivas que beneficien a quienes más lo necesitan? ¿Por qué las prestaciones paternales y maternales tienen que estar supeditadas al empleo? ¿El cuidado de la primera infancia no debería ser un derecho universal?

Nos venden la idea de que con unos permisos iguales e intransferibles los hombres van a trabajar más en casa. Aunque son buenas noticias para los padres que quieren dedicar más horas a la criatura, dudo mucho que con esta medida aquellos no implicados se dediquen más a los cuidados. Lo que ha demostrado esta misma propuesta en otros países donde se ha implementado es que no modifica *per se* la corresponsabilidad; varios padres ni la han llegado a utilizar, y la medida incluso ha tenido que ser retirada o reducida *a posteriori*, como sucedió en Dinamarca o Noruega[38]. La capacidad de los permisos iguales e intransferibles para incidir en un reparto equitativo del trabajo de cuidados entre la madre y el padre depende de su duración y de que se apliquen en el marco de un sistema garante de derechos. En el caso español, lo uno y lo otro son insuficientes. La duración total de los permisos es corta y las ayudas sociales son escasas. En consecuencia, a pesar de esta medida, quien seguirá cuidando el día de mañana será la mujer[39].

Ha llegado la hora de decirlo: la izquierda tiene un problema, y grave, con la maternidad, la crianza y la familia. Esto se explica por el uso que el patriarcado ha hecho de dichas esferas como instrumentos de control y subordinación de las mujeres. Sin embargo, en la medida en que la izquierda no es capaz de reivindicar la maternidad y la crianza en clave emancipadora, igualitaria y feminista, nos deja, como madres, huérfanas políticamente, al cederle todo el terreno a la derecha o al adaptarse a un feminismo liberal. Ya va siendo hora de reivindicar el papel de la maternidad y del cuidado sin esencialismos ni idealizaciones. No queremos quedarnos en casa, sino dar a la maternidad el valor social, político, económico e histórico que tiene, y exigir que sea responsabilidad de todas y todos.

Cuidar de las criaturas

Cuando madres y padres trabajan fuera de casa, ¿quién cuida de las criaturas? La incorporación de las mujeres al mundo laboral ha destapado la ingente cantidad de trabajo invisible y no remunerado que estas vienen cargando sobre sus espaldas. No solo son ellas quienes, por regla general, en una agotadora doble jornada de trabajo laboral y doméstico, se hacen cargo de los pequeños, sino quienes también cuidan de las personas mayores y de las dependientes, y se encargan de las tareas del hogar (comida, limpieza...). De hecho, mientras las mujeres en España —según datos de la Encuesta de Empleo del Tiempo 2009–2010— dedicaban cuatro horas y media por día a las tareas del hogar y a la familia, los hombres les destinaban la mitad del tiempo, poco más de dos horas[40].

Aparte de asumir una mayor cantidad de trabajo, las mujeres se responsabilizan de las tareas de coordinación de la vida doméstica, algo que se complejiza cuando hay personas dependientes a cargo. La ilustradora Emma Clit refleja esta realidad en el cómic *La carga mental*, donde recuerda que las mujeres tenemos que estar siempre alerta y tenerlo todo en la cabeza[41]. Esta carga mental es el resultado de compaginar trabajo doméstico y asalariado, y significa tener que desdoblarnos permanentemente para articular dos ámbitos que funcionan con lógicas y tiempos distintos. Las mujeres tenemos una «doble presencia» constante en la esfera productiva y reproductiva, y no hacemos solo un trabajo detrás de otro[42]. En definitiva, estar a cargo de la organización del trabajo de cuidados implica que nunca podemos desconectarnos de él.

Si las mujeres no realizan las tareas domésticas y sus parejas tampoco, se acaba contratando a terceros, por medio de una externalización *low cost*; principalmente, a otras mujeres, muchas inmigrantes. Son ellas las que acaban haciéndose cargo de las criaturas, mujeres que —paradojas de la vida— en muchos casos han tenido que dejar atrás a sus hijas e hijos, así como a otras personas dependientes, para cuidar de las nuestras. El problema del cuidado y la reproducción no ha hecho sino trasladarse a otras mujeres menos privilegiadas, en un proceso con un evidente sesgo de clase, etnia y raza[43]. Se trata de una cadena global de cuidados que transfiere el «trabajo maternal» a «escala transnacional»[44].

Las escuelas infantiles, públicas o privadas, son el otro lugar donde las criaturas quedan a cargo de terceros. Uno de sus inconvenientes, más allá del debate acerca del modelo pedagógico y la edad de escolarización, es que sus ratios (el número de pequeños por educador y aula), así como el sueldo de sus trabajadores (en general mujeres), están más basados en la viabilidad económica que en la calidad del cuidado y el empleo. ¿Cuántas buenas profesionales no pueden realizar adecuadamente su trabajo por unas ratios imposibles de un educador por cada ocho criaturas de cero a un año, uno por cada trece de uno a dos años y uno por cada veinte de dos a tres años?[45] Asimismo, trabajar en un centro de educación infantil o primaria no da prestigio: los salarios son bajos y el reconocimiento social es nulo. Es muy sintomático que nuestra sociedad valore y pague más a aquellos que «cuidan» de ordenadores y máquinas que a los que se encargan de personas.

Si no podemos pagarle a alguien para que atienda al pequeño y no es posible dejarlo en la escuela, siempre queda la opción de los abuelos y las abuelas, que además salen gratis; un fenómeno que es común en el conjunto de Europa. Se estima que en España un 50 % de ellos, según datos de 2010, cuida casi a diario de sus nietas y nietos. Los abuelos se encargan unos pocos días más que las abuelas, pero estas los cuidan durante más horas: un total de 6,2 horas al día frente a las 5,3 de ellos[46]. Se trata de personas mayores que sufren una situación de doble dependencia, al ser un colectivo perceptor de cuidados que a la vez debe cuidar de otros, aunque sea temporalmente. Claro que estos disfrutan de estar con los pequeños, pero si pasan muchas horas con ellos y acaban sustituyendo la figura de los progenitores, esto puede afectar negativamente a su salud física y psíquica. Es lo que algunos estudios han denominado el «síndrome de la abuela esclava», que produce agotamiento, problemas cardíacos y circulatorios, así como situaciones de estrés y ansiedad por tener que realizar una tarea educativa sobrevenida, arriesgándose incluso a un enfrentamiento de criterios con sus propios descendientes[47].

Ante estos escenarios, «¿qué queda de la familia —se pregunta la autora de *¿Dónde está mi tribu?*, Carolina del Olmo— cuando los padres solo ven a sus hijos a la hora del baño y la cena, mientras que el resto del tiempo se encargan del cuidado de los niños diversos profesionales?». Del Olmo, que defiende que el Estado tiene que destinar recursos para apoyar el cuidado, subraya al mismo tiempo la necesidad de ser «concienzudamente críticos con el ideal de crianza institucionalizado que se ha impuesto como un rodillo»[48]. Una dinámica que constata que vivimos en un ambiente social y económico que menosprecia la dependencia humana.

Sin embargo, dejar a los pequeños con terceros no siempre es fácil anímicamente para madres y padres. Hay que ir a trabajar, pero al mismo tiempo queremos cuidarlos, acompañarlos a la hora de comer, bañarlos, jugar con ellos, mostrarles cariño y afecto. Al final, ni tu vida ni tu cuerpo dan para más. Lo constata la mayoría de los progenitores en España, el 75 % según una encuesta realizada en 2017, quienes frente a la pregunta por el tiempo que dedican a los pequeños afirman sentirse «cansados», «agobiados», «frustrados», «culpables», «atrapados», «tristes», «impotentes»... por no poder dedicarles la atención deseada[49]. La principal razón para no estar más tiempo con ellos era, en casi ocho de cada diez casos: el empleo. La encuesta también señala que un 20 % de los progenitores pasa menos de dos horas al día con las criaturas. Son madres y padres desaparecidos[50]. Pero el problema no es la maternidad: es el capitalismo y el patriarcado, estúpido.

A cuestas con el bebé

Cuando finalmente quedé embarazada, ya llevaba algunos años trabajando como independiente. El mercado laboral se ha precarizado tanto que un buen día me dije: «Para ser precaria, pues mejor precaria por cuenta propia». De este modo, en la medida en que se acercaba la fecha del parto, de tener que gestionar la licencia o planificar el posparto, no lo tuve que negociar con nadie más que conmigo misma y con mi pareja. Me fue bien, pero para muchas este es un momento difícil. En el trabajo a menudo no te miran con buenos ojos si te quedas embarazada.

Las primeras contracciones aparecieron mucho antes de la semana 37, cuando el embarazo llega a término. No me la podía jugar a que el bebé naciera antes de tiempo. Así que cancelé trabajos, empecé la licencia y a descansar. Al final, después de los días de espera, las horas en el sofá y los numerosos libros leídos, llegó la fecha en que el parto se podía producir sin problemas. Pero seguí tomándome las cosas con calma —el físico tampoco acompañaba—. Era cuestión de esperar.

El pequeño nació justo en la fecha prevista. Creo que llegué a quedarme dos semanas en casa después del parto hasta que volví a bajar aquellas estrechas y viejas escaleras del piso del Raval, en Barcelona, donde vivía, y empecé a reconectarme poco a poco con la realidad. Sentía que quería hacer de todo con el bebé a cuestas, mostrarle al mundo que tenía un hijo precioso. Así lo hice en el transcurso de los cuatro meses de licencia y los siguientes.

Me fui con el niño a reuniones, a dar conferencias e incluso me lo llevé a tertulias de televisión (eso sí, ¡se quedaba tras bambalinas!). Sin el apoyo de mi familia, y en particular de mi pareja, todo eso hubiese sido imposible. Por suerte, su trabajo le permitía estar mucho tiempo con nosotros, lo que fue de gran ayuda. Con pocos meses, me llevé al peque a Lisboa, donde fui a hablar sobre los impactos en la agricultura del TTIP (el Tratado Transatlántico de Comercio e Inversiones), y a Madrid, a una charla sobre el futuro de la alimentación. Eso sí, la invitación siempre tenía que incluir un viaje para un acompañante que pudiera ayudarme y hacerse cargo del pequeño mientras yo impartía la conferencia. A Portugal me acompañaron mis padres, a Madrid mi suegra, y la pasamos de maravilla. De esta manera, intenté compaginar la crianza con las actividades personales y laborales.

En mi caso, fue posible por las características de mi trabajo y de mi entorno familiar. A menudo no es tan fácil. En la empresa, una vez termina la raquítica licencia de maternidad, las criaturas no son bienvenidas. Trabajar se considera incompatible con la crianza. Obviamente hay trabajos a los que no podrás llevarte al bebé, pero en otros a lo mejor no es tan difícil. O ¿por qué no ofrecer a la mamá trabajar desde casa si ella quiere? La flexibilidad, tan característica de nuestro precario mercado laboral, es prácticamente nula cuando a la crianza se refiere.

Algunas mujeres, tras tener una criatura, y ante esta realidad, han empezado nuevos proyectos laborales con el objetivo de hacer compatibles trabajo y crianza. No es fácil, pero muchas no quieren renunciar ni a estar con el bebé ni al empleo. En los últimos tiempos, en este sentido, se han abierto en varias ciudades espacios de *coworking* utilizados sobre todo por madres, que incluyen un lugar para el acompañamiento de los menores. Sin embargo, el límite fundamental de este tipo de iniciativas es su sesgo de clase: solo son accesibles a un determinado perfil socioeconómico. Para la gran mayoría de las madres, no hay otra opción fuera del trabajo asalariado por cuenta ajena, en general mal remunerado y organizado con criterios que no tienen nada que ver con las necesidades personales.

2
Maternidad(es)

Madres solas

Los cambios sociales han propiciado la emergencia de nuevos modelos familiares, en particular el de las madres que crían solas. En España, hoy en día un 10 % de las familias son monoparentales, con un solo progenitor al frente. Pero más que de monoparentalidad tendríamos que hablar de *monomarentalidad*, ya que un 83 % de estas familias están encabezadas por mujeres, la mayoría de las cuales son viudas (40 %) o separadas/divorciadas (39 %); aunque hay también, en un porcentaje más bajo, mujeres solteras (14 %) o que están formalmente casadas (7 %), según datos de 2017[1]. Se trata de la feminización de la monoparentalidad. Mis amigas son un buen ejemplo: la gran mayoría son madres solas, fruto de divorcios, separaciones o por decisión propia. En dichas circunstancias, el apoyo de la red familiar es clave.

Sin embargo, estas familias no lo tienen fácil. Seguimos viviendo en una sociedad eminentemente patriarcal que, aun con el paso del tiempo y las resistencias, intenta imponer un determinado arquetipo de maternidad, y también de familia. Lo que se sale de la norma no encaja. Así me lo contaba una amiga que ha salido adelante sola con su hijo e hija desde que, cuando estos eran muy pequeños, el padre se marchó: «En la escuela, las otras madres me tratan entre la reprobación y la compasión, como si criar en solitario fuese una anormalidad. Sus comentarios, incluso cuando intentan ser comprensivos, tienen una carga paternalista, como si yo y mis criaturas fuésemos unas desdichadas».

Madres solas ha habido toda la vida, ya que las mujeres se casaban más jóvenes que sus maridos y vivían más años[2]. Lo que diferencia la monomarentalidad actual de la del pasado es que, en buena medida, es fruto de divorcios o separaciones, y del creciente fenómeno de la monomarentalidad elegida: mujeres que deciden tener y criar a sus pequeños en solitario, no porque hayan perdido o roto con su pareja, sino porque así lo han querido.

Cada vez son más las mujeres que, ante su deseo de ser madres y la dificultad de encontrar una pareja con la que tener descendientes, acercándose en muchos casos a la edad límite aconsejable para conseguir la gestación, deciden emprender una maternidad por su cuenta. Esta es una tendencia que comparten, en mayor o menor medida, varios países de nuestro entorno geográfico y cultural, como es el caso de los Estados Unidos. Esta dinámica tiene mucho que ver con los cambios socioculturales, la entrada de la mujer en el mercado laboral y su independencia económica, así como con una mayor autonomía personal en las relaciones y un menor peso de la institución eclesiástica y familiar. En consecuencia, se considera que ya no es necesario tener un marido para criar. Se trata de mujeres en su mayoría solteras, de más de treinta y cinco años, con estudios universitarios, que trabajan por cuenta propia en ocupaciones de alta cualificación, económicamente solventes y que viven solas con sus pequeños, por lo general uno, según indica el principal estudio en la materia. Aunque hay también otros perfiles, como mujeres en situación de desempleo, que ganan el salario mínimo, independientes, que conviven con sus padres, etc. Esto hace necesario mirar a la maternidad en solitario libremente elegida desde el prisma de la diversidad[3].

Una maternidad que se alcanza mediante técnicas de reproducción asistida, la adopción o manteniendo relaciones sexuales con un donante conocido. En España, según datos de los años 2000 a 2004, el 2,7 % de los procesos de reproducción asistida y un 9,4 % de las adopciones internacionales fueron realizados por mujeres solas[4]. Están las que lo planifican durante años y las que se encuentran con una maternidad biológica no buscada, pero que deciden desde el inicio asumirla por su cuenta. Lo que las distingue, a todas ellas, de otras maternidades en solitario es el hecho de haberlo escogido. A pesar de que la edad es a menudo un elemento clave a la hora de tomar la decisión, querer ser madre no responde tanto al cumplimiento de un mandato social, sino a un deseo profundo, el cual se topa con un reloj biológico que impone sus tiempos[5]. O tienes criaturas ahora o no las tienes nunca.

Se trata de maternidades que confrontan el modelo normativo de familia nuclear biparental y heterosexual, como también lo hacen las familias homoparentales, que se enfrentan a aquellas narrativas patriarcales que consideran que tanto el matrimonio con una pareja del otro sexo como la figura del padre son imprescindibles para tener descendencia, y que esta sea legítima. Son madres que encaran el estigma que impera todavía en expresiones como las de «madre soltera» o «madre sola», cuya carga ideológica las asocia a soledad, abandono y deshonra.

Al margen del carácter particular de las madres solas por elección, la monomarentalidad, en general, es sinónimo de pobreza. Las familias monoparentales, en su inmensa mayoría encabezadas por mujeres, son las más golpeadas por la crisis, la precariedad y las dificultades económicas. Así lo indican las cifras: en España, un 40,6 % de los hogares que tienen un adulto al frente y una o más criaturas a cargo se encuentra en situación de riesgo de pobreza y exclusión. Se trata de familias que enfrentan mayores carencias materiales: un 54 % no tiene capacidad para gestionar gastos imprevistos y un 47 % no puede irse de vacaciones ni siquiera una semana al año, con datos de 2017[6]. Si eres mujer sin pareja y tienes descendencia, posees todas las papeletas para ser pobre.

La falta de ayudas a las familias monoparentales es absoluta. Un 67 % de las madres en esta situación no recibe ningún tipo de prestación económica. Muchas viven angustiadas por no contar con los recursos económicos suficientes para cubrir las necesidades de sus criaturas. Más de la mitad, un 52 %, no tiene empleo y muchas trabajan en condiciones precarias, según cifras de 2013[7]. «Tengo dos hijos a mi cargo. Mi situación económica es desastrosa, no tengo trabajo y solo tengo la pensión que me pasa mi marido: alrededor de trescientos dólares al mes. Con ese dinero tengo que pagar piso, agua, luz, escuelas...», cuenta una madre[8]. Una situación que acaba pasando factura a su salud, tanto física como mental, y a la de sus hijas e hijos.

De aquí que las familias monoparentales exijan al Gobierno español una ley de familias monoparentales que las defina, que responda a sus necesidades y les ofrezca cobertura frente a las situaciones de desigualdad, como ya sucede con las familias numerosas. De hecho, el número de familias monoparentales triplica el de familias numerosas[9], pero no reciben el mismo apoyo ni ayudas. Esta disparidad solo se explica por una cuestión política e ideológica que discrimina a los progenitores sin pareja y con descendientes, en concreto a las madres solas, que son la mayoría.

Sin un entorno personal, familiar, social e institucional que te apoye, es muy difícil ser madre por cuenta propia. Tener criaturas en estas circunstancias acaba siendo un privilegio. «Siempre he pensado en ser madre por mi cuenta, con inseminación artificial. Lo haría ya, este año mismo. Lo haría si tuviese un sueldo y un contrato decentes», cuenta una joven de treinta años. Otra, con un salario que no llega a los mil dólares al mes, añade: «No tengo novio y eso me frustra. He pensado en inscribirme en una lista de esas para adoptar, pero... ¿yo sola? ¿Y si no puedo mantenerlo? ¿Y si me dan uno cuando tenga casi cuarenta? Me gustaría poder decidir cuándo tenerlo; por mí, me inseminaría mañana mismo. Pero es carísimo. Solo me queda esperar y ver si en unos dos o tres años mi situación ha cambiado un poco»[10].

La falta de ayudas no es algo que afecte solo a las familias monoparentales. En general, el Gobierno español, independientemente de su color político, no ha desarrollado medidas significativas que tengan como objetivo ayudar a las familias, la infancia y la crianza, a diferencia de otros países europeos[11]. Cuidar de los pequeños depende de la situación particular de cada uno: de tener empleo, patrimonio, redes familiares. El déficit de apoyo a la crianza tiene un claro sesgo de clase, y se ensaña especialmente con los sectores más pobres. Las familias monoparentales son las más castigadas, ya que una persona sola tendrá, por lo general, menos ingresos y menos tiempo para dedicarle a la familia[12].

Maternidades adoptivas

Las formas de ser madre son múltiples, y no se limitan a la maternidad biológica. Las maternidades adoptivas son un ejemplo. La percepción social de esta forma de maternidad ha cambiado de manera significativa en las últimas décadas, dejando de ser un fenómeno invisible, incluso tabú, para convertirse en una práctica socialmente normalizada.

En España, en 2016 se llevaron a cabo 567 adopciones internacionales, un 29 % menos que el año anterior, y 588 adopciones nacionales, un 6 % más que en 2015[13]. Las adopciones internacionales siguen una tendencia a la baja, y han retrocedido un 90 % respecto a las que se produjeron en 2004, cuando se realizaron alrededor de 5.500 y España era el país europeo donde se llevaban a cabo más procesos de adopción internacional y el segundo del mundo, justo por detrás de los Estados Unidos. Esta tendencia a la baja ha estado presente a escala global: entre los años 2004 y 2011 el número de adopciones internacionales disminuyó en un 52 %[14].

Esto se debe a que la mayoría de los países de origen han reformado su legislación para limitar el perfil de las personas que adoptan, en ciertos casos prohibiendo la adopción a parejas homosexuales o a personas solas; incluso algunos ahora vetan las adopciones internacionales. La administración española, por su parte, ha suspendido o limitado la tramitación de adopciones con determinados países hasta tener garantías de que el proceso se realiza correctamente. También han cambiado las características de las criaturas en adopción, pues ahora hay mayores de seis años y otros con necesidades especiales. Las trabas burocráticas en la asignación inicial del menor y a lo largo del proceso son habituales, y los trámites de adopción a menudo se retrasan o incluso quedan paralizados de manera definitiva[15], lo que desalienta a otros a iniciar el procedimiento.

La adopción de pequeños nacidos en España, en cambio, se ha mantenido más estable, e incluso se ha dado una ligera tendencia al alza. Las dificultades para adoptar en el ámbito internacional han comportado un incremento de las peticiones para iniciar este mismo proceso aquí[16].

La maternidad adoptiva implica una tríada: la madre que adopta, la madre biológica —cada una con su respectiva familia— y el menor. La madre adoptiva, sola o en pareja, alcanza la maternidad después de renunciar a una maternidad biológica, ya sea de manera voluntaria u obligatoria, por problemas de infertilidad, e incluso puede llegar a la adopción tras un arduo proceso de reproducción asistida o bien después de haber tenido otras criaturas. En cuanto a la madre biológica, en algunos casos renuncia a la maternidad y da su criatura en adopción de forma voluntaria, ya sea por motivos económicos, personales, familiares o sociales; en otros, se le retira la custodia y sigue batallando para recuperarla. Y luego está el menor adoptado, que lleva una mochila propia desde que fue engendrado hasta llegar a la nueva familia, con sus necesidades específicas. La comprensión y aceptación de esta tríada es clave para el desarrollo satisfactorio del proceso de adopción[17].

Así lo explica una madre adoptiva: «Yo creo que debemos tener cuidado de no restar importancia a las madres biológicas de nuestras hijas. Mi hija tiene tres madres: su madre biológica, su madre de acogida y yo. Cada una le hemos dado algo, y ella lleva en sí algo de todas nosotras». Sin embargo, hay madres adoptivas que opinan de una manera muy distinta: «Madre solo hay una; yo realmente nunca he pensado en hablarle a mis hijos de segundas o terceras madres. Creo que para ellos sería muy difícil de entender y les crearía muchas dudas inútiles. Cuando les hablo de su madre biológica, digo "la señora que te llevó en la barriguita" y ya está. Siempre será "la señora". Nunca les diría "tu primera mamá". Para ellos su mamá seré siempre yo», afirma otra. La maternidad múltiple, la multimaternidad, genera una gran incomodidad, pero es parte inherente de todo proceso de adopción. Negarla o esconderla vulnera los derechos de quienes han sido adoptados. Son los silencios de la adopción que aún, por desgracia, perduran.[18]

La maternidad adoptiva y la biológica tienen muchos puntos en común: querer lo mejor para el hijo o la hija, la calidad del vínculo, el sentimiento de pertenencia, la asunción de unos determinados roles. Sin embargo, se construyen desde una experiencia vital y corporal distinta. La maternidad adoptiva requiere llevar a cabo unos procesos administrativos específicos, que varían en función de si se trata de una adopción nacional (con trámites para conseguir el certificado de idoneidad, la realización de entrevistas, cursos de preparación, acogimiento familiar preadoptivo, resolución del juez sobre la adopción) o internacional (que supone contactar con el organismo competente que gestiona los procesos de adopción, obtener la idoneidad, iniciar un proceso administrativo aquí y después en el país de origen de la criatura, esperar la concesión de la adopción, así como la resolución judicial que la valide), e implica una vivencia emocional particular (fruto de tener que afrontar un proceso administrativo extremadamente largo y extenuante, en algunos casos aceptar que no será posible una maternidad biológica, asumir la historia del pequeño, gestionar el cómo se lo contamos). Lo mismo sucede con otras formas de acceder a la maternidad, con sus particularidades, como aquella que se consigue a través de técnicas de reproducción asistida. La diferencia nunca debería ser motivo de discriminación o estigma, sino de riqueza.

«Una familia adoptiva no es lo mismo que una familia biológica», afirmaba el psicólogo H. David Kirk en su influyente libro *Shared Fate* [Destino común]. Según el autor, lo que hace que una familia adoptiva tenga éxito no es que se parezca a una familia biológica, sino que sea consciente, como familia, de que en el proceso será necesario afrontar diferencias para las que quizás no se tengan todas las respuestas. Al fin y al cabo, ser padre o madre, adoptivo o biológico, consiste en procurar a las criaturas un desarrollo lo más completo y feliz posible[19].

Madrastras

Si hay un personaje antagónico a la mamá ideal, esa es la madrastra, estigmatizada en mil y una historias. Al hablar de madrastras, ¿a quién no le vienen a la cabeza la madrastra de Blancanieves, que ordenó asesinarla, la de Hansel y Gretel, que convenció al padre de los pequeños para abandonarlos en el bosque, o la de la Cenicienta, que maltrató a la joven vejándola con duros trabajos domésticos? Los cuentos de los hermanos Grimm, la mayoría ampliamente difundidos por Walt Disney, han hecho mucho daño a las madrastras de carne y hueso, pero también a las mujeres en general. Sus personajes femeninos, tantas veces con roles malvados o subalternos, han quedado instalados en nuestro imaginario colectivo. Algo que no ha sucedido con la figura del padrastro, al que se le ha dado un carácter más ambiguo, pudiendo ser considerado un mal hombre o el salvador de mamá.

Los sentimientos de las madrastras, sin embargo, distan mucho de lo que narran los cuentos. Lo explica la escritora Jenn Díaz en «Diario de una madre sin hijo», un relato a medio camino entre la ficción y la autobiografía que surge de su experiencia ejerciendo como madre de la hija de su compañero. «Esta es mi vida y a ustedes la muestro: la vida de una madre. No tiene mucho valor socialmente porque no he tenido hijos, pero trabajo y me esfuerzo por educar, querer y enseñarle cosas [...]. Me preocupo si le pasa algo, la mimo si necesita afecto, la felicito si hace algo bien y la corrijo si considero que se ha equivocado —todo igual como una madre, incluso el cansancio—. Antepongo sus intereses a los míos y me sacrifico sin reparar en lo que hace que todo sea distinto: no es mi hija», escribe[20].

En nuestra sociedad, con estructuras familiares cambiantes y con el incremento de los divorcios y las separaciones, las madrastras ya no son una rareza. En 2017, se registraron en España 102.000 sentencias de nulidad, separación y divorcio, un 1 % más que el año anterior[21]. Una tendencia que ha dado lugar al incremento de familias integradas por dos adultos donde al menos uno de ellos aporta las criaturas de una relación anterior. Son lo que se llama núcleos familiares «reconstituidos»[22] o «ensamblados»[23]. En 2011, un 7,4 % de las parejas heterosexuales con al menos un descendiente menor de dieciocho años configuraba una familia de este tipo. Aunque en los últimos años su crecimiento ha sido importante, este es inferior al de otros modelos familiares, como los núcleos monoparentales, surgidos también de procesos de divorcio o separación[24]. No es un fenómeno inédito, ya que en otros períodos históricos con altas tasas de mortalidad las personas viudas rehacían su vida con nuevas parejas junto con sus criaturas.

Si bien la dinámica de reconstitución familiar está muy vinculada al aumento del número de divorcios, el incremento de la inmigración también ha tenido un impacto directo en esta tendencia al alza. De hecho, para 2011 un 42 % de estas parejas estaban formadas por una persona de origen extranjero (19,6 %) o por las dos (22,4 %), en su mayoría latinoamericano[25].

Los prejuicios que pesan sobre las madrastras añaden aún más dificultades a una situación ya de por sí difícil: construir una familia con adultos y menores que vienen de experiencias anteriores. Para acabar con el estigma, hay quien propone un cambio de nomenclatura. Ese es el objetivo del proyecto Va de Papus, en Cataluña, que ofrece recursos a todas estas familias (terminológicos, literarios, psicológicos...) para avanzar en sus respectivos proyectos familiares. Así, para palabras como *madrastra* y *padrastro* proponen alternativas como *mamu* y *papu*, o *madre afín* y *padre afín*. También difunden el concepto de «familia enlazada», frente a otros más utilizados como «familia reconstituida» o «recompuesta», que cargan con connotaciones negativas, como algo a rehacerse, un volver a intentarlo, lo que arrastra un juicio de valor sobre aquello que es correcto o deseable[26]. Esta propuesta se inspira en las reflexiones de la terapeuta familiar argentina Dora Davison, quien promueve en América Latina el término alternativo de «familias ensambladas»[27]. Acabar con los prejuicios implica también repensar los vocablos.

Mi vientre es mío

Uno de los debates recientes acerca de la maternidad, y objeto de polémica en varios países, es el que tiene que ver con la maternidad subrogada, los vientres de alquiler. Podemos analizarlo, en particular, a raíz del registro en el Congreso de los Diputados, en junio de 2017, de una propuesta de ley por parte de Ciudadanos para autorizar dicha práctica, actualmente prohibida en el ordenamiento jurídico español. Una iniciativa que, más que responder a una demanda real generalizada, buscaba satisfacer los intereses del negocio creciente de la reproducción asistida.

La gestación subrogada no es una técnica reproductiva más, sino un proceso biológico mercantilizado por el sistema capitalista, que busca apropiarse de la capacidad de gestación de las mujeres, al convertir el útero y el embarazo en objeto de negocio. Los contratos firmados, de carácter irreversible, obligan a las madres gestantes a renunciar a su cuerpo, a su dieta alimentaria u otras pautas de vida cotidiana a lo largo de los nueve meses que dura el embarazo, menoscabando sus libertades individuales. Se llega a afirmar que la madre subrogada no tiene nada que ver con el bebé porque el embrión no posee, en la gran mayoría de los casos, su carga genética. Sin embargo, las mujeres embarazadas pueden llegar a modificar el genoma del embrión incluso si el óvulo es de otra mujer, un proceso que se da antes de que este se implante en el endometrio[28], y sus hábitos son determinantes en el desarrollo embrionario. La madre gestante es madre porque durante nueve meses engendra esa criatura.

No son pocas las mamás subrogadas que han sido obligadas a abortar uno de los fetos en casos de embarazos múltiples, siendo la parte contratante la que elige de cuál desprenderse, a menudo en función del sexo. De negarse, la mujer es denunciada, ya que no tiene derecho a retractarse del contrato firmado. Incluso en casos en que esta se ha ofrecido a hacerse cargo del feto que querían obligarla a abortar, se le ha rechazado su petición. Melissa Cook es un ejemplo: de California, con cuarenta y ocho años, y madre de cuatro criaturas, había sido contratada por un hombre de Georgia, de cincuenta años, para que se le implantaran tres embriones a cambio de una remuneración de 33.000 dólares. Al cabo de unas semanas, cuando se constató que los tres embriones se habían implantado con éxito, el hombre presionó a la mujer para que abortara uno de ellos. De no hacerlo, la amenazó con llevarla a la ruina económica. Melissa Cook decidió, a pesar de lo firmado y de las coacciones, seguir adelante con el embarazo múltiple, y en la semana treinta de gestación dio a luz a los trillizos. Sin embargo, ni siquiera pudo ver a los bebés tras el parto, ni saber si se encontraban en buen estado de salud. Toda información le fue negada por orden expresa del padre contratante. Algo que sucede a menudo. Debido a su prematuridad, los trillizos tuvieron que pasar en el hospital tres meses, de los cuales el padre solo estuvo con ellos entre tres y cuatro días.

Melissa Cook llevó el caso a los tribunales, donde pidió la custodia del bebé que querían que abortara, e incluso se ofreció a hacerse cargo de los otros dos si se encontraban mal atendidos, como varias fuentes parecían indicar. En mayo de 2016, el Tribunal Federal denegó su demanda. Uno de los argumentos esgrimidos fue que «no se podían tener en cuenta los derechos de las criaturas»[29]. Medio año después, en octubre de 2017, fue la hermana del padre contratante quien denunció, con pruebas fehacientes, las malas condiciones en que el hombre mantenía a los pequeños, obligándolos incluso a comer del suelo[30]. Melissa Cook siguió su batalla judicial, apelando al Tribunal Supremo, pero este no quiso escucharla[31]. Expertos de la Organización de las Naciones Unidas señalan que, en la medida en que el mercado de la subrogación se extienda, las criaturas corren el riesgo de convertirse en meras mercancías[32].

En otros países donde también se permite esta práctica, como Ucrania, India, Tailandia o Rusia, se han confirmado múltiples abusos. El mismo Gobierno español, por poner un ejemplo, desaconseja iniciar este procedimiento en Ucrania porque no hay garantías del trato que se les da a las madres gestantes, ni transparencia suficiente por parte de las clínicas[33]. En 2016 la BBC británica llevó a cabo una investigación sobre las condiciones en que se encontraban las madres subrogadas en India. El perfil más usual era el de mujeres pobres que, a causa de la miseria y las deudas familiares contraídas, tomaban la decisión de ser madres gestantes a cambio de unas 200.000 rupias alrededor de 2,500 dólares). Las mujeres, revelaba la investigación, tenían que permanecer encerradas los nueve meses del embarazo en centros que no podían abandonar bajo ningún concepto, donde les controlaban los hábitos alimentarios, las horas de descanso y la medicación, y solo podían recibir visitas de sus familiares como mucho una vez al mes. Cuando nacía el bebé, ni siquiera les permitían verlo y se les negaba toda información sobre su estado de salud. Las mujeres indias entrevistadas expresaban el dolor y la angustia vividos, incluso meses y años después del parto, por la entrega del recién nacido, y en particular por no saber absolutamente nada sobre la situación de la criatura[34].

Y ¿qué pasa con el pequeño que es alejado de su madre gestante apenas nace? ¿Quién tiene en cuenta las consecuencias que esto tendrá para esa niña o niño? «El bebé gestado por subrogación, al igual que todos los de nuestra especie, espera encontrarse al nacer con la mujer que le ha gestado y que para él es su única madre», explica la psiquiatra infantil y perinatal Ibone Olza, y continúa: «Ser separado de ella nada más nacer y probablemente no volverla a ver suponen un trauma y una pérdida enormes: equivalentes a que su madre muera en el parto. [...] La gestación subrogada conlleva infligir una herida psíquica enorme a un recién nacido». Habrá quien piense, tal vez, que lo mismo le sucede a una criatura dada en adopción, pero hay una gran diferencia, pues, como afirma Olza, «el abandono o rechazo que precede a la adopción [...] es algo que, si eres el/la hijo/a, "te pasa". Que decidan gestarte en el vientre de una madre de la que te separarán nada más nacer es algo que "te hacen" [...]. Tu familia decide hacerte pasar por ese embarazo y parto con separación posterior causándote ese daño de la separación, poniendo por encima de todo su presunto derecho a ser padres»[35].

Estas prácticas hacen pensar en la trama de *El cuento de la criada*: en una sociedad distópica, sometida a un gobierno totalitario, donde los índices de fertilidad han caído en picada, las mujeres fértiles son convertidas en esclavas de los líderes de la patria, con el objetivo de que, después de violarlas, les garanticen descendencia. «No somos concubinas, somos úteros con patas», afirma la protagonista, Defred, en la primera temporada de la serie. La ficción a veces se acerca peligrosamente a la realidad.

La maternidad subrogada es posible debido a las desigualdades económicas, que empujan a mujeres pobres a alquilar sus vientres para que otros puedan tener criaturas. No hay una demanda social de mujeres que quieran ser gestantes altruistas. Asimismo, contratar un proceso de gestación subrogada no está al alcance de todos los bolsillos. El costo puede variar desde los 50.000 dólares, en países como Tailandia, Ucrania y México, hasta los más de 100.000 dólares en los Estados Unidos[36]. Querer ser madre o padre es comprensible, pero no se pueden anteponer deseos individuales a derechos colectivos y de terceros, como los de las criaturas y las madres gestantes. Y hay otro tema que no podemos olvidar: el ingente negocio privado tras los vientres de alquiler.

Madres, bebés y política institucional

Hay quienes no soportan que las mujeres decidamos cómo y dónde criar. La maternidad está bien vista y es aceptada siempre y cuando se limite al ámbito del hogar y a lo individual («que cada una se las arregle como pueda», esto es lo que quieren), sin cuestionar las dinámicas del trabajo productivo, el modelo socioeconómico ni el sistema patriarcal. Cuando en enero de 2016 la diputada de Podemos Carolina Bescansa apareció con su bebé de seis meses en la sesión de constitución de las Cortes en el Congreso de los Diputados y le dio de mamar en su escaño, la indignación entre determinados sectores fue máxima. «Que lo lleve a la guardería del Congreso, que para eso está», exclamaron algunos[37]. En el mundo de los partidos y los cargos públicos, las criaturas solo son bienvenidas en las fotos de las campañas electorales.

Algo parecido le sucedió a la alcaldesa de Barcelona, Ada Colau, cuando justo después de ganar las elecciones municipales, en mayo de 2015, confesó que lo que llevaría peor sería pasar poco tiempo con su hijo. «Si quiere ser madre, que se vaya a casa y se olvide de ser alcaldesa», me espetó una tertuliana, que encima se las daba de feminista, en un estudio de televisión. Cuando Ada Colau dio a luz por segunda vez, dos años después de asumir el cargo, el debate se planteó de nuevo. ¿Se puede ser madre y alcaldesa? Hay quienes creen que no, especialmente si una quiere dedicar tiempo a las criaturas.

Para quienes así hablan, el problema no es un cargo y una institución que impiden y hacen casi imposible la conciliación entre la vida política y la personal, sino el hecho de expresar en público esta queja. Ser alcaldesa conlleva unas responsabilidades importantes y compromisos que no tienen horarios, pero ¿esto debe ser incompatible con la crianza? Para algunos que incluso se las dan de progresistas, el cuidado de los pequeños debería estar relegado al hogar, a la esfera privada e invisible. Miles de mujeres y hombres anónimos, mamás y papás que trabajan, cuyas odiseas no merecen la atención de nadie ni generan debates públicos, se encuentran de forma cotidiana con esta difícil conciliación.

Ada Colau no es la primera mujer que da a luz a una criatura mientras ejerce un cargo de máxima responsabilidad institucional, y aún menos la única que lo desempeña siendo mamá. En España también son ejemplo Susana Díaz y Carme Chacón, embarazadas al frente de la Junta de Andalucía y del Ministerio de Defensa, respectivamente, o Soraya Sáenz de Santamaría, que asumió el cargo de vicepresidenta pocos días después de dar a luz. La diferencia reside en que mientras ellas fingieron que no había problema alguno y afirmaron que conciliaban ambos aspectos con normalidad, Colau expresó su malestar por la dificultad de compaginar el cargo de alcaldesa de Barcelona con el hecho de ser madre.

Pero ¿qué sociedad vamos a construir si aquellos que están al frente de las instituciones dan la espalda a la maternidad? Y digo «maternidad» entendida como el ejercicio de cuidar, independientemente de que lo haga la madre o el padre; un trabajo de cuidados imprescindible para el sostén y la reproducción de la vida, pero menospreciado en una sociedad capitalista, mercantilizada e individualista como la nuestra. Visibilizar y poner en el centro a la maternidad, la crianza y los cuidados es lo que tanto molesta. No es el hecho de ser madre en sí, sino una determinada manera de entender cómo serlo.

3

Un destino ineludible

Ser madre y feminista

Cuando con toda la ilusión del mundo quedé embarazada y empecé a preguntarme acerca del parto y la crianza, me di cuenta de que a lo largo de mis años de activismo, de asistir a múltiples asambleas, debates, reuniones y formaciones, muchos de ellos de carácter feminista, nunca nadie había planteado el tema de la maternidad. Claro que había leído, discutido, salido a la calle en defensa del derecho al aborto, que no es sino otra cara de la maternidad; pero la idea de ser madre en sí, de lo que implica social y políticamente, nunca nadie, en ninguno de los diversos espacios en los que había participado, la había mencionado.

Creo que es muy significativa la experiencia en primera persona que narra Patricia Merino en su libro *Maternidad, igualdad, fraternidad,* quien durante la eclosión del movimiento de los indignados, en 2011, recorrió asambleas, comisiones de trabajo y reuniones del área de feminismos en Madrid, e intentó aportar algunas sugerencias sobre infancia, familia y conciliación. ¿Cuál fue la respuesta? «En cuanto el personal escuchaba las palabras *niños, crianza, madres* y *pobreza,* el desinterés se pintaba en sus caras»[1]. Sus propuestas no tuvieron acogida. La maternidad es un tema entre menospreciado y olvidado para los movimientos sociales, también para los feminismos. Aunque poco a poco esto ha empezado a cambiar.

No es fácil ser madre, o padre, e ir a asambleas que empiezan tarde y acaban a horas intempestivas, adonde es difícil además llevar a los pequeños (que corren, gritan y no se están quietos). El activismo no está pensado para que sea compatible con criar. Claro que hay progenitores que se las ingenian, pero no es fácil. Una mamá sola me contaba que podía asistir a las reuniones de su asamblea de barrio porque tenía el apoyo de quienes la integraban. Acoger a progenitores y a sus pequeños en ámbitos de activismo social solo es posible si los repensamos desde el punto de vista de los cuidados.

Antes de quedar embarazada, y cuando en los espacios en los que participaba comenzaron a haber mujeres que pensaban tener criaturas, o alguna que era madre llevaba a su peque a las reuniones, se empezó a plantear que alguien se hiciese cargo de los menores mientras duraba el encuentro. El problema era que solo había un pequeño a quien cuidar, no era una demanda generalizada. ¿Qué quiero decir con esto? Que en la medida en que muchos adultos con criaturas ya no se encuentran en los espacios activistas, la necesidad no se hace tan evidente. Es un pez que se muerde la cola. Esto no significa que no haya excepciones. La multiplicación de espacios que plantean alternativas en lo cotidiano (grupos de consumo ecológico, redes de intercambio, huertas urbanas...), por sus características y porque a menudo cuentan con familias con pequeños, incorporan más fácilmente esta demanda.

Sin embargo, en los últimos años el interés y el debate acerca de la maternidad han progresado. No sin tensiones, la maternidad se ha hecho un lugar en los debates feministas y políticos. La crisis de los sistemas de bienestar y la mercantilización generalizada de la vida, por un lado, y el cambio del papel de la mujer en la sociedad y en la estructura familiar, por el otro, han revitalizado las discusiones acerca de lo que implica ser madre. Al mismo tiempo, ha emergido una nueva generación de mujeres, en un contexto de aparente consecución de medidas igualitarias y donde tener descendientes ya no es visto como un destino ineludible, que se replantean el significado de la maternidad en clave emancipadora y como una experiencia que merece la pena ser vivida.

Preguntarse por la maternidad

«Mi organismo se negaba al papel de madre [...]. Aquella época horrible se negaba a pasar, fue un tiempo lento y tormentoso. Por las noches, paseaba a la niña de una punta a otra del pasillo, renqueando, ya no le susurraba palabras sin sentido, la ignoraba y trataba de pensar en mí, tenía siempre en la mano un libro, una revista, aunque apenas lograba leer nada [...]. Los textos que escribía perdieron energía, solo trataba de lucir mi habilidad formal y me salía un guirigay carente de sustancia»[2]. Así se expresaba Elena Greco, Lenù, una de las dos protagonistas de la novela *Las deudas del cuerpo* —tercer volumen de la aplaudida saga «Dos amigas», de Elena Ferrante—, pocos meses después de dar a luz a su hija Adele. Lenù, escritora, se veía desbordada por su reciente maternidad, con un bebé que lloraba a todas horas y le impedía desarrollar su trabajo literario.

Las vivencias de Lenù nos plantean algunos dilemas clásicos de la maternidad. Un tema que artistas y escritoras han abordado a menudo a través de la ficción o de relatos autobiográficos, interrogándose sobre cómo articular la práctica de la maternidad y el trabajo creativo. De este modo, han llevado a su terreno los problemas más generales que tenemos las mujeres para compaginar vida personal, vida profesional y crianza. El de las madres es un mundo que a menudo se comprime y queda reducido a las de nuestra misma condición: las mujeres que te encuentras en el parque con los peques, el espacio de crianza, el grupo de posparto, etc.; círculos sociales muy estrechos que vienen determinados por la condición materna[3].

La escritora Jane Lazarre en *El nudo materno*, sus memorias escritas en 1976, narra así el sentimiento de pérdida de identidad personal al convertirse en madre: «Nos estremeceremos de frío al saludarnos y comentaremos algo acerca del tiempo o del bebé, pero sobre nuestros maridos no diremos absolutamente nada, ellos, que hasta que no caiga la noche no regresarán a casa para ayudar con los niños empapados, helados o malhumorados; y de nosotras, hablaremos menos todavía. Para los hijos, para los hombres ausentes y para nosotras mismas, solo somos madres. Soy la madre de Benjamin y, en unos minutos, voy a dar los buenos días a la mamá de Matthew»[4]. La maternidad abruma, absorbe. ¿Cómo gozar y aprender de ella sin ser consumida? ¿Sin quedar reducida a «madre» o «madre de»? He aquí el dilema de muchas feministas que no han querido renunciar a tener criaturas.

A pesar de estas reflexiones, la maternidad ha sido tradicionalmente una de las grandes ausentes de la literatura. Encontramos infinitud de manuales, revistas y libros de autoayuda sobre el embarazo y la crianza, pero si buscamos entre los clásicos de la novela, la poesía y el teatro, hallamos muy pocas obras al respecto. La literatura fue por mucho tiempo territorio masculino, y cuando la maternidad aparecía en los textos firmados por hombres, era desde el punto de vista del marido o del hijo[5]. La vida de las mujeres quedó invisibilizada, y aunque hubo escritoras que dejaron constancia de sus vivencias en obras notables, sus trabajos no tuvieron la misma difusión que los de sus homólogos masculinos. El patriarcado no solo ha silenciado la experiencia materna en lo social, sino también en lo cultural.

Ambivalencia

La maternidad implica un nuevo equilibrio vital, marcado por la tensión interna y las contradicciones. «Mis hijos me causan el sufrimiento más exquisito que haya experimentado alguna vez. Se trata del sufrimiento de la ambivalencia: la alternativa mortal entre el resentimiento amargo y los nervios de punta, y entre la gratificación plena de la felicidad y la ternura. [...] Tal vez sea un monstruo —una antimujer—, un ser sin voluntad, dirigido y sin recurso para experimentar los consuelos normales y atractivos del amor, la maternidad y la alegría en los demás», escribe Adrienne Rich[6].

Ambivalencia ha sido desde entonces una palabra clave para la reflexión feminista sobre la maternidad, tanto en sentido psicológico como cultural y social. La ambivalencia forma parte intrínseca del hecho de ser madre, es algo omnipresente, que se expresa a partir de sentimientos, actitudes y pensamientos contradictorios[7]. Una idea que recorre todo *El nudo materno* de Jane Lazarre, para quien «lo único eterno y natural en la maternidad es la ambivalencia y su manifestación durante los ciclos de separación y unión con nuestros hijos que se suceden continuamente»[8]. Aceptar la ambivalencia como parte consustancial de la maternidad nos ayuda a tener una experiencia positiva; a evitar los sentimientos de culpa cuando la frustración puede con nosotras. No hay nadie a quien queramos tanto como a nuestros hijos e hijas, pero a menudo nos desbordan.

Las reflexiones de Adrienne Rich o Jane Lazarre sobre las caras contrapuestas de la maternidad corresponden a un periodo histórico donde las relaciones entre patriarcado, emancipación femenina y maternidad eran mucho más rígidas que en la actualidad. Sus experiencias personales reflejan dificultades vitales más marcadas que las de nuestra generación, pero sus obras siguen constituyendo un buen punto de partida para entender la complejidad y la contradicción de ser madres. Rich y Lazarre inauguraron una reflexión ensayística y autobiográfica de la maternidad en clave feminista que ha tenido continuidad en otras voces. Una de las más recientes es la de la poeta Hollie McNish con *Nadie me dijo*, una obra donde se encuentran el diario y la poesía. Allí la autora retrata, con toda crudeza, los primeros años de su maternidad, entre el agotamiento y la ternura, el miedo y el amor[9].

La experiencia ambivalente está fuertemente determinada por la posición social de las madres. Las mujeres de clase media y alta, y de nivel cultural elevado, se debaten sobre cómo hacer compatibles la maternidad y la carrera profesional, y de qué modo encajar el nuevo rol de madre en la identidad propia. Podemos conocer sus reflexiones en los libros y artículos que han escrito. Pero ¿qué pasa con aquellas a quienes no vemos, escuchamos ni leemos? Para las madres empobrecidas, la ambivalencia viene marcada por las dificultades económicas. ¿Cómo alimentar y vestir a las criaturas si apenas se llega a final de mes? ¿Cómo cuidarlas si no se dispone de tiempo libre? He aquí sus tormentos y angustias.

La ambivalencia tiene formas y consecuencias diversas. Por un lado, puede ser manejable y ayudarnos en la relación cotidiana con el menor o a buscar respuestas creativas a los retos que nos plantea la maternidad. Por el otro, puede ser ingestionable, y generarnos un sentimiento de rechazo hacia el pequeño[10]. De ahí la importancia de asumir con normalidad las contradicciones de la maternidad. Tener un bebé da lugar a un torrente de sentimientos ambivalentes. Se puede vivir en la euforia más absoluta, sentir un amor incondicional por él y, al mismo tiempo, estar agotada y harta del trabajo de cuidados que requiere.

Es más, ser madre puede resultar una experiencia ya no ambivalente, sino traumática, con mujeres que se arrepienten de haber dado a luz. Así lo afirma la escritora Orna Donath en su polémico libro *Madres arrepentidas*[11]. Una obra que tiene el mérito de haber entrado en un terreno poco explorado: el del arrepentimiento de la condición materna. Sin embargo, acaba construyendo una etiqueta simplificadora que puede llamar la atención, pero que obstruye un análisis más de fondo. Donath parte de un ámbito de estudio sociológico muy concreto —el de un grupo de mujeres judías de Israel con unas trayectorias vitales marcadas por un contexto social y religioso particular— que resulta difícil de generalizar. Aun así, hablar de la dimensión traumática de la maternidad, de la no reconciliación de las mujeres con su propia experiencia materna, permite romper con el ideal de la maternidad patriarcal de siempre o con su versión moderna consumista.

El tabú de la depresión posparto

El posparto de color rosa que nos vende la farándula, con famosas que a los pocos días de parir vuelven a estar «estupendas», recuperan su figura y reemprenden la vida pública, nos hace un flaco favor como madres. La maternidad y el posparto no son eso. Una de las caras conocidas de Hollywood, la actriz Keira Knightley, protagonista de películas como *Orgullo y prejuicio*, lo denunció tras haber dado a luz a su hija justo un día antes que la princesa británica Kate Middleton, en mayo de 2015. Knightley criticaba que esta última, siete horas después del parto, estuviese ante las cámaras presentando a su bebé, «con el maquillaje perfecto y los tacones puestos. El rostro que el mundo entero quería ver», escribió. Algo que chocaba con la experiencia de la actriz: «Esconde. Esconde nuestro dolor, nuestros cuerpos partiéndose en dos, nuestros pechos goteando, nuestras hormonas enfurecidas. Ponte guapa. Que se te vea glamorosa, no muestres tu campo de batalla, Kate. Siete horas después de tu batalla entre la vida y la muerte, siete horas después de que tu cuerpo se rompa y la vida, sangrienta, chillando, surja de ti. No lo enseñes. No lo cuentes. Quédate ahí de pie con tu niña y que te fotografíe un puñado de fotógrafos hombres»[12]. Se esconden las cicatrices del embarazo y el parto, como si la maternidad biológica fuese posible sin cuerpo[13].

El puerperio, así como el conjunto del posparto, es un período delicado para la mamá porque, más allá de los cambios hormonales, físicos, en la vida cotidiana y en la relación de pareja, puede emerger una serie de emociones, fruto de las dificultades por cumplir con los preceptos de la maternidad patriarcal, que no siempre son bien aceptadas socialmente. Se nos dice que tenemos que ser supermamás, pero en el posparto nunca se llega a todo, aún menos si cuidamos en soledad o si tenemos que alternar el cuidado del bebé con otras tareas domésticas o laborales. Una situación que puede provocar un sentimiento de frustración, haciéndonos creer que no servimos para nada, que no sabemos, que no somos buenas madres.

La depresión posparto es la principal enfermedad que sufren las madres que recién han parido. En los países desarrollados, se calcula que afecta a entre un 6,5 % y un 13 % de las mujeres a lo largo del embarazo o en el primer año tras el parto, y alrededor de un 19 % tiene un episodio depresivo en los tres primeros meses después de dar a luz, según datos de estudios publicados entre los años ochenta y principios de la década del 2000[14]. En España, y según un informe del servicio de obstetricia y ginecología del Hospital Clínic de Barcelona, un 10 % de las mamás sufre depresión posparto en el puerperio[15]. Después de que yo naciera, mi madre también pensó que no sería capaz de seguir adelante. «No paraba de llorar. Eras tan pequeña, tan dependiente de mí, que pensaba que no podría. ¿Y si te encontrabas mal, y si te pasaba algo, cómo lo sabría? ¿Qué hacer? ¡Cuánta responsabilidad! Tu padre se marchaba a primera hora de la mañana a trabajar. Suerte tuve del *avi* Ton y la *iaia* Elena, que venían cada día a ayudarme. Si no llega a ser por ellos, no sé qué hubiera hecho. Yo era tan joven... con veinticuatro años todo me venía grande», me confiesa mi madre.

Las causas de la depresión posparto son múltiples, pero haber sufrido violencia obstétrica, con un parto altamente intervenido, una cesárea no necesaria o la separación temprana del bebé nos convierten en candidatas. Las mujeres empobrecidas también tienen más probabilidades de padecerla. Lo constata un estudio realizado en el estado de Iowa, con datos de 1995 a 1997. Sus conclusiones lo dejan claro: el 40 % de las mujeres con ingresos inferiores a veinte mil dólares anuales había sufrido una depresión posparto, en contraste con el 13 % de las mujeres con ingresos superiores a los ochenta mil dólares[16]. El nacimiento de un bebé para las mujeres con pocos recursos económicos es una fuente adicional de preocupaciones y estrés, lo que es caldo de cultivo de la depresión posparto. Tener una red de apoyo puede ayudar a prevenirla.

Una novela que presenta con toda crudeza el sufrimiento y la incomprensión que rodean la depresión posparto es *No, mamá, no*, de Verity Bargate. Su protagonista, Jodie, cuenta en primera persona la profunda frustración que sintió después de dar a luz a su segundo hijo, Orlando, cuando en realidad deseaba una niña; un malestar que la conduce a la depresión y a la neurosis. «La mañana del día en que debíamos volver a casa, pedí hablar con la enfermera o con un médico [...]. Empecé a balbucear que iban a mandarme a casa con un recién nacido a quien no quería y que no podía hacerme responsable de mis actos y que vivía en un piso alto y que qué ocurriría si tiraba al bebé por la ventana porque no lo quería, no lo quería, no lo quería [...]. Dijo [la doctora] que no debía preocuparme, que yo sabía lo que sentía y con eso ya tenía ganada la mitad de la batalla [...]. Todo se arreglaría porque iba a darme unas pastillas estupendas que me harían sentir mejor», dice Jodie[17].

La depresión posparto es una cuestión incómoda, hasta cierto punto tabú, porque muestra la cara oscura de la maternidad, esa que se opone al ideal de madre feliz y angelical que nos han vendido. Por este motivo, las mujeres que la sufren suelen negarse a pedir ayuda; se avergüenzan y la ocultan porque consideran que esto no es lo que se espera de ellas. Nuestra cultura se ha empeñado en silenciar la vida interior de las mamás, en particular las experiencias negativas o ambivalentes. En consecuencia, las madres acabamos disfrazando la complejidad de la vivencia materna. Así es la «máscara de la maternidad»[18], un proceso individual y colectivo que esconde las dificultades que implica ser madre, que finge que no pasa nada, que tampoco es para tanto o que todo va viento en popa. La máscara silencia la maternidad real en favor de una maternidad mitificada. Nuestra experiencia verdadera, en definitiva, no cuenta demasiado. Ocultar la depresión posparto es una de sus consecuencias más dramáticas.

Esto es algo que recoge bien la novela gráfica *Good Moms Have Scary Thoughts* [Las buenas mamás tienen pensamientos terroríficos], de Karen Kleiman y Molly McIntyre, con ilustraciones de madres que acaban de parir y niegan cómo se sienten. En una de las viñetas, vemos una mujer que le dice a una mamá con un bebé: «¡Estás fantástica!»; a lo que ella le responde «muchas gracias». Pero nosotros podemos leer lo que esta última piensa en realidad: «¿Estás de broma? ¿Que estoy fantástica? Si estoy flácida, nerviosa y deforme. No me he duchado desde hace días. Me mortifica que me vean en público. Intento aparentar que estoy bien, para que así nadie se dé cuenta de lo mal que me siento. ¿Por qué me preocupa tanto cómo estoy? ¿Por qué? ¿Cómo se supone que tiene que sentirse una madre?»[19]. Con estas ilustraciones, las autoras buscan romper el silencio de la depresión posparto, que las madres se reconozcan, vean que no están solas y puedan expresar sus sentimientos.

El sistema de salud pública debería tener como prioridad acabar con la depresión posparto. Sin embargo, se dan pocos pasos en esta dirección. El posparto es el gran olvidado. Yo, como tantas otras mamás, después de parir me apunté a clases de gimnasia hipopresiva, que son muy útiles para recuperar la musculatura abdominal y atenuar problemas de incontinencia urinaria y prolapso de órganos pélvicos. Iba al centro cívico del barrio en el horario de la mañana, y aparte de las madres que hacía relativamente poco habíamos dado a luz, había también mujeres mayores. El suelo pélvico, aquel conjunto de músculos que forman el suelo de la pelvis, es un gran desconocido para las mujeres hasta que tenemos criaturas o nos hacemos mayores y empieza a dar problemas. Un día después de clase, hablando de cómo habíamos llegado hasta allí, varias madres me contaron que después del parto sufrieron problemas de incontinencia urinaria o dolor al reanudar las relaciones sexuales, por lo que habían ido al médico, pero que este les dijo que era lo normal, que ya se les pasaría. Las molestias, sin embargo, no remitieron, y tuvieron que rebuscárselas para salir adelante. Si esto sucede con las consecuencias físicas del embarazo y el parto, que de algún modo son más patentes, imagínense con las psicológicas. La situación es todavía peor.

Los servicios públicos de salud no suelen contar con recursos suficientes para detectar y tratar la depresión posparto. Muchas de las madres que la sufren ni siquiera son diagnosticadas. En España «apenas hay psicólogos en los equipos obstétricos o de neonatología. [...] No tenemos apenas unidades ni programas de psiquiatría perinatal ni existen las llamadas "unidades madre-bebé", donde ingresar de forma conjunta a las madres que requieren un ingreso psiquiátrico en el posparto [y su bebé], a diferencia de lo que ocurre en otros países europeos», explica Ibone Olza[20]. Sin embargo, la detección temprana es fundamental. El nuevo protocolo de seguimiento del embarazo en Cataluña, presentado en 2018, incluye entre sus novedades un cribado sistemático para detectar estados depresivos o de ansiedad en el transcurso del embarazo y el posparto: un paso adelante[21]. También lo es la apertura del primer hospital de día de salud mental para madres con bebés, a principios de 2018, en la Maternitat del Hospital Clínic de Barcelona.

La depresión posparto es precisamente el tema central del clásico relato *El papel pintado amarillo*, escrito por Charlotte

Perkins Gilman en 1890. Una historia que narra la depresión de una mujer casada que acaba de dar a luz, y que es obligada, por prescripción médica, a guardar reposo absoluto. Ante tal recomendación, su marido la lleva a descansar a una casa de campo, donde permanece encerrada en una habitación tapizada con papel amarillo. «Tengo absolutamente prohibido "trabajar" hasta que me recupere. Yo, personalmente, no comparto estas ideas. Yo, personalmente, creo que trabajar en un ambiente amigable, con entusiasmo y haciendo cosas variadas me haría bien. Pero ¿qué se supone que debe hacer una? Pese a su opinión [la del médico], me dediqué a escribir durante una temporada, y, sin embargo, tener que hacerlo a escondidas me agota de tal manera...; pero o me comporto con astucia, o me encontraré con una fuerte oposición», afirma su protagonista[22].

El relato de Gilman está inspirado en su experiencia. Tras el nacimiento de su primera hija, la escritora tuvo una profunda depresión, que arrastró durante tres años. El médico recomendó una cura de reposo, lo que la condenó a la inactividad y al ostracismo, y le desaconsejó todo trabajo intelectual y tarea que no fuese la doméstica. Esto agravó aún más su estado de salud y la condujo al colapso emocional. No fue hasta que decidió saltarse el tratamiento médico y volver a la actividad que empezó a mejorar.

El papel pintado amarillo generó gran escándalo en la época. Un médico llegó a afirmar que no debería haberse escrito porque era peligroso para la salud mental de las pacientes. Aunque, como la propia autora explicaría más tarde, parece que su lectura llevó al especialista que la había atendido a cambiar sus tratamientos. Charlotte Perkins Gilman escribió este relato para ayudar a otras mujeres en su misma situación, alentándolas a desoír los consejos médicos y evitar someterse a curas de reposo que en realidad eran contraproducentes para superar la depresión puerperal.

Tu deber

A lo largo de la historia, la maternidad, como construcción social y cultural, se ha convertido en un destino ineludible para las mujeres. La capacidad biológica femenina para gestar, sometida a los dictados del patriarcado, ha devenido un yugo. Las mujeres hemos desaparecido tras la figura de la madre, en una sociedad que identifica feminidad con maternidad. Aunque la función materna ha cambiado en los distintos periodos históricos y según el lugar, las madres hemos sido siempre, de un modo u otro, sujetos subordinados.

Hay indicios que apuntan a la existencia de sociedades prepatriarcales más igualitarias en un período muy antiguo. Los descubrimientos arqueológicos señalan que se trataría de sociedades prósperas y en paz, con un modo de vida sedentario y enraizado en la tierra. Parece lógico que nuestros antepasados, en la prehistoria, al observar que la vida emergía del cuerpo de las mujeres, se plantearan a partir de esta constatación las preguntas universales acerca del origen del universo, la vida y la muerte. De aquí que las formas más primitivas de representación de poder divino en forma humana hayan sido mayoritariamente femeninas, con deidades con senos y barrigas prominentes que representaban mujeres embarazadas. Una cultura no estratificada, sin jerarquías notables, que fue derrotada por la invasión de pueblos guerreros que impusieron una forma de organización social patriarcal[23].

En la antigua Grecia, la función de la mujer era gestar, parir y criar; la maternidad era un deber y una obligación, y aquellas que no tenían descendencia era condenadas al ostracismo[24]. Las madres, sin embargo, no perdían su rol en la vida pública cuando daban a luz, y podían seguir participando en las ceremonias religiosas, de modo que mantenían un vínculo social más allá del relacionado con su condición materna[25]. Se consideraba que las criaturas eran únicamente engendradas por el marido, quien tenía derecho exclusivo sobre la prole. La dependencia que los hombres tenían de las mujeres para dar continuidad al linaje siempre fue motivo de preocupación, lo cual quedó reflejado en obras y mitos como la tragedia de Eurípides, donde Medea asesina a sus propias criaturas y deja sin descendencia a su esposo Jasón que la había abandonado[26].

En la antigua Roma, el poder del padre era ilimitado. El bebé podía ser aceptado o rechazado por aquel nada más nacer, al margen de la voluntad de la madre, e incluso podía adoptar a otras criaturas fuera del matrimonio, ya fuesen de hermanos o amigos. Si el esposo moría mientras la mujer estaba embarazada, el derecho romano, que instituyó el poder paternal, ungía como legítimo heredero al feto. La mujer dejaba de ser considerada esposa, ni siquiera madre, para ser tratada como mero recipiente: el útero donde residía el bebé antes de nacer[27].

Las mujeres romanas de clase alta delegaban la crianza en esclavas, y no amamantaban a sus criaturas, sino que dejaban la lactancia a cargo de terceras. Los moralistas las acusaban de querer preservar su libertad, la belleza de sus senos; pero es posible que algunas intentaran desvincularse de un bebé cuya supervivencia no estaba garantizada, ya que los índices de mortalidad infantil eran muy elevados. Sufrían también la presión que ejercían los maridos, quienes querían privilegiar su linaje y pensaban que la leche materna, como la sangre, transmitía rasgos hereditarios. En consecuencia, temían por la influencia que pudiesen ejercer la lactancia y el vínculo materno en sus descendientes. Por este motivo, los hijos varones eran apartados a menudo de sus madres[28]. Desde la cuna de la civilización occidental, vemos cómo la maternidad ha sido utilizada como instrumento de control de las mujeres.

De Eva a la Virgen María

La tradición judeocristiana profundizó la supeditación de la mujer al hombre. La figura materna quedó personificada, primero, en la

imagen de Eva y, después, en la de la Virgen María. En el Génesis, la mujer, representada por Eva, es señalada como culpable de
pecar al tomar la fruta prohibida del jardín del Edén y arrastrar
consigo a Adán. «Multiplicaré tus dolores en el parto, y darás a luz
a tus hijos con dolor. Desearás a tu marido, y él te dominará»[29],
fue la condena. Un castigo que perdura hasta la actualidad. Tras
el pecado original, Eva recibió su nombre, que significa «madre de
todos los seres vivos»[30], «aquella que da vida». En otros pasajes
de la Biblia, aparece la figura de la mujer madre que gesta y cuida
el bebé, pero que es incapaz de engendrarlo si no es por voluntad
divina. Es el dios masculino el que fecunda vírgenes, ancianas y
mujeres estériles[31].

El culto a la Virgen María, madre de Jesús, tiene unos funda-
mentos históricos escasos, ya que María apenas fue citada en los
evangelios de Marcos, Mateo, Lucas y Juan. Sin embargo, el afecto
popular desarrolló una mitología exuberante, que se expresó sobre
todo en los llamados evangelios apócrifos, difundidos a finales del
siglo I y en el transcurso del II, dedicados a la vida de María, su
educación, concepción milagrosa, matrimonio y maternidad. La
veneración a María en aquel período sustituyó la adoración anterior a distintas diosas. Ahora se adoraba a una sola mujer, que
era hija, esposa y madre de dios. Su virginidad era un atributo de
virtud, un ejemplo, en la sociedad moralista de la época, y la lactancia, un símbolo no solo de alimento vital, sino de sacrificio y
entrega materna[32]. Este culto a María, y a todo lo que significaba,
puede interpretarse como una muestra de devoción por la maternidad[33].

En el siglo XVI, la Reforma protestante en los países del centro
y el norte de Europa marcó un punto de inflexión en la veneración
a la figura de María, al rechazar su santidad y considerarla una
mujer más, a quien no se debía rendir culto. En el sur de Europa,
en cambio, la Contrarreforma católica, como respuesta a la Refor-

ma protestante, reafirmó los elementos del dogma en torno a la madre de Jesús. Negar su virginidad, por ejemplo, era constitutivo de blasfemia[34]. La Contrarreforma eliminó las imágenes de María embarazada y lactante. El arte debía transmitir solo el dolor y el sufrimiento de Jesús, y toda la iconografía tenía que estar a su servicio, desterrando aquellas imágenes próximas a la carnalidad y la naturaleza[35].

La maternidad en la Edad Media

Las sociedades de la Edad Media, entre los siglos v y xv, eran profundamente estamentales. Se caracterizaban por una estricta jerarquía social y por la omnipresencia de la doble autoridad de la monarquía y la Iglesia[36]. La función y la experiencia materna cambiaban dependiendo del estrato social.

El campesinado, que representaba más del 80 % de la población, necesitaba contar con una descendencia numerosa para asegurarse manos para trabajar la tierra y cuidar de los mayores. La maternidad era una carga pesada para las mujeres del campo, que las hacía envejecer rápido, perder hijos e hijas (la mortalidad infantil era muy elevada) y morir pronto. Las madres amamantaban a sus criaturas hasta el año o más, y la lactancia les era útil como mecanismo anticonceptivo. La campesina trabajaba en el huerto y la granja, contribuyendo a la alimentación familiar. Si tenía excedentes, los vendía en el mercado, disponiendo así de una modesta autonomía económica. Su trabajo era compatible con la crianza, ya que los pequeños podían acompañarla en las tareas. No obstante, las más pobres tenían que desprenderse pronto de sus pequeños, que con tan solo diez años o menos eran enviados a servir como criados[37].

La lactancia mercenaria, que proveía otra madre a un bebé que no era el suyo a cambio de una remuneración, era ejercida por las mujeres campesinas, quienes acogían en sus hogares a los bebés de las clases altas durante la lactancia[38]. Esta práctica contribuyó a estrechar los lazos entre el campo y la ciudad, ya que algunas criaturas llegaban a pasar hasta tres años en casa de las nodrizas. Las amas de cría ejercían una auténtica profesión, así reconocida, y su competencia no era puesta en duda, a pesar de que existían ciertas malas prácticas, como cuando algunas, por un modesto salario, tomaban a su cargo a bebés de los hospicios, a quienes casi no alimentaban[39].

Esta costumbre, sin embargo, no se basaba en un pacto entre mujeres, sino que eran los hombres quienes llegaban a un acuerdo al firmar un contrato por medio del cual el nutricio, el esposo de la nodriza, se comprometía a amamantar y cuidar al descendiente del padre a cambio de una retribución económica. Las mujeres ni aparecían en el contrato, en un signo claro del poder masculino sobre la maternidad y la lactancia. Lo que en principio podía parecer una relación de género era en realidad una relación entre clases sociales[40].

La mujer noble si no era madre o monja no era nada. La maternidad era un peaje obligatorio si quería formar parte de la vida laica. Las damas de clase alta no siempre criaban a sus pequeños, sino que los confiaban a nodrizas, criadas o institutrices, y no acostumbraban a amamantarlos. Esto les permitía tener más descendencia, ya que si daban el pecho las posibilidades de quedar embarazadas de nuevo disminuían, a la vez que se creía que las relaciones sexuales durante la lactancia afectaban negativamente a la calidad de la leche, y por ende al bebé[41]. Los pechos de las aristócratas eran objeto de deleite masculino e, idealizados por el arte, tenían que seguir los cánones marcados por la estética de las nuevas cortes. En consecuencia, eran los senos de las mujeres pobres, convertidos en herramienta de trabajo, los que alimentaban a la prole de la nobleza mediante contratos de lactancia[42].

Las mujeres artesanas trabajaban en la vivienda familiar, donde se encontraba el taller, y podían compatibilizar el trabajo con el cuidado de la prole y otras tareas domésticas. Algo que en los siglos posteriores, con el desarrollo del capitalismo industrial, desapareció[43].

Caza de brujas

En la Edad Media, todo lo relacionado con la maternidad era considerado un asunto de mujeres. La madre, aun estando subordinada jurídicamente, contaba con una cierta autonomía en el ámbito propio. El control masculino, ejercido por el marido y los sacerdotes, permanecía lejos, y eran las mujeres quienes transmitían los saberes y las prácticas vinculados al embarazo, el parto, la lactancia y la crianza. Sin embargo, en el siglo XV, con el inicio de la caza de brujas, que se extendería hasta el siglo XVII, las cosas empezaron a cambiar.

Las comadronas, que hasta entonces habían actuado con total libertad, comenzaron a ser acusadas de magia y brujería, de ser cómplices de infanticidios. Las denuncias se basaban en todo tipo de fantasías misóginas —por ejemplo, que devoraban a los recién nacidos, que dejaban impotentes a los hombres cortándoles el pene, que copulaban con el diablo— formuladas por las autoridades eclesiásticas y seculares que llevaban a cabo las persecuciones. No obstante, los crímenes de los que se las acusaba no eran sino intervenciones médicas para atender el parto, realizar abortos y suministrar anticonceptivos[44]. En realidad, lo que se perseguía era el saber de las mujeres.

El trabajo de las sanadoras, como las parteras, que atendían a la población campesina sin recursos, era considerado una amenaza política, religiosa y sexual. Se buscaba apartarlas de la práctica médica. Por este motivo, la persecución que sufrieron siguió procedimientos bien regulados por ley y ejecutados por el Estado y la Iglesia, tanto católica como protestante. Se trató de una campaña de terror, desencadenada por las clases dominantes, que puso en el punto de mira a muchas mujeres, persiguiéndolas, torturándolas y ejecutándolas por millares durante más de tres siglos.

El control de la capacidad de reproducción de las mujeres, en la medida en que el trabajo asalariado se convirtió en la principal fuente de riqueza, pasó a ser un objetivo en sí. Había que controlar los cuerpos que gestaban y parían aquella mano de obra necesaria. La caza de brujas permitió acabar con la autonomía sexual y reproductiva femenina, pero se quería ir más allá. Por este motivo, se establecieron nuevas formas de vigilancia sobre el embarazo y la maternidad, y se condenó el infanticidio con la pena capital; si el bebé nacía muerto o moría durante el parto, se acusaba y ajusticiaba a la madre[45].

La monarquía y la Iglesia, con el fin de tener a las comadronas bajo control, las obligó a inscribirse en un registro bajo supervisión masculina[46]. Mientras el Estado perseguía a curanderas, sanadoras y parteras, validaba el incipiente trabajo de médicos y cirujanos. La caza de brujas allanó el camino para la profesión médica, que se erigió sobre la destrucción de las redes de apoyo con las que contaban las mujeres, dejándolas en una situación de vulnerabilidad y dependencia respecto a la profesión emergente[47].

Glorificar a la madre

A partir de finales del siglo XVIII, con el fin del Antiguo Régimen y la secularización de la sociedad, la autoridad moral y social de la monarquía y la Iglesia fue perdiendo fuerza. La rígida jerarquía se vio sacudida por la primera industrialización. La concepción tradicional de la maternidad, la infancia y la familia fue puesta en cuestión.

La maternidad adquirió una nueva dimensión más allá de su función reproductora. Se exaltó y glorificó la condición materna, al considerarse que eran las madres quienes tenían que hacerse cargo en exclusiva de las criaturas. La lactancia materna tomó especial relevancia y se rechazó la lactancia mercenaria, la cual pasó a ser considerada antinatural y empezó a entrar en declive con ritmos desiguales en los países occidentales hasta su total desaparición en el siglo xx. La contratación de amas de cría descendió entre las familias aristócratas y de clase media urbana. En cambio, las mujeres trabajadoras en la nueva industria, con jornadas imposibles, siguieron contratándolas, al no tener otra opción para dar de mamar a sus recién nacidos[48].

Ser madre se convirtió en el eje central de la identidad femenina, al margen del origen o la clase social. Los argumentos religiosos, científicos y naturalistas buscaban convencer a las mujeres para que priorizaran la crianza frente a otros aspectos de su vida. Las madres, de este modo, fueron relegadas a la esfera privada, con el objetivo de cuidar de la prole, mientras se las apartaba del ámbito público. Así fue el proceso de «maternalización de la mujer», cuando la condición de madre pasó a ser la única identidad posible, una identidad exclusiva y excluyente[49].

Este proceso se dio en el mundo occidental y sus regiones de influencia entre fines del siglo xviii y principios del xx, en paralelo a una serie de cambios sociales, políticos y económicos que desembocaron en un nuevo modelo de sociedad capitalista industrial. La «maternalización de la mujer» fue el resultado de naturalizar la función materna, individualizar las tareas de cuidado, dejar la crianza solamente en manos de las madres y moralizar las prácticas que les eran propias[50].

La maternalización no implicaba únicamente que las mujeres podían ser madres, algo obvio, sino que «solo debían ser madres»[51]; así lo determinaba la naturaleza femenina. El ocio, la educación, el placer, el empleo, la militancia... cualquier otra actividad era percibida como una amenaza para la reproducción, y en consecuencia para todo lo que se creía que derivaba de ella: la familia, la sociedad, el Estado. La mujer ya no solo alumbraba criaturas, sino ciudadanos y patriotas. Su responsabilidad —parir y criar— iba más allá de lo biológico: consistía ahora de una función social, sometida al control masculino.

La obra *Emilio, o De la educación*, escrita en 1762 por Jean-Jacques Rousseau[52], uno de los teóricos de las relaciones maternofiliales más influyentes de la Ilustración, tuvo gran predicamento en este periodo, en particular entre ciertos grupos de la burguesía y la aristocracia, y sentó las bases del ideal de familia burguesa, elogiando el vínculo conyugal —profundamente desigual—, glorificando la maternidad, ensalzando la inocencia infantil y alabando el vínculo afectivo entre la madre y el bebé, y la lactancia materna[53]. Si hasta ese momento la familia se había fundado en el linaje, y la mujer era considerada más hija que madre, a partir de la obra de Rousseau, la figura de «esposa-madre» adquirió un papel central, y la maternidad se convirtió en fuente de respeto y de derechos, aunque estos no iban más allá de los vinculados con la crianza y la alimentación de la prole. El padre era el responsable de la educación de las criaturas, el encargado de transmitir los valores, en consonancia con los principios sociales de la época[54]. Los escritos de Jean-Jacques Rousseau enfatizaron la subordinación de las mujeres a sus maridos.

Su coetánea Mary Wollstonecraft, autora de *Vindicación de los derechos de la mujer*, obra fundacional del feminismo, escrita en 1792, en la que defendía la igualdad entre los sexos, la independencia económica de las mujeres y la necesidad de su participación política, no tuvo la misma acogida. Wollstonecraft, desde una perspectiva ilustrada, que daba especial relevancia a la naturaleza y a la razón, ensalzaba los cuidados que las madres dedicaban a sus criaturas pero consideraba que estos no tenían que ser impuestos, sino resultado de su toma de conciencia para ejercer una responsabilidad cívica. Las mujeres y las madres, para Wollstonecraft, tenían derecho a la educación y a participar en las decisiones políticas. «Para ser una buena madre, la mujer ha de tener juicio y esa independencia mental que pocas de las que han sido educadas para depender por completo de sus maridos poseen», sentenciaba[55].

Con la Revolución francesa, muchísimas mujeres salieron a la calle y participaron en manifestaciones y debates públicos. La maternidad sirvió, en una primera etapa de la Revolución, para justificar la promoción política del sexo femenino[56]. Las mujeres eran, en definitiva, las madres de las generaciones futuras. Incluso «el imaginario revolucionario —escribía la historiadora Yvonne Knibiehler— reemplazó la efigie del rey [...] por la de las poderosas figuras femeninas: Libertad, Nación, República, nodrizas generosas, que ofrecían sus senos»[57]. La maternidad alcanzó un rango político simbólico, y muchas mujeres y madres descubrieron su dimensión política. Sin embargo, pocos años después, con el gobierno de la Convención, el mismo argumento fue utilizado para excluirlas de la vida pública al prohibir las sociedades de mujeres, impedirles la entrada en asambleas y perseguir y condenar con la guillotina y el exilio a aquellas cuyo papel político fue más activo.

En la *Declaración de los derechos del hombre y del ciudadano*, uno de los textos fundamentales de la Revolución francesa, las mujeres ya no vieron reconocidos sus derechos. La escritora Olympe de Gouges redactó a modo de réplica la *Declaración de los derechos de la mujer y de la ciudadana*, donde reclamaba que la mujer, como el hombre, «tiene el derecho a ser llevada al cadalso y, del mismo modo, el derecho a subir a la tribuna»[58]. Eso mismo le sucedió. Olympe de Gouges murió guillotinada en 1793, en la llamada plaza de la Revolución en París.

La Ilustración y la Revolución francesa propiciaron la emergencia de un primer feminismo, cuando las mujeres constataron que las consignas de igualdad, libertad y fraternidad de la época no las incluían. Las feministas del siglo XVIII, como Mary Wollstonecraft y Olympe de Gouges, vindicaron acceso a la educación, al trabajo, al voto y a derechos matrimoniales y sobre sus descendientes[59].

El ideal de familia e infancia

Los ideales en torno a la infancia y la familia fueron cambiando al mismo tiempo que el de maternidad. La infancia adquirió un carácter inocente y bondadoso, y pasó a ser considerada una etapa primordial del ser humano, en contraste con el periodo anterior, cuando primaba su función productiva como mano de obra. Esto enalteció el rol cuidador materno[60]. Una nueva percepción de la niñez emergió, en especial entre las clases pudientes, a raíz de la obra de Jean-Jacques Rousseau. La revalorización de la infancia fue un aspecto central de la ideología patriarcal moderna sobre la maternidad[61].

Con la aparición de la familia urbana burguesa, el núcleo familiar se vio reducido a los cónyuges y sus descendientes. A raíz del ascenso del capitalismo, se fue consolidando un sistema de familia nuclear, donde la maternidad giraba en torno al cuidado de la prole, que, de manera contradictoria, dio lugar a la idealización y a la degradación de las funciones de las mujeres[62]. Este es un modelo de organización familiar y crianza que, aunque pueda sorprendernos, ha sido excepcional en términos históricos[63]. Mientras, las familias en el mundo rural o aquellas de origen trabajador se mantenían extensas, con una amplia red familiar y vecinal de apoyo mutuo[64].

Otro factor que contribuyó a idealizar la figura de la madre fue el interés de los Estados por aumentar la natalidad y combatir las altas tasas de mortalidad infantil. Las epidemias y las guerras en el siglo XVII condujeron a un lento pero sostenido descenso de la población. En Francia, en esta época, un 25 % de los bebés moría antes de cumplir un año, y otro 25 % lo hacía antes de los diez[65]. Los argumentos natalistas en el siglo XVIII fueron la respuesta a la crisis demográfica, ya que el declive poblacional era percibido como un elemento de debilidad del poder del Estado; una preocupación que se extendió desde el Imperio napoleónico (1799–1815) hasta bien entrado el siglo xx. Si los hombres contribuían a la nación con el servicio militar, las mujeres lo hacían a través de la maternidad[66].

Madre abnegada versus madre consumida

Las mujeres burguesas y de clase media, quienes disponían de más tiempo libre, fueron las que primero asumieron el ideal de esposa y madre abnegada como una manera de reafirmar su rol. Sin embargo, las mujeres trabajadoras y campesinas, de clase social baja, que prácticamente carecían del tiempo para dedicarle a la prole, o bien aquellas que imitaban o aspiraban a la aristocracia, con intereses sociales y culturales, fueron menos proclives a dicha ideología maternal[67]. La incipiente incorporación de la mujer al mercado laboral, con la industrialización de finales del siglo xix y principios del xx, que implicaba jornadas laborales extenuantes de hasta catorce horas diarias, dio lugar a un nuevo tipo de madre, agotada y consumida, incapaz de asumir las tareas maternas, con muchas criaturas, pero débiles y enfermizas.

La novela *La jungla* de Upton Sinclair, escrita en 1906, lo retrataba a la perfección en el personaje de Ona Lukoszaite, joven madre trabajadora en los infames mataderos de Chicago de principios del siglo xx: «Según el consejo del médico, debía quedarse quieta en casa y amamantar a su hijo en beneficio de la salud de ambos; pero a eso se anteponía la necesidad de trabajar dejando que Teta Elzbieta cuidase del niño y que lo alimentara con el veneno blanco azulado que llamaban leche en la tienda de la esquina. Así pues, Ona, con motivo de su parto, solo perdió una semana de salario [...]. Pero a costa de su salud, pues pronto contraería una de esas innumerables afecciones que las mujeres agrupan bajo el nombre de 'enfermedades de la matriz', de la que nunca, en el resto de su vida, lograría recuperarse»[68].

Las altas tasas de mortalidad infantil de la época, así como las condiciones infrahumanas que soportaban estas madres, fueron percibidas como una amenaza a la maternidad y a la familia. Las luchas populares, en particular las de las mujeres, lograron una primera victoria en la Alemania de Bismarck, en 1878: un permiso de maternidad de tres semanas de descanso tras el parto. Y en 1883, en el mismo país, una ley que otorgaba una ayuda económica a las madres. Otros Estados europeos aprobaron permisos y apoyos semejantes en los años siguientes. Sin embargo, estas medidas a menudo fueron incumplidas[69]. Los primeros jardines infantiles en el continente abrieron sus puertas a principios del siglo xix, impulsados por varones —quienes tenían el poder y el dinero—, aunque las mujeres mecenas rápidamente se movilizaron a favor al considerar estas iniciativas una obra de amor maternal[70].

Sufragistas y socialistas

Las luchas de la primera ola feminista[71], desde finales del siglo xix hasta mitad del xx, fueron las responsables de conseguir importantes avances en prestaciones y subsidios por maternidad y familia en Europa occidental. Las feministas de la época vieron con buenos ojos la intervención del Estado en la educación y la crianza, porque a pesar de que les restaba autonomía a las mujeres convertía estas cuestiones en un asunto público[72]. Ante los desgarros sociales provocados por el capitalismo industrial en formación, la reacción del feminismo de entonces fue la de revalorizar la maternidad y contraponer los valores maternales de lo colectivo a la lógica individualista del capitalismo. Su lucha se centró en reivindicar respeto y más derechos para las madres[73].

Las sufragistas reclamaron derechos sociales y políticos en igualdad de condiciones que los hombres (acceso al voto, a la educación, a la propiedad...) y exigieron el fin de toda una serie de leyes discriminatorias hacia el sexo femenino[74]. Sus demandas se inspiraron en la agenda política que había surgido años antes, en 1848, en el encuentro feminista de Seneca Falls, en un pequeño pueblo del estado de Nueva York[75]. Una lucha que impactó en la vida cotidiana de muchas de estas mujeres. «Compartíamos con júbilo una vida que nunca antes habíamos conocido. La mayoría de mis compañeras de lucha eran esposas y madres, y ocurrieron cosas insólitas en su vida doméstica. Los esposos llegaban a casa por la noche con una nueva ansiedad. Los hijos cambiaron rápidamente su actitud de condescendencia afectuosa hacia la "pobre y querida mamá" por una de admirado asombro. Al disiparse la humareda de amor maternal, ya que la madre estaba demasiado ocupada para poder preocuparse por ellos más que de vez en cuando, los hijos descubrieron que les era simpática, que era una mujer estupenda, que tenía agallas», escribió la novelista Ida Alexa Ross Wylie a partir de su experiencia en el movimiento sufragista inglés[76].

El feminismo socialista dio un paso más allá, y defendió un cambio político y social, el cual debía lograr las tan ansiadas justicia e igualdad entre sexos. Su precursora, la escritora y pensadora Flora Tristán, que oscilaba entre el feminismo ilustrado y el socialista, defendía que la igualdad se alcanzaría a partir de la autoemancipación de la clase obrera. En su obra *La Unión Obrera*, escrita en 1843, instaba a los trabajadores hombres, reacios a que las mujeres abandonaran el hogar, a hacer suya la lucha por la igualdad, en particular en el ámbito laboral y educativo, en beneficio de todos[77].

Tristán aspiraba a mejorar las condiciones de vida de las madres de la época a partir de otro modelo de familia y maternidad, en el marco de una sociedad nueva. Entre sus objetivos estaba cambiar leyes tan injustas como la que daba preeminencia a los varones en la custodia de las criaturas si la pareja se separaba, o poner fin a la desigualdad legal y hereditaria entre descendientes legítimos e ilegítimos.

Para Flora Tristán, el abandono de las criaturas y el infanticidio eran consecuencia de las desigualdades económicas, sociales y jurídicas entre sexos. «Como las mujeres están excluidas de todas las profesiones, cuando sus hijos no tienen un padre que los mantenga, sus únicos recursos son el infanticidio, el robo o la prostitución», señalaba[78]. No era de extrañar que muchas abandonaran a sus pequeños, ya que las madres solteras quedaban estigmatizadas de por vida como impúdicas, y les resultaba muy difícil salir adelante por sí mismas[79].

Las bases para un auténtico movimiento socialista feminista fueron establecidas por la activista política alemana Clara Zetkin, para quien los problemas de la mujer trabajadora no derivaban de la relación con sus maridos o con los hombres de su misma clase, los obreros, sino de la explotación económica capitalista. Para los comunistas, como expuso Zetkin en su escrito sobre Lenin y la cuestión femenina, la maternidad no tenía que plantearse como una tarea individual sino social, acabando con el ideal de familia pequeñoburguesa[80].

Para Zetkin, la maternidad proporcionaba a las mujeres valores éticos útiles, y defendía la necesidad de tener una política activa para incorporarlas a la lucha por el socialismo, teniendo en cuenta sus necesidades particulares. «Innumerables esposas y madres no pueden asistir a nuestras asambleas, y la tarea de la agitación socialista entre las mujeres no puede ser la de alejar a la mujer proletaria de sus deberes de madre y esposa; por el contrario, la agitación debe procurar que puedan asumir su misión mucho mejor de lo que lo han hecho hasta ahora, y ello en interés de la emancipación del proletariado», afirmaba[81].

Alexandra Kolontái, dirigente bolchevique de la Revolución

rusa, fue quien mejor articuló la relación entre feminismo y marxismo. Para Kolontái, el proceso revolucionario, con la consiguiente abolición de la propiedad privada y la incorporación de la mujer al mercado de trabajo, no tenía por qué implicar la emancipación del sexo femenino. Las mujeres necesitaban la revolución de la vida cotidiana, de las costumbres y de la relación entre los sexos. Una revolución que, en sus palabras, encarnaba «la mujer nueva»: esa mujer con independencia económica, pero también sentimental y psicológica. Kolontái, gran defensora del feminismo dentro del partido y muy crítica con el feminismo burgués, defendió para las mujeres el amor libre, la igualdad salarial, el derecho al aborto y la socialización del trabajo doméstico y el cuidado de las criaturas. Sus propuestas a menudo chocaron con la hostilidad de sus compañeros de filas, que negaban la necesidad de una lucha específica por la emancipación femenina[82].

La protección de la maternidad —independientemente de si la madre estaba casada o no— y la infancia fueron otras de sus prioridades. Si el Estado necesita criaturas, sostenía Kolontái, debe cuidarlas al poner en marcha instituciones sociales, como salas de lactantes y jardines infantiles. «La maternidad no es ya un asunto privado [...], sino una función social y adicional importante de la mujer», sentenciaba[83].

La maternidad tenía que ser compatible con la incorporación de la mujer en el trabajo asalariado, lo que implicaba socializar las tareas reproductivas. «Si queremos hacer posible que las mujeres colaboren en la producción, la colectividad debe liberarlas de toda la carga de la maternidad, porque, de otra manera, la sociedad explota la función natural de las mujeres. El trabajo y la maternidad se podrán combinar cuando la educación de los niños no sea ya una tarea privada de la familia, sino una misión social del Estado»[84], afirmaba. Por ello, Kolontái defendió medidas como los permisos por maternidad, jardines infantiles y asistencia médica para embarazadas y madres[85].

Tanto el feminismo sufragista como el feminismo socialista coincidieron en no cuestionar el papel de las mujeres como madres. Al contrario, la maternidad era considerada una tarea central para la reproducción social, y en cuanto tal era utilizada como argumento para reivindicar una serie de derechos para las mujeres, como el sufragio universal, el acceso a las actividades políticas y leyes protectoras del embarazo y la crianza.

La figura del experto

A finales del siglo xix, el poder médico se expandió. La ginecología, la obstetricia y la pediatría se convirtieron en disciplinas ejercidas por hombres, a las que las mujeres difícilmente tenían acceso. La atención al parto se desplazó paulatinamente del hogar al hospital. Las comadronas tuvieron que abandonar su oficio por cuenta propia, y pasaron a ocupar una posición subalterna a los médicos en los centros hospitalarios, con lo que se perdió una de las formas más antiguas de solidaridad femenina[86]. Estos cambios contribuyeron a la medicalización de la reproducción de la vida. El cuerpo de las mujeres pasó de estar históricamente subordinado a criterios religiosos a ser controlado por el saber técnico-médico-mercantil[87].

La pediatría, a finales del siglo xix, se convirtió en una especialidad médica y la puericultura en una especialidad paramédica. Nacía la figura del experto. Aparecieron revistas, guías y catecismos sobre puericultura moderna, que tenían como finalidad instruir a las madres acerca de cómo dormir al bebé, alimentarlo, bañarlo, darle el biberón[88]. Aunque en muchos países hubo un incipiente movimiento de madres, fueron los hombres, en su rol de especialistas, quienes acabaron monopolizando la organización de las prácticas de crianza, y se produjo una profesionalización de la maternidad[89].

La tarea de formar a las madres, durante mucho tiempo reticentes a los consejos de los profesionales de la salud, se había puesto en marcha. Los médicos de familia trataban a las mujeres con condescendencia, al considerar que el conocimiento femenino era prescindible frente el saber erudito que ellos ostentaban. Sin embargo, como señalaban Barbara Ehrenreich y Deirdre English en *Por tu propio bien*, «en demasiadas ocasiones, las teorías de los expertos eran globalmente acientíficas, mientras que el saber tradicional de las mujeres se basaba en siglos de observación y experiencia. [...] La ascensión de los expertos no fue el triunfo inevitable de la razón sobre el error, del hecho sobre el mito; empezó con una amarga lucha que enfrentó a mujeres contra hombres»[90]. En el fondo, lo que se dio fue una pugna por el derecho a sanar.

Al final, la autoridad médica se impuso. Lo cuenta la escritora Doris Lessing en su autobiografía: «En aquellos tiempos [en la Sudáfrica de los años cuarenta], no te atrevías a decir que tu bebé se había "empezado a mover" mucho antes de los oficiales tres meses y medio [...]. De nada servía decir que el niño conocía tu voz en cuanto nacía [...]. Ante tales afirmaciones los médicos decían, perdonándote la vida, que eran imaginaciones tuyas, las mujeres imaginaban cosas, no debías dejarte llevar por tus fantasías. Hoy la ciencia ha dado la razón a estas historias de madrazas. ¿Pero han dejado los médicos de perdonar la vida a las jóvenes? Lo dudo. ¿Ha dicho algún médico a una mujer [...]: "Lo siento, me equivocaba, siempre estuviste en lo cierto"?»[91].

Los expertos entraron en nuestros hogares. La pequeña biblioteca de mis abuelos maternos era un ejemplo. Entre los libros que allí había, se podían encontrar algunos sobre sexualidad en pareja. Cuando mi abuela, ya viuda, tuvo que abandonar su casa después de las presiones de los propietarios del inmueble porque pagaba una renta antigua, y vaciamos la vivienda, me quedé con uno de esos ejemplares. El título me había llamado la atención: *La higiene sexual en el matrimonio*, editado en 1935. Lo conservo, con ese olor a viejo de los libros antiguos y sus páginas amarillentas, y le tengo mucho cariño por ser de quien era, a pesar del carácter retrógrado de los consejos del doctor Jaff, el autor de la obra; muy acordes, por cierto, con los dictados de la época. Muchas de sus recomendaciones no tienen desperdicio. Aquí va una: «La posición horizontal, es decir, aquella en que el hombre se sitúa delicadamente sobre la mujer, es la actitud íntima de la especie humana, la más natural e instintiva para la unión de los dos sexos. No es menos frecuente que una vez se han saciado los deseos en tal posición, se recurra a posiciones menos humanas. Estas posiciones casi siempre son molestas y siempre nocivas a la fecundación»[92]. Así es como el experto instruía a mujeres y hombres, en este caso, en unos hábitos sexuales moralmente aceptables. Otros títulos de la colección eran *Arte de conservar el amor sexual en el matrimonio* y *Arte de ser madre*, todos firmados por doctores, hombres. Estos últimos faltaban en la biblioteca de mi abuela, pero no me quiero ni imaginar sus consejos. Cuando la Iglesia ya no tuvo la capacidad ni la influencia para dictar unos hábitos de conducta «decentes», fueron los expertos quienes tomaron el relevo.

El ascenso de la figura del experto a partir de finales del siglo XIX dio lugar a lo que se ha dado en llamar una «maternidad científica»[93], según la cual la buena madre era aquella que seguía al pie de la letra los consejos de los especialistas. Una multitud de libros y revistas sobre crianza empezaron a ser publicados, sustituyendo en parte la transmisión de saberes entre las mujeres de la comunidad. Una tendencia que fue en aumento a lo largo del siglo XX. En los Estados Unidos, por ejemplo, si a principios de los años setenta se publicaban anualmente entre cuatro y cinco libros de maternidad, a finales de los ochenta la cifra ya llegaba a los cuarenta y a mediados de los noventa se editaban más de sesenta[94]. Muchos de ellos compartían una mirada condescendiente de la embarazada.

Lo constata Carme Riera en *Tiempo de espera*, el diario que escribió mientras estaba embarazada de su hija: «Compro un montón de libros sobre embarazos y embarazadas. Todo lo que encuentro. Me dispongo a nutrirme de bibliografía *ad hoc*. [...] Ahora, después de dos horas de leer, me doy cuenta de que todo lo que he podido conseguir no es sino una especie de guías para futuras madres, sospechosas de ser un poco zoquetas o ir sobrantes de inocencia. O tal vez no. Tal vez solo son como la mayoría de los divulgadores científicos que las han escrito. Me molesta el tono paternalista y al mismo tiempo ufano que suelen emplear»[95].

Las recomendaciones de los profesionales de la salud han cambiado a lo largo del tiempo, hasta el punto de llegar a contradecirse entre sí, y lo que antes era lo mejor, como dar el biberón, ahora puede considerarse la última de las opciones. De hecho, «si la crianza de los pequeños es una ciencia, se trata de una que cambia con extraordinaria rapidez»[96]. Seguir el consejo de algunos profesionales puede llevarnos a prácticas equivocadas, como consecuencia de una mirada patológica sobre el embarazo y el parto; pero otros profesionales, en cambio, pueden hacernos sugerencias valiosas, como practicar el «piel con piel» después del parto o dar de mamar desde el nacimiento. El problema con los expertos radica en seguir sus consejos acríticamente, sin tener en cuenta que sus recomendaciones pueden estar condicionadas por intereses económicos o por una perspectiva patriarcal de la salud y la sociedad.

4

Odio y amor a la madre

Contra la santísima maternidad

Tras la Segunda Guerra Mundial, a partir de 1945, en el mundo occidental la glorificación de la maternidad y la consagración de un modelo de familia nuclear, en el marco de una sociedad con una moral sexual conservadora. La segunda ola feminista de los años sesenta y setenta, al calor de los movimientos sociales y políticos de la época, se rebeló, como era necesario, contra ello. En su diana colocó el ideal de la santísima maternidad y el modelo de familia patriarcal, reivindicando una sexualidad al margen de la reproducción y el derecho de las mujeres a decidir sobre su cuerpo, alcanzando importantes avances en materia de contracepción y derecho al aborto, así como cambios socioculturales significativos.

Sin embargo, esta rebelión terminó produciendo una relación tensa, mal resuelta, con la maternidad, llegando incluso a negar el hecho mismo de ser madre y cayendo, en algunos ámbitos, en un cierto discurso antirreproductivo. Esto no debería sorprendernos. La maternidad ha sido utilizada por el patriarcado y por el capitalismo como un instrumento de supeditación y control de las mujeres para relegarnos al ámbito doméstico, privado e invisible. La maternidad, como obligación, ha significado un freno a las aspiraciones femeninas; un obstáculo para la igualdad y la autonomía[1]. Los hombres, en cambio, aparecían como libres de responsabilidades de cuidados, sin ataduras, con la posibilidad de intervenir en la vida pública. La liberación de la mujer pasaba por salir del hogar, dejar de lado la crianza y entrar en el mundo laboral. Se creía que con la obtención de la independencia económica, el problema de la maternidad desaparecería[2], rehusando acometer una reflexión más profunda al respecto. Los dilemas y las contradicciones de la maternidad enzarzaron al feminismo.

Simone de Beauvoir fue una de las principales referentes y precursoras de esta segunda ola, y su obra *El segundo sexo*, escrita en 1949, marcaría a toda una generación de feministas. «No se nace mujer: se llega a serlo» fue una de sus frases más célebres, en la que señalaba que el género es una construcción social. «Ningún destino biológico, psíquico, económico define la imagen que reviste en el seno de la sociedad la hembra humana; el conjunto de la civilización elabora este producto intermedio entre el macho y el castrado que se suele calificar de femenino», asevera De Beauvoir[3]. Las mujeres, afirmaba, son consideradas «los Otros», los inferiores, nunca visibilizadas como un ser completo, sino construidas como alteridad a partir de los hombres. Su obra habla abiertamente de la menstruación, el aborto y el divorcio, y marcó un antes y un después en el pensamiento feminista.

De Beauvoir reflexionó acerca de cómo las mujeres vivían de manera muy distinta la maternidad, el parto, la lactancia y la crianza. Ser madre constataba la compleja relación de la mujer con la naturaleza y su biología. La mujer se vuelve prisionera, señalaba, de un cuerpo que menstrúa, procrea, se embaraza y pare; un cuerpo que, en definitiva, la condiciona, mientras que el hombre queda libre de este destino, ya que sus atributos genitales no obstaculizan su experiencia individual.

El malestar físico en la gestación, los vómitos y las náuseas, eran, según De Beauvoir, un síntoma de cómo la mujer se rebelaba contra las leyes de la naturaleza. Lo hacía, afirmaba, avergonzada de querer expulsar a «un feto que la invade», pero a la vez deseosa de retenerlo por la «promesa de dicha» que portaba. «El embarazo es sobre todo un drama que se desarrolla en la mujer entre ella misma y ella misma; lo vive a un tiempo como un enriquecimiento y una mutilación; el feto es una parte de su cuerpo y es un parásito que la explota; lo posee y es poseída por él»[4]. Con estas reflexiones, De Beauvoir nos muestra una maternidad contradictoria ante la falacia de la maternidad perfecta y en equilibrio del patriarcado.

De Beauvoir analizó los vínculos entre la maternidad y el modelo de familia patriarcal remarcando que la relación de las madres con su prole estaba condicionada por la dependencia económica que tenían de sus maridos. Las dificultades que experimentaban las mujeres con la maternidad y para hacerla compatible con la vida pública eran fruto de la estructura social. Sin embargo, «en una sociedad adecuadamente organizada, que se hiciera cargo en gran medida del niño, en la que se cuidara y ayudara a la madre, la maternidad no sería totalmente irreconciliable con el trabajo femenino», concluía[5].

Varias han sido las interpretaciones que se han hecho de su obra. Algunas autoras han apuntado al carácter misógino del análisis beauvoriano de la maternidad, su fuerte determinismo biológico, así como una aceptación acrítica de valores y puntos de vista tradicionales masculinos. Otras han argumentado, en cambio, que no se trata de una inocente atribución de neutralidad a los hechos biológicos, sino de una estrategia discursiva para subvertir este relato, denunciando la maternidad forzosa, social y culturalmente impuesta[6]. Al margen de las interpretaciones de su obra, el discurso de De Beauvoir ha tenido una influencia primordial en el movimiento feminista y en sus reflexiones sobre la maternidad.

Otro de los textos de cabecera para las feministas de la segunda ola fue *La mística de la feminidad* de Betty Friedan, publicado en

1963, donde esta se preguntaba qué había sucedido con todas esas mujeres estadounidenses que tras la Segunda Guerra Mundial habían vuelto al hogar, qué mensajes las habían llevado a renunciar a sus carreras profesionales y a dedicarse en exclusiva a la familia y la crianza, en un hogar que se presentaba como confortable. La respuesta se encontraba, según Friedan, en esa «mística de la feminidad» que les habían vendido y que las identificaba de forma exclusiva como madres y esposas, siempre serviciales, sacrificadas, sexualmente pasivas y dependientes económicamente de su marido. Esto daba lugar, en sus palabras, a ese «problema que no tenía nombre», a un malestar y a una insatisfacción constantes. Su obra fue la reacción al hecho de que, en los Estados Unidos, los años cincuenta dejaron a una legión de amas de casa de clase media encerradas en casa, frustradas y amargadas[7]. Muchas encontraron en este libro, que rápidamente se convirtió allí en un *bestseller*, una expresión de su propia angustia.

Betty Friedan apelaba a la emancipación y autonomía femeninas, siguiendo la estela de Simone de Beauvoir. Como feminista liberal, reivindicaba el derecho de madres y esposas a competir en el mercado de trabajo en igualdad de condiciones que los hombres, sin renunciar por ello a la maternidad y al matrimonio, y exigía permisos para el embarazo y el parto y jardines de infancia con personal preparado[8]. El gran límite de su obra fue su sesgo étnico y de clase, puesto que se centraba solo en la vida de las mujeres estadounidenses blancas, de clase media y con estudios, pasando por alto la situación de las mujeres trabajadoras y las afroamericanas[9]. De hecho, la clase y la raza han sido las grandes ausentes en la reflexión feminista sobre la maternidad[10].

Las mujeres afroamericanas de la generación de Betty Friedan no eran amas de casa recluidas en el hogar. La gran mayoría trabajaba largas jornadas en empleos precarios, y contaba con redes comunitarias y vecinales extensas en las que apoyarse[11]. Su problema no era la maternidad, sino el racismo, la pobreza y la precariedad laboral[12]. El feminismo negro, como resultado de una vivencia subjetiva distinta, tuvo una visión más matizada de la experiencia maternal, en la que la figura de la madre como luchadora de la comunidad y de la familia siempre estuvo presente[13].

Si Simone de Beauvoir y Betty Friedan fueron precursoras de un movimiento feminista sobre el cual tendrían una importante ascendencia, autoras como Kate Millett y Shulamith Firestone, alineadas en el llamado feminismo radical de los años setenta, escribirían sus obras en consonancia con unos tiempos donde la maternidad se identificaba como un inmenso yugo para las mujeres. Y, en algunas de sus tesis, tal vez se les fue la mano; en particular, las formulaciones de Firestone en *La dialéctica del sexo*, donde abogaba por dejar la gestación en manos de la tecnología, en el marco de un sistema social alternativo, que la autora conceptualizó como «socialismo cibernético». «La reproducción de la especie a través de uno de los sexos en beneficio de ambos sería sustituida por la reproducción artificial [...]. Se destruiría así la tiranía de la familia biológica», escribía. Su propósito era poner fin al embarazo, que juzgaba «bárbaro», así como a «la deformación temporal del cuerpo del individuo [de la mujer] en beneficio de la especie»[14]. Acabar con la maternidad biológica, responsable de la opresión de las mujeres. Unas tesis que hay que enmarcar en el contexto en el que fueron formuladas.

Las ideas de Firestone se encuentran desarrolladas en la novela *Woman on the Edge of Time* [Mujer al borde del tiempo] de Marge Piercy. Una obra que presentaba una sociedad futura igualitaria, Mattapoisett, en la que el sexo masculino y el femenino han desaparecido, la maternidad biológica ha sido reemplazada por un sistema de reproducción artificial y la familia nuclear se ha sustituido por un modelo de crianza comunal[15]. Marge Piercy ofrecía una visión optimista de la tecnología, descrita unilateralmente como liberadora; una percepción que durante mucho tiempo fue mayoritaria en la izquierda. Sin embargo la tecnología *per se* no es ni liberadora ni opresora, sino que está condicionada por las relaciones de poder que imperan en una sociedad. La tecnología aplicada a la reproducción humana, de hecho, puede ser utilizada para desposeer a las mujeres, privándonos del control sobre nuestro cuerpo, y liberando a los hombres de su dependencia respecto a nosotras. Algo que ya está empezando a suceder. O, si no, ¿qué son los vientres de alquiler?

Al margen de este enfoque tan crítico, había en este periodo otros sectores que reivindicaban el carácter positivo de la experiencia maternal, en particular en los Estados Unidos. Se trataba de movimientos contraculturales, ecologistas, naturalistas, entre otros, que defendían el parto natural, la lactancia materna, la crianza respetuosa, y que se mostraban muy críticos con la medicalización del embarazo y el alumbramiento[16].

La experiencia materna

A partir de mediados de los años setenta, el feminismo se enfrentó con el reto de pensar la maternidad en positivo. Una vez rechazada la maternidad como destino, algunas intelectuales y activistas intentaron reflexionar sobre ella en otra clave. El desafío consistía en ir más allá de una simple negación de la maternidad, de desplazar la carga de la crianza hacia el Estado o de externalizar la reproducción.

Las tesis de Adrienne Rich, recogidas en *Nacemos de mujer* en 1976, permitieron a las feministas reconciliarse con la maternidad. Su principal aportación fue distinguir entre la institución maternal impuesta por el patriarcado, que genera sumisión, y la relación potencial de las mujeres con la experiencia materna, y establecer una clara distinción entre los perjuicios de la primera y las virtudes de la segunda. Para la autora, no se trataba de impugnar la maternidad, sino el sentido en que la definía, la imponía y la restringía el patriarcado, que había «domesticado la idea del poder maternal». El objetivo era acabar con «la institución maternal», situando las maternidades fuera de la esfera patriarcal; esto no significaba «abolir la maternidad», sino «propiciar la creación y el mantenimiento de la vida en el mismo terreno de la decisión, la lucha, la sorpresa, la imaginación y la inteligencia consciente, como cualquier otra dificultad, pero como tarea libremente elegida»[17]. A diferencia de otras feministas, que identificaban la capacidad reproductora del cuerpo femenino con un lastre para la emancipación, Rich reivindicaba el cuerpo de la mujer «como un recurso, en vez de un destino»[18]. La autonomía de la mujer pasaba por defender y resaltar sus potencialidades sexuales, reproductoras y maternales, en oposición a la maternidad forzada.

El mismo año en que Adrienne Rich publicaba *Nacemos de mujer*, Dorothy Dinnerstein hacía lo propio con *The Mermaid and the Minotaur* [La sirena y el minotauro], otra influyente contribución a la teoría feminista. En esta obra, la autora analiza cómo, si bien el confinamiento de la mujer en la esfera privada para dedicarse al cuidado de los menores había devaluado su rol, su capacidad para dar a luz y la instrucción que les daba la convertían, al mismo tiempo, en una amenaza para la sociedad patriarcal. Dinnerstein defendía el reparto igualitario del trabajo de cuidados entre hombres y mujeres desde la infancia temprana, y consideraba que la implicación masculina en la crianza permitiría acabar con el modelo de masculinidad patriarcal[19].

En 1978, Nancy Chodorow publicó *El ejercicio de la maternidad*, donde reivindicaba la equiparación de la figura materna y la paterna, y la repartición igualitaria del trabajo de cuidados[20]. Unas prácticas que debían sentar las bases para un nuevo modelo de familia. Tanto Dinnerstein como Chodorow pensaban que la maternidad era compatible con acabar con la desigualdad entre los sexos dentro de la familia, pero la visión que sostenían venía muy determinada por su condición de clase media y por una mirada productivista, centrada en el empleo.

Otra de las obras de referencia de estos años fue *Maternal Thinking* [Pensamiento maternal] de Sara Ruddick, donde la autora desarrollaba el concepto de «pensamiento maternal» y «práctica maternal» en un intento de revalorizar la maternidad y el cuidado sin recurrir a argumentos biológicos o esencialistas[21]. Su trabajo permitía entender la maternidad de manera relacional a partir del estudio de la interacción entre madres y criaturas. Ruddick presentó el «pensamiento maternal» como algo complejo, rechazando las tesis que sostenían que las funciones maternas eran instintivas y automáticas, y señaló que la maternidad era una práctica que podía ser desarrollada tanto por mujeres como hombres. La autora defendía que la ética del cuidado y los valores de la maternidad podían servir para fundar una política pacifista, ya que los principios cooperativos en los que se basa la actividad materna son antagónicos al individualismo imperante en el patriarcado. De este modo, apostaba por la generalización del trabajo de las madres y sus valores al conjunto de la sociedad. Si bien en algunos aspectos tendía a sobrevalorarlos, así como su capacidad de construcción de una sociedad de paz.

La reflexión feminista sobre la maternidad tuvo continuidad con el feminismo cultural y el feminismo italiano de la diferencia sexual de los años ochenta, con intelectuales como Luisa Muraro, autora de *El orden simbólico de la madre*[22], quienes desarrollaron una concepción esencialista de la mujer y la mamá, mistificando su rol e identificándolo con la naturaleza[23]. El feminismo de la diferencia surgió en contraposición a la hegemonía del feminismo de la igualdad, integrado por feministas liberales, socialistas y radicales, el cual —como su nombre indica— defendía la igualdad de derechos entre ambos sexos. La controversia entre el feminismo de la diferencia y el de la igualdad tuvo su máximo apogeo en los años ochenta, en un contexto marcado por el retroceso del movimiento feminista y su progresiva institucionalización.

El ecofeminismo, asociado al pensamiento de Maria Mies o Vandana Shiva[24], señaló, desde mediados de los años setenta, los valores creativos y la función espiritual de la maternidad. Según estas autoras, a raíz de su capacidad biológica para gestar y parir, la mujer tenía un papel central en la defensa de la tierra y la vida. Esta era una posición ecomaternalista, que identificaba feminidad con valores como el cuidado, la no violencia, el afecto y el respeto a la naturaleza[25]. El ecofeminismo, inicialmente a partir de planteamientos esencialistas y espirituales, y desde los años noventa a partir posturas constructivistas, puso el énfasis en vincular feminismo con ecologismo, desigualdad de género y crisis ecológica, revalorizando la maternidad y el cuidado y señalando la necesidad de universalizar dichas prácticas y sus valores consustanciales[26].

Sin diques de defensa

La maternidad ha sido un tema incómodo para el feminismo. El binomio «mujer-madre» impuesto por el patriarcado ha hecho que una parte muy significativa del feminismo rechazara la maternidad, la negara, la obviara, la menospreciara. «Las mujeres son esclavas de la maternidad. La maternidad es una cárcel», afirmaba la escritora Nawal El Saadawi en una entrevista, y a la siguiente pregunta: «Entonces, ¿la gran rebeldía sería que las mujeres no tuvieran hijos?», respondía: «Sin duda»[27]. La maternidad para algunas feministas es una condena.

Sin embargo, lo que hace de ella una pesada carga no es la maternidad en sí misma, sino el yugo en que la ha convertido el patriarcado. La figura de la madre no es resultado de nuestra capacidad biológica para gestar, parir y lactar, sino de una operación cultural y simbólica que construye la identidad femenina de una manera única y homogénea en torno al hecho de ser madre. Se trata de un ideal de maternidad en el que todos los posibles anhelos de la mujer se restringen a uno solo: tener criaturas[28]. Un imaginario social materno que se ha reproducido, con variantes, a lo largo de la historia.

El patriarcado ha secuestrado la maternidad. Como afirma la psicóloga Victoria Sau: «En cada tiempo y lugar, son los hombres quienes deciden cómo ha de ser, cómo ha de actuar, qué debe hacer» la madre. La madre es una mujer que se ha convertido en «un fantasma», «una impostora», «una no-Madre», al no tener espacio real ni simbólico y ser reconocida solo en función del padre, en un mundo que gira sobre «un eje masculino egocéntrico». Se constituye así el «vacío de la maternidad», ese vacío de poder decidir y gestionar, de tener influencia y de gozar de autoridad. «El "vacío" dejado por una maternidad ausente»[29].

Ante el secuestro de la maternidad, el feminismo la abandonó a su suerte. Adrienne Rich, en *Nacemos de mujer*, recuperó el término *matrofobia*, concebido originariamente por la poeta Lynn Sukenick. Para Rich, la matrofobia no era solo «el miedo a la propia madre o a la maternidad, sino *a convertirse en la propia madre*». Y añadía: «La matrofobia se puede considerar la escisión femenina del yo, el deseo de expiar de una vez por todas la esclavitud de nuestras madres, y convertirnos en individuos libres»[30], lo que puede definirse como una suerte de reacción agresiva de las hijas a la violencia patriarcal impuesta sobre las madres[31]. ¿Le ha sucedido lo mismo a un determinado feminismo?

En la medida en que desde opciones feministas se le da la espalda a la maternidad, se crea también un «vacío», una falta de sororidad. Nos quedamos, entonces, sin diques de defensa. Las reflexiones de Adrienne Rich, que distinguía entre la maternidad como institución patriarcal y la maternidad como experiencia personal, nos ayudan a llenar este vacío. No se trata de renegar del hecho de ser madres, sino de las condiciones en las que lo somos en el patriarcado. A partir de la obra de Rich, ha sido común en los debates del mundo anglosajón distinguir entre *motherhood* (que alude a la institución) y *mothering* (referido a la experiencia subjetiva de las mujeres). En la vida real, ambas, institución y experiencia, *motherhood* y *mothering*, están entrelazadas y en tensión permanente, pues la maternidad como institución condiciona y restringe la práctica y la experiencia maternal[32]. El reto, desde un planteamiento feminista, consiste en acabar con la primera y liberar la segunda.

Capitalismo y cuidados

Al capital tampoco le ha ido mal con recluir a las madres en la casa. La vulnerabilidad que implica ser dependientes es inherente a la condición humana. Todos necesitamos en un momento u otro de nuestras vidas que nos cuiden, en particular cuando somos pequeños o muy mayores, o cuando estamos enfermos, ¿y quién lo hace? Por regla general, las mujeres, que son mano de obra barata o incluso gratuita.

La metáfora del iceberg, utilizada por la economía feminista para analizar el sistema socioeconómico, lo explica muy bien. La economía capitalista funciona como un iceberg, donde solo vemos la punta del témpano de hielo, una pequeña parte: la de la economía productiva, el trabajo asalariado. Sin embargo, si seguimos con la imagen, la mayor parte del bloque permanece escondida bajo el agua. Se trata de la economía reproductiva, el trabajo de cuidados, que es invisible e invisibilizado, pero que sostiene dicho mercado y le permite una ingente acumulación de riqueza[33]. ¿Cómo mantener jornadas laborales incompatibles con la vida personal y familiar si no es gracias a quien cuida de las personas dependientes, cocina y limpia? Si el trabajo de cuidados fuese remunerado significaría nada más y nada menos que el 53 % del PIB de España[34].

Hoy el sistema tiene otro problema: cada vez hay menos mujeres dispuestas a hacer este trabajo. Las amas de casa de siempre, en la medida en que se han incorporado al mercado laboral, han prácticamente desaparecido del mapa, mientras que la dependencia, en concreto asociada a la vejez, ha aumentado, y lo seguirá haciendo debido a la tendencia demográfica. Se calcula que en 2050 la demanda de cuidados crecerá un 50 %, y de ahí un 47 % en el segmento de personas mayores[35]. Entonces, ¿quién nos cuidará? Esto deriva en un problema de gran magnitud. He aquí la crisis de los cuidados.

Ante la desidia del Estado, la poca implicación masculina y los altos precios de las empresas del sector, cuando las mujeres no han podido más las familias con rentas medias y altas han optado por tercerizar su trabajo. Esto ha significado dejar el trabajo de cuidados en manos de una legión de cuidadoras *low cost*, muchas de ellas inmigrantes. Las tareas de reproducción, de este modo, se han concentrado en unos determinados sectores sociales, étnicos y de género, a la cola de la escala sociolaboral. Al mismo tiempo, ante la falta de ayudas públicas, las familias con rentas más bajas han tenido que responder a esta necesidad en el seno del hogar, con sus mujeres. Una dinámica que ha generado el aumento de las desigualdades de clase. Ante esta realidad, España se ha lavado las manos, y el desmantelamiento de la Ley de Dependencia vía contrarreforma, en 2012, es una muestra de ello[36].

La crisis de los cuidados, desde la perspectiva de la teoría de la reproducción social, se explica como resultado del funcionamiento del capitalismo financiero contemporáneo y de sus contradicciones sociales y reproductivas[37]. Este enfoque, defendido por el feminismo de inspiración marxista, ofrece una visión global de cómo funciona el capitalismo, teniendo en cuenta no solo el proceso de acumulación de capital, sino también su interacción con las prácticas que permiten la reproducción social (cuidado de mayores, enfermos, criaturas, provisión de alimentos, labores del hogar). Una teoría que pone el énfasis en cómo se articulan las relaciones de explotación y las opresiones de género o raza[38].

Integrar la maternidad —y los aspectos que se derivan de ella, como el embarazo, el parto, la lactancia y el cuidado de los menores— en la teoría de la reproducción social es un tema pendiente, así como entablar un diálogo con el pensamiento feminista sobre la maternidad, desde Adrienne Rich en adelante, y abordar la intersección entre los aspectos biológicos y corporales de la maternidad, por un lado, y los culturales y sociales, por el otro. La literatura acerca de la reproducción social y la que trata sobre la experiencia maternal deberían dialogar más entre sí.

La necesidad de un modelo de organización social que coloque los cuidados en el centro, los valore, los haga visibles y señale que son responsabilidad de todos, con una imprescindible implicación del Estado, es imperiosa. Ser cuidado es un derecho y cuidar es un deber, en una sociedad que sitúe en un lugar prioritario la vulnerabilidad de la vida. No solo se trata de reivindicar la ciudadanía, sino la «cuidadanía»[39]. El problema que tenemos es que vivimos en una sociedad que menosprecia la fragilidad humana.

Cuando hablamos de trabajo de cuidados, sin embargo, parece que hay algunos más relevantes que otros. Incluso quienes los reivindican a menudo dan mayor importancia a las necesidades de personas mayores o enfermas que a las que implican a menores, aun si la maternidad es parte consustancial de la ética del cuidado[40]. Aunque la crianza no es un trabajo de cuidados más ni es tan fácilmente externalizable, sobre todo cuando la criatura es pequeña[41], algo que muchas veces se olvida. Todo esto pone de relieve cuán invisible es la maternidad en el seno de los feminismos y la poca centralidad que allí tiene.

Ser madres o ser libres

Cuando el feminismo identifica libertad e igualdad con trabajo asalariado tiende a menospreciar todo lo que sucede dentro de los hogares. La maternidad forma parte de este pack. A pesar de que se reivindica un reparto igualitario de las tareas de cuidado, se acostumbra a considerarlas una ocupación de segunda, una carga. Y la crianza, como parte inherente de ellas, se ve como una ocupación de tercera. En este mundo ideal, como señala críticamente Carolina León, autora de *Trincheras permanentes*, «ejercer la empatía, procurar afecto a los otros humanos (hijos o cualquiera), preocuparse de sus necesidades es un destino vital de débiles, de subalternos, de fracasados»[42].

Sin embargo, el mito del trabajo asalariado como única vía de realización personal se ha desmoronado, en un contexto de creciente precariedad. El empleo no nos hace libres ni iguales. Obviamente puede darnos independencia económica (o algo de independencia, ¡porque con los salarios que se pagan...!), pero ¿significa esto que nos sentiremos más realizadas trabajando en un puesto precario que cuidando de personas a las que queremos o practicando nuestras aficiones? ¿La maternidad es un yugo y el mercado laboral no? Claro que el objetivo de igualdad en el mercado de trabajo es irrenunciable; por desgracia, para una gran mayoría, el trabajo es fuente de todo menos de satisfacciones, y no tiene más interés que el salario que se percibe.

Cuando el feminismo institucionalizado dice, más o menos explícitamente, que lo que debemos hacer es trabajar, competir, trepar, triunfar..., asume el imaginario liberal. Desde posiciones feministas, se acaba defendiendo una maternidad neoliberal, donde la vida, el cuidado y la crianza quedan supeditados al mercado. Se trata, como señala la filósofa Nancy Fraser, de las amistades peligrosas del feminismo con el capitalismo. De este modo, un cierto feminismo, defensor de una sociedad de libre mercado, acaba justificando nuevas formas de desigualdad y explotación, algo que traiciona los principios originales del movimiento para la liberación de las mujeres[43].

A pesar de que las feministas liberales y socialdemócratas insisten en la importancia del acceso y la promoción en el mercado de trabajo como mecanismo central para la emancipación, resulta sorprendente que acepten con tanta facilidad la degradación de las condiciones laborales, que el neoliberalismo ha impuesto, y obvien una demanda central al respecto como es la reducción de la jornada de trabajo. Un hecho que solo se explica por su connivencia con los intereses empresariales. La reducción de la jornada laboral es una vieja aspiración de la que por desgracia ya nadie se acuerda, ni siquiera la mayoría de los sindicatos. Una demanda que es básica para cambiar el eje en torno al cual gira nuestra organización social desde tres puntos de vista: creación de empleo y reducción del desempleo, reparto igualitario del trabajo de cuidados y aumento del tiempo libre.

Ser madres o ser libres... cuántas veces se nos ha planteado esta dicotomía. La crianza, es verdad, implica la pérdida de un cierto grado de libertad, tanto para las mujeres como para cualquier persona que críe, pero el problema se produce cuando dicha pérdida de libertad se ve agravada, institucionalizada e instrumentalizada con el objetivo de subordinar a las mujeres[44]. El problema no es la maternidad, sino un sistema socioeconómico que da la espalda a la crianza y al cuidado, el cual niega que somos seres interdependientes. Ser madre o padre, tener a cargo una criatura, implica un grado elevado de compromiso personal, emocional, material y social[45]; valores que no están en auge en una sociedad en la que priman la meritocracia y el individualismo.

Toda ética feminista del cuidado debe presentarse como antagónica a una ética reaccionaria del cuidado, que entiende el cuidado como una obligación moral de la mujer[46]. Desde una mirada emancipadora, el cuidado forma parte consustancial de la satisfacción de las necesidades humanas, como fuente de reciprocidad, sin jerarquías de género. Defender una ética feminista del cuidado no supone idealizarlo, sino entender sus complejidades y cargas. La crianza es fuente de tensiones múltiples, de placer y de enfados, de alegría y de cansancio. El cuidado forma parte de la vida, pero es solo un pedazo de esta. La revalorización de la ética del cuidado no debería transmutarse en una idealización neorromántica de las relaciones afectivas o, menos aún, en cargar a las mujeres con la tarea de cuidados de toda la vida, solo que ahora presentada como fuente de empoderamiento y realización personal.

El trabajo de cuidados, en términos de justicia de género, debe replantearse desde una doble perspectiva: el reparto entre hombres y mujeres, y la socialización más allá del núcleo familiar[47]. Se trata de organizar los cuidados y el empleo a partir del modelo de «cuidador universal», es decir, personas que combinen empleo y cuidados, rompiendo así la separación tradicional entre el rol de proveedor y el de cuidador[48]. El reto consiste en pensar un tipo de organización social que lo haga posible. Una sociedad que acoja el cuidado y la maternidad en plenitud solo será posible si revaloriza dichas tareas, si las reparte de forma igualitaria entre hombres y mujeres, si las socializa reforzando los servicios públicos y las iniciativas comunitarias, si reduce drásticamente la jornada laboral y si, en términos más generales, organiza la vida pública de manera permeable a las necesidades de las personas.

Y ¿qué sucede con la importancia política del cuidado? Aquí reside uno de los principales debates de los feminismos. Hay que politizar los cuidados[49], y politizar también la maternidad, como una batalla por ganar. La controversia entre el feminismo de la igualdad y el de la diferencia, que se dio en los años setenta y ochenta, ha sido parcialmente superada, y se ha constituido un espacio de síntesis. El feminismo contemporáneo, en toda su diversidad y con una nueva generación de mujeres, parece más sensible a abordar el debate de la maternidad, al margen de las relaciones de amor u odio.

Acabar con la guerra entre madres

Sin embargo, hay quienes se empeñan en ahondar en una absurda guerra entre madres. Una polémica, en buena medida mediática, que se popularizó a partir de los años ochenta en los Estados Unidos con las *mommy wars*, que tenían como objetivo enfrentar a mamás trabajadoras con amas de casa[50]. Hasta Hollywood se ha sumado a esta controversia, que reproduce el discurso machista de que el peor enemigo de una mujer es justo otra mujer. Películas como *El club de las madres rebeldes* y su secuela *La Navidad de las madres rebeldes* presentan la maternidad como un terreno de conflicto y competencia entre progenitoras, consolidando un imaginario de confrontación que no nos beneficia en nada.

Al margen de las legítimas discrepancias, a veces profundas, entre académicas y activistas sobre cómo abordar la crianza, las madres nos movemos, en general, en una escala de grises. Sin duda, existen visiones contrapuestas sobre la maternidad, aunque no pueden confundirse con una guerra entre madres que polarice la sociedad. Entre las personas de a pie, ni la negación de la maternidad ni su esencialización son algo generalizado. Hay un abanico de opciones, y las madres escogemos aquellas con las que nos sentimos más identificadas o las que buenamente podemos llevar a cabo. Sin embargo, cuando el debate se centra en términos de buenas o malas madres, contraponiendo formas de crianza, se acaban juzgando conductas personales, nos sentimos cuestionadas, y esto no lleva a ningún sitio. No caigamos en falsas polémicas vacías de contenido. Más que guerras mediáticas entre madres, necesitamos una discusión profunda sobre el modelo de sociedad que nos hace falta para que todas y todos podamos criar y vivir dignamente.

La crianza natural

El empeño de algunas feministas por finiquitar la maternidad las ha llevado a criticar duramente, menospreciar e incluso tildar de reaccionarias a aquellas mujeres que dan una dimensión central a la experiencia materna, deciden dejar el trabajo para estar con sus criaturas o apuestan por criar siguiendo las tesis de la crianza con apego. Este método, que defiende el vínculo inmediato madre-criatura tras el parto, la lactancia materna, el fular, el colecho o atender al bebé cuando llora, fue desarrollado por el matrimonio de pediatras estadounidenses William y Martha Sears, a partir de los trabajos sobre la teoría del apego del psicólogo británico John Bowlby. Dichas pautas forman parte de una práctica más amplia que recibe el nombre de «crianza natural».

Sus detractoras consideran que este modelo de crianza devuelve a la mujer al hogar, le resta independencia económica y significa un retroceso respecto a los derechos y las libertades que ellas, como feministas, consiguieron tras décadas de lucha. Una de sus máximas exponentes es la filósofa Élisabeth Badinter, quien sostiene que se trata de «una nueva forma de esclavitud» impuesta a raíz de la crisis económica, que ha llevado a muchas mujeres en edad de tener criaturas a preferir el hogar y la crianza a un mercado laboral precario[51].

En el paquete de madres abducidas por una maternidad tachada despectivamente de intensiva se incluye también a aquellas que optan por un parto sin epidural, a las que dan la teta a demanda, peor si lo hacen por varios años, e incluso a las que emplean pañales reutilizables. Para Badinter, estas mujeres se han convertido en víctimas que, sin ser conscientes, dan la espalda a los avances «que las han liberado». La culpa es, según la autora, de la revolución encabezada por el naturalismo «que realza de nuevo el concepto muy trasnochado del instinto maternal y elogia el masoquismo y el sacrificio femenino, [el cual] constituye el peor peligro para la emancipación de las mujeres y la igualdad de los sexos». La ecología radical, el maternalismo y las ciencias del comportamiento humano son, según Badinter, otros de los responsables[52].

Más allá del menosprecio hacia determinadas opciones de crianza, la mirada de Élisabeth Badinter, y de aquellas que comparten su diagnóstico, infantiliza a las mujeres que las practican, y muestra un profundo desconocimiento de sus motivaciones. El desdén no es una buena manera de construir sororidad. Hace tiempo, me topé en Internet con una serie de videos de unas jornadas sobre maternidad. Cuál sería mi sorpresa cuando, en el cierre de una de las mesas, escuché los comentarios que algunas de las ponentes hacían sobre las mujeres que practican una crianza natural. La burla, la falta de respeto, el juicio moral, la superioridad personal e intelectual, así como los datos y las afirmaciones falsas eran la tónica de las críticas, en un auditorio que no hacía sino festejarles las gracias. Esto, en el marco de lo que, según las descripciones de los videos, era una escuela feminista. Un cuadro tan indignante como bochornoso, que da mucho que pensar.

La activista y escritora Beatriz Gimeno, desde una óptica similar a la de Badinter, considera que la revalorización de la maternidad, la defensa de la lactancia materna y el auge de opciones de crianza natural expresan un «repliegue identitario» de las mujeres hacia la familia y el cuidado, sus espacios tradicionales. Se trata, según Gimeno, de una reacción defensiva ante la precarización del mercado laboral y las condiciones de vida, así como ante las expectativas no cumplidas de igualdad que el feminismo había generado[53].

Sin embargo, no es la crianza con apego lo que ha creado una mística de la maternidad —adaptando el concepto de *mística de la feminidad* de Betty Friedan— que desde hace siglos existe entre nosotras. La crianza natural no relega a la madre al hogar, sino que plantea un modelo alternativo a un método de crianza hegemónico deshumanizado, tecnificado y supeditado al mercado.

Si bien es cierto que las propuestas del apego surgen de un entorno conservador, familiarista y reaccionario —el matrimonio Sears es un ejemplo—, y cuentan con seguidores en estos ámbitos, la gran mayoría de quienes suscriben estas prácticas, en particular los colectivos organizados en grupos de apoyo a la lactancia materna y espacios de crianza compartida, lo hacen desde una perspectiva que tiene como objetivo dar visibilidad y centralidad política a la experiencia materna, a la vez que defienden un modelo de maternidad emancipador que nada tiene que ver con el conservadurismo tradicionalista. Aunque hay que señalar que uno de los riesgos es caer en la idealización de la crianza, ya sea mirándose en el espejo de culturas pasadas o al mistificar la maternidad y la paternidad en relación con la naturaleza. En realidad, de lo que se trata es de pensar una revalorización feminista y emancipadora de la crianza que rompa tanto con la maternidad patriarcal como con la maternidad liberal.

Las nuevas maternidades feministas, desmercantilizadas y ecologistas pueden leerse desde el debate sobre lo común o los comunes. No significan un repliegue identitario, sino un proyecto defensivo para vivir de otra manera ante la mercantilización de la vida y los valores consumistas, y un intento ofensivo de reorganizar lo cotidiano a partir de otros parámetros. De todos modos, hay que tener en cuenta que nuestro entorno socioeconómico condiciona, queramos o no, y restringe el abanico de posibilidades. Por este motivo, hay que intentar no establecer un ideal de maternidad inasumible, generador de malestar y culpa. Asimismo, las maternidades emancipadoras coexisten muchas veces con iniciativas de consumo ecológico, modelos educativos no autoritarios, redes de economía social y solidaria, y sus fortalezas y límites seguramente son similares a los de estos movimientos. Aunque más allá de una opción personal, el reto consiste en situar estas propuestas en el marco de un proyecto de cambio social más amplio.

La crianza y la maternidad deben ser resocializadas: no son asuntos particulares o familiares[54]. La cuestión es cómo pasar de un modelo individual o familiar de crianza natural a un modelo social, que parta de una práctica igualitaria en términos de género, clase y raza. No se trata tanto de cuestionar cómo cuida tal mamá o tal papá, ya que nuestras decisiones están muy condicionadas por un contexto socioeconómico y laboral hostil, sino plantear qué sistema garantiza el derecho al cuidado. Aquí radica el principal debate sobre la crianza, pero este es el gran ausente de las teorías del apego. Sin embargo, otra forma de cuidar solo será posible en un modelo social alternativo, lo que implica preguntarnos qué tipo de relaciones personales, qué tipo de mercado de trabajo, qué iniciativas comunitarias y qué servicios públicos necesitamos para hacerlo factible.

La cuestión del instinto

Uno de los temas más polémicos a la hora de reflexionar sobre la maternidad es la cuestión del instinto. El patriarcado se encargó de dejar muy bien establecido eso de que «la mujer es cuidadora por naturaleza», que «su instinto la lleva a ser mamá». Por suerte, las feministas han desmentido este determinismo. Las mujeres podemos escoger si queremos tener descendencia o no. La reproducción es un imperativo de la especie, no del individuo.

Sin embargo, la negación del instinto ha llevado a amplios sectores del movimiento feminista y científicos sociales a rechazar de plano la dimensión biológica de la reproducción humana, que existe a pesar del carácter sociocultural de la maternidad. El embarazo, el parto y el puerperio implican una explosión de hormonas y neurotransmisores, como la progesterona, la oxitocina, la dopamina, la prolactina y las endorfinas. Se trata de un cóctel que tiene como objetivo facilitar la gestación y el nacimiento, así como el vínculo entre la madre y la criatura. No podemos desprendernos sin más de nuestra biología.

Claro que hay casos de madres que, por distintas razones, han abandonado a sus bebés, pero poner estos ejemplos para negar ya no el instinto maternal, sino la pulsión materna que lleva a una inmensa mayoría a sentir un fuerte vínculo con sus pequeños, no creo que sea suficiente para refutar esta realidad. De hecho, «la existencia de una respuesta cuidadora innata ante una cría constituye una de las hipótesis de adaptación evolutiva más verosímiles que se han formulado jamás»[55]. Una respuesta cuidadora, una pulsión, que pueden sentir mujeres y hombres. No estamos hablando de un instinto de maternidad ni de paternidad, sino de la necesidad que tenemos los seres humanos de ser cuidados y de nuestro deseo de cuidar. Desmontar el mito del instinto maternal no debería llevarnos a rechazar la importancia y el anhelo del cuidado. Liberar el cuidado del patriarcado no implica disolverlo o negarlo, sino replantear cómo lo entendemos.

A menudo, hay madres que se refieren al instinto para explicar esa pulsión que sienten por cuidar y atender al bebé. Más allá del carácter biológico del parto y la lactancia, hay un uso del concepto de *instinto* más cultural, que se construye a partir del contacto con el recién nacido. Un vínculo que sienten tanto madres y padres biológicos como adoptivos, solo mediado por una relación corporal distinta. Se asocia instinto, en estos casos, a compromiso con el cuidado, y al hacerlo se desnaturaliza dicho concepto y se le otorga un carácter social[56].

La palabra *instinto* se usa de este modo para expresar un ímpetu personal que nos lleva a actuar y a sentir en una dirección determinada, que no tiene por qué ser compartido por otras mamás. Hay mujeres que afirman que «su instinto» las conduce a dar el pecho, pero que consideran que, a otras mujeres, el suyo las llevará a hacer otra cosa, rechazando el carácter determinista de un instinto biológico impuesto por el patriarcado. En este sentido, la antropóloga Marta Ausona señala que «el instinto es, en estas manifestaciones, un lenguaje individualizado del cuerpo que permite oponerse a ciertas convenciones sociales, ya que "yo sé lo que siento", "yo sigo mi instinto"». El instinto funciona como forma de reivindicar la autonomía, al margen de las prácticas hegemónicas[57].

La maternidad es incómoda porque se empeña en mostrar nuestra animalidad. Somos seres culturales, pero tenemos una realidad biológica; seguimos formando parte, por decirlo de algún modo, del reino animal. Al nacer, en los primeros momentos de su vida extrauterina, los bebés son seres dependientes y vulnerables que buscan el cuerpo de la madre para sobrevivir, más incluso que las crías de otros animales. Los recién nacidos llegan al mundo sin muchas de las habilidades con las que cuentan las crías de otras especies, ya que si se desarrollaran más en el seno materno no podrían pasar por el canal del parto. De aquí que se hable de un periodo de gestación intrauterino y otro extrauterino. Lo vemos cuando, tras el parto, el bebé olfatea hasta encontrar el pezón de la mamá para empezar a lactar, fruto de los reflejos de búsqueda y succión-deglución. Ella, al mismo tiempo, experimenta una serie de cambios hormonales y cerebrales que facilitan el vínculo con la criatura, ya que con la estimulación del pezón aumentan las hormonas prolactina y oxitocina[58]. No hay aquí una visión romántica ni esencialista: son datos objetivos.

La maternidad destapa, incluso más que otras vivencias humanas, los vínculos estrechos entre biología y cultura. La conducta del individuo es biosocial[59]. Y esto molesta porque significa entrar en un terreno incómodo que tradicionalmente ha sido dominio del pensamiento conservador. De ahí los prejuicios, por parte de determinados movimientos sociales y sectores del feminismo, para defender, visibilizar y dar valor a todo lo que tiene que ver con el embarazo, el parto, la lactancia y la crianza.

Del mismo modo que es reduccionista acotar feminidad a maternidad, lo es también hacer lo contrario. Nacer mujer y ser madre no tienen por qué coincidir, pero tampoco son disociables. «Si bien la maternidad no se reduce a la transmisión de un patrimonio genético, sino que se sitúa en el plano de la transmisión simbólica de la cultura, tampoco se puede negar que el proceso biológico de la gestación se realiza según una legalidad que escapa a la voluntad de la mujer en cuyo cuerpo tiene lugar», afirma la psicoanalista Silvia Tubert[60]. El ejercicio de la maternidad significa la articulación de un cuerpo en la cultura. Ni es puramente natural ni solo cultural, sino que compromete lo uno y lo otro.

Al rescate

La maternidad, en un contexto de crisis de civilización, también vive sus crisis particulares. Lo vemos en las dificultades que cada vez más mujeres tienen para quedar embarazadas, el aplazamiento o incluso la renuncia forzada de la maternidad, los malabarismos para conciliar la crianza con el empleo, las tensiones con el proyecto de vida, la imposibilidad de tener el número de criaturas que se desea, la insatisfacción de la propia experiencia materna y la autoculpabilización. He aquí algunas muestras de las crisis múltiples, invisibles y no nombradas, de la maternidad. Pensar la maternidad desde el feminismo implica rescatarla de sus crisis y rescatarnos a nosotras de las crisis de la maternidad.

El patriarcado recluyó la maternidad en el hogar, en un puesto subalterno, y la utilizó como mecanismo de dominio sobre las mujeres. Pero ¿tenemos que resignarnos a este significado? Lo que nos aparta de la esfera pública, niega libertades e impide nuestra autonomía personal no es la maternidad en sí misma, sino el carácter que se le ha dado. Adrienne Rich, en su *Nacemos de mujer*, lo sintetiza a la perfección cuando distingue entre la experiencia subjetiva de la maternidad y la institución maternal impuesta[61]. Aceptar la maternidad patriarcal como la única posible implica renunciar a dar una perspectiva feminista a la experiencia materna. Negarla conduce a darles la espalda a las mujeres madres, a las que lo hemos sido y a las que lo serán; a dejarnos huérfanas de discurso y de referentes, y a seguir normativizando el hecho de ser madre bajo los preceptos del patriarcado.

La maternidad es un terreno en disputa. Si tomamos el principio feminista de que lo personal es político, el objetivo consiste en politizar la maternidad en sentido emancipador. No se trata de idealizarla ni de tener una visión romántica de ella, sino de reconocer su papel fundamental en la reproducción social y otorgarle el valor que le corresponde. Ya va siendo hora de que nos dotemos de nuevos códigos. Hay que liberar la maternidad del patriarcado. Las mujeres conquistamos el derecho a no ser madres, a acabar con la maternidad como destino; ahora el desafío reside en poder decidir cómo queremos vivir esta experiencia.

Históricamente, las madres hemos sido consideradas objetos, no individuos autónomos. Vernos como sujetos independientes, con necesidades propias, ha sido el reto de la reflexión feminista sobre la maternidad[62]. Pero ¿qué es una maternidad feminista? Hay académicas que consideran que una mamá feminista es aquella que cuestiona los mitos de la maternidad, defiende su derecho al empleo, educa a los pequeños de manera no sexista, comparte una organización familiar no patriarcal y es activa políticamente[63]. Otras la definen como una mamá que desafía el *statu quo*, que no quiere que sus criaturas reproduzcan los roles tradicionales de género[64]. Para otras, la maternidad feminista consiste en deconstruir y acabar con el relato patriarcal de la maternidad y hacer posible un espacio donde se articulen contranarrativas[65].

Para mí, una mamá feminista es una mamá desobediente, insumisa, rebelde; una mamá que no es objeto pasivo sino sujeto activo; que se rebela tanto contra la maternidad patriarcal como contra la maternidad neoliberal, pero que no renuncia a vivir la experiencia materna. Se trata, en palabras de Adrienne Rich, de una maternidad «fuera de la ley y de la institución maternal»[66], lo que implica una confrontación constante con las normas sociales establecidas.

Una nueva generación de mujeres y madres, seguramente más libres de prejuicios que las anteriores, reivindicamos la visibilidad y el reconocimiento de un trabajo que han venido realizando las mujeres desde antaño. No consiste en una nueva ofensiva del patriarcado, como algunas feministas han señalado, sino en una toma de conciencia de cómo unas prácticas tan relevantes para las sociedades humanas, como gestar, parir, lactar y criar, han sido relegadas a los márgenes. Y de esta toma de conciencia surge la necesidad de valorarlas y visibilizarlas pública y políticamente, y de reivindicar que se trata de una responsabilidad colectiva en el marco de un proyecto social emancipador.

Un feminismo y una maternidad para el 99 %

El feminismo para el 99 %, como se ha llamado al nuevo feminismo que impugna a la vez patriarcado y capitalismo, no concibe la lucha feminista solo como una guerra cultural entre valores conservadores y progresistas[67]. De acuerdo con el feminismo para el 99 %, la batalla por la igualdad es indisociable de un cambio estructural de modelo económico y relaciones sociales[68]. En este sentido, se opone al feminismo liberal o progresista, afín al Partido Demócrata en los Estados Unidos o a los partidos socialdemócratas en Europa, que plantea acabar con las desigualdades de género sin tener en cuenta las desigualdades de clase, lo que implica más libertad e igualdad solo para unas pocas mujeres, y deja afuera a la gran mayoría.

El feminismo para el 99 % tiene el reto de incluir la maternidad entre sus reflexiones programáticas y preocupaciones estratégicas. La maternidad no puede seguir siendo un tema incómodo para el feminismo. Por el contrario, este debe darle el lugar que merece en el seno de la lucha por la emancipación de las mujeres; no mistificarla, sino asumir que es una parte fundamental de la identidad femenina, a la vez que las mujeres somos mucho más que madres.

Al feminismo emergente para el 99 % le corresponde una maternidad para el 99 %: una maternidad popular, trabajadora, mestiza, no limitada a determinadas opciones sexuales ni a mujeres de clase media, blancas y con formación elevada. La maternidad para el 99 % es mucho más que una guerra cultural e implica otro modelo de organización social, mercado de trabajo, estructura familiar y servicios públicos; es decir, un mecanismo alternativo de reproducción social. Necesitamos un feminismo para el 99 %, una maternidad para el 99 % y un régimen de cuidados[69] para el 99 %.

El activismo maternal feminista, por su parte, encuentra en este nuevo feminismo un aliado ideal y el desafío de sumarse a este empuje movilizador, que se dio en su máxima expresión en la huelga internacional de mujeres del 8 de marzo de 2018, especialmente significativa en países como España y Argentina, y que continuó en los años posteriores. Necesitamos una maternidad feminista y un feminismo que incorpore la maternidad.

Matriactivistas

A lo largo de la historia, el activismo maternal ha tenido muchas facetas; madres que han luchado para recuperar a sus criaturas desaparecidas, exigir comida en tiempos de guerra, reivindicar escuelas dignas... Las mujeres hemos protagonizado un sinfín de luchas en cuanto que madres. Una de las más conmovedoras tal vez fuera la de las mujeres esclavas durante los siglos XVIII y XIX en los Estados Unidos, quienes eran obligadas a tener descendencia con el único fin de proporcionar esclavos. Muchas se negaron, conscientes del destino que esperaba a sus pequeños, y utilizaron plantas medicinales para reducir su fertilidad[70]. Un activismo maternal para evitar ser madres que quedó reflejado en las páginas de la novela *Beloved* de Toni Morrison, que narra la historia de una esclava fugitiva, Sethe, que prefirió acabar con la vida de su hija antes de que la capturaran y esclavizaran[71].

El activismo de las madres de hoy entronca con todas estas luchas, pero tiene como especificidad que el territorio en disputa es la maternidad. El sistema actual vulnera una serie de derechos que como madres deberíamos tener garantizados: el derecho a un embarazo y un parto respetado, a dar el pecho donde haga falta, a acceder a prestaciones maternales suficientes para asegurar una crianza digna. Cada vez son más las mujeres que toman conciencia de esta realidad y lo denuncian. Es lo que la activista Jesusa Ricoy ha llamado «matriactivismo»[72].

La lucha contra la violencia obstétrica, la violencia ejercida sobre las mujeres durante el embarazo, el parto o el puerperio por parte de los profesionales sanitarios, es uno de estos campos de batalla. Asociaciones como El Parto Es Nuestro, en España en su conjunto, o Dona Llum, en Cataluña, entre otras, han hecho un trabajo imprescindible para abrir el camino. Un activismo maternal que ha permitido dar voz a mujeres que han sufrido esta situación de abuso, amplificar el debate público y conseguir cambios en la atención al parto en los centros hospitalarios. Avances que se dan lentamente, ya que, a pesar de haber conseguido modificaciones importantes en los protocolos, las inercias profesionales son difíciles de cambiar[73].

La reivindicación de la lactancia materna a demanda, en cualquier momento y lugar; la apuesta por modelos de crianza alternativos, no autoritarios y respetuosos; la exigencia de permisos maternales más extensos que permitan hacer compatible una crianza digna con el empleo, y la reivindicación de mejores servicios públicos son otros de los ámbitos donde las madres se movilizan. Nos encontramos ante maternidades politizadas, cuyas demandas chocan de frente con la lógica mercantil del capital y el sometimiento que impone el patriarcado.

Una maternidad alternativa no se reduce a una simple *lifestyle politics*, otro estilo de vida y de maternidad accesible únicamente a las clases medias y altas, sino que implica poner de relieve los vínculos estrechos entre neoliberalismo y maternidad, y mostrar cómo el primero dificulta la experiencia materna. Se trata de luchar para conseguir cambios en el mercado de trabajo, los servicios públicos, la institución familiar... en definitiva, en el modelo de reproducción social. Otra maternidad requiere otro tipo de sociedad.

Sororidad en red

A pesar del auge de los expertos, buscar consejo y ser escuchada por otras madres en pleno siglo XXI continúa siendo algo tan importante como lo era antaño. Internet y las redes sociales han sido un terreno fértil para tejer solidaridades en una sociedad individualista donde los seres humanos nos encontramos cada vez más aislados y con menos marcos comunitarios. El tantas veces citado —y tan acertado— refrán africano que dice que para criar hace falta una tribu entera se materializa ahora en la nube digital. Lo vemos en múltiples foros de debate, páginas de Facebook, blogs y grupos de WhatsApp que funcionan como espacios de apoyo para las madres, y también para algunos padres.

Esta tendencia se ha agudizado en los últimos años. Un ejemplo es la proliferación de una nutrida blogosfera maternal. Las comunidades que albergan páginas web dedicadas al tema han crecido de manera exponencial; Madresfera, por ejemplo, contabiliza 4.587 sitios para 2023, cuando en 2011, año de su fundación, apenas sumaba una veintena. Todo un síntoma del interés creciente y la necesidad que tantas madres tienen de compartir su experiencia, y la visibilidad que las redes han dado a una serie de temáticas que hasta hace poco quedaban encerradas en la intimidad del hogar.

Desde que se empieza a buscar el embarazo, pasando por el parto, hasta bien entrada la crianza, son muchas las mujeres que quieren dar a conocer su proceso vital. Algunas se animan a escribir un blog personal, otras se suscriben a un foro, siguen una página de Facebook o se juntan en una lista de Twitter. Hay experiencias anónimas y otras con nombres y apellidos. Se trata, en definitiva, de intercambiar opiniones, buscar consejo, encontrar apoyo o superar la soledad que implica criar en una sociedad como la actual. Temas que hasta hace poco podían ser considerados tabú, como la dificultad para quedar en embarazo, la adopción, empezar un tratamiento de reproducción asistida o vivir una pérdida gestacional, encuentran su espacio en la red, donde el anonimato puede ser de gran ayuda. Lo que empieza como una experiencia vital que se comparte con un grupo de personas extrañas poco a poco va dando paso a la configuración de una comunidad, con la que puede trabarse una larga relación virtual o incluso una amistad fuera de la pantalla.

Sin embargo, los relatos tienden a ser de naturaleza distinta en función de la plataforma. Mientras redes sociales como Instagram o Pinterest contribuyen, en general, a crear una imagen edulcorada de la maternidad —con retratos fragmentados e idílicos de las criaturas recién nacidas—, otros instrumentos, como los blogs, ofrecen una mirada más personal y realista. Lo vemos en narraciones sobre el parto y el posparto, que dan una información que contrasta con la aséptica explicación médica habitual. Muchos de estos relatos sirven para denunciar el abuso y la violencia obstétrica sufridos, el dolor tras una pérdida gestacional, los miedos que nos asaltan en el puerperio; crónicas que permiten sanar heridas e informar a otras mamás. Las redes han contribuido a cotidianizar la maternidad al mostrar una realidad que no tiene nada que ver con los reportajes edulcorados de embarazos y pospartos de famosas, que hasta hace relativamente poco eran el único referente publicado[74].

Más allá de la red, hay también espacios de encuentro presencial donde se materializa la sororidad. Se trata de grupos de apoyo a la lactancia materna, colectivos de crianza compartida, grupos de posparto, y asociaciones de apoyo a la muerte perinatal y neonatal, entre otros. Hay unos que se centran en el activismo maternal, otros en la autoayuda o son una mezcla de ambos. Algunos son impulsados por la administración pública, otros son creados al amparo de asociaciones y cooperativas, y también están los que se basan en la autoorganización. La diversidad es la norma. Todos estos instrumentos o espacios, ya sean digitales o analógicos, dan voz y visibilidad a las madres, a sus experiencias, y representan una forma de empoderamiento individual y colectivo lo que permite recuperar la autoestima personal, así como la estima social negada[75].

¿Qué pasa con los padres?

Las transformaciones de la maternidad, tanto a nivel social como subjetivo, tienen su correlato en la paternidad. En el marco de los sistemas tradicionales de parentesco, la figura del padre se ha entendido en relación con la madre[76], pero ambas funciones han sido concebidas social y culturalmente de manera asimétrica a lo largo de la historia. Mientras que el rol paterno se ha elevado a categoría de principio espiritual, confiriendo al hombre potestad absoluta sobre sus descendientes, el rol materno se ha naturalizado.

«No recuerdo dónde estaba mi padre entonces. Siempre en algún lugar, pero aquel lugar no era nunca con nosotros. O llegaba

muy tarde o no venía [...]. En mi imaginación, papá hace unos diez
años que corre sin descansar, siempre con la misma expresión y la
misma postura». Esta imagen ilustra la figura del padre desaparecido, una constante en *¡Corre, papá, corre!*, el libro de cuentos de
Kim Ae-ran[77]. Esta ausencia paterna se da a menudo también en
la vida real, en contraposición con la omnipresencia de la madre.

Sin embargo, la práctica maternal, como muchas feministas
reivindican, debería ser ejercida no solo por las mujeres, sino también por los hombres, y dejar de ser una tarea propia del género
femenino. Esto significa maternizar la paternidad. Hay que «subvertir la actual división sexista del trabajo y reducir la importancia
del género como principio estructural de la organización social»[78],
con la consiguiente corresponsabilización en el cuidado de las
criaturas.

Esto no quiere decir que padres y madres debamos, o podamos,
hacer exactamente lo mismo en todos los estadios de la crianza.
En el caso de la maternidad biológica, en la fase de extrogestación
—los nueve meses siguientes al parto— las tareas de la madre y las
del padre no son iguales[79]. Lo vemos, en particular, en la lactancia
materna y el «piel con piel» tras dar a luz, cuando el papel de la
madre es fundamental. Pero esto no significa que la crianza inicial
sea cosa exclusiva de la mujer. El padre puede estar también en
contacto físico con el bebé los primeros días después del parto; de
hecho, es importante que así sea, y que participe en otras facetas
de la crianza y del trabajo reproductivo. La maternidad también es
un deber de los papás.

PARTE II

Mi parto es mío

Antes de quedar embarazada, nunca me había planteado cómo daría a luz si se daba el caso. A menudo, como mujeres, pensamos en si queremos o no tener criaturas, qué implicaciones tendrá, de qué modo haremos compatible la maternidad con la vida personal y profesional. Como feministas, reivindicamos el imprescindible derecho a decidir sobre nuestros cuerpos, al aborto, a la conciliación, a repartir el trabajo de cuidados y a la igualdad. Sin embargo, hay un derecho que se nos suele pasar por alto: exigir cómo queremos parir.

Parece que el parto fuera un mero trámite. Antes y después de dar a luz, levantamos la voz para reivindicar nuestros derechos como mujeres, pero los ignoramos en ese momento. No obstante, parir no es solo algo inevitable al estar embarazada, sino un momento decisivo en nuestras vidas y la de aquellos que van a nacer. De ahí que una vez que supe que iba a tener un hijo y empecé a plantearme cómo y dónde quería parirlo, me sorprendió cuán olvidado tenemos este acontecimiento y qué poca importancia le damos, tanto en lo personal como en lo colectivo. El debate sobre el parto respetado sigue siendo un gran ausente.

5

Nos han robado el parto

Hablar de la experiencia del parto, con amigas y conocidas, significa a menudo hablar de dolor, angustia, miedo e impotencia. Y no tanto por el parto en sí, sino por el trato recibido y las intervenciones médicas evitables. Cesáreas innecesarias, trato irrespetuoso, episiotomías prescindibles, separación injustificada de la madre y el recién nacido, falta de información sobre los procedimientos, rotura eludible de la bolsa de aguas, partos inducidos arbitrariamente... estas son solo algunas de las situaciones vividas. Todas estas prácticas se justifican facultativamente con un «era necesario para el bebé» o «no había otra opción». ¿Seguro? A las madres nos fuerzan a creerlo, y no son pocas las que después de la angustia afirman que «al final todo se olvida». Pero ¿cuánto tiene que haber sufrido una mujer para querer olvidar el parto de su criatura?

Las madres no contamos. ¿A cuántas nos han robado el parto, la capacidad de decidir en un momento tan importante de nuestras vidas? Nos han dicho que un parto hoy es un parto controlado; que no hay que preocuparse por nada siempre y cuando lo dejemos todo en manos de los profesionales. Si no lo hacemos, puede ser peligroso para nosotras y para el bebé. Tenemos que aceptar las reglas del juego y así acabaremos con una bonita criatura en nuestros brazos. Se nos hace creer que no estamos preparadas para dar a luz, que no podemos, que no sabemos. La actitud paternalista en muchos casos nos inhibe como parturientas, y la estrategia del miedo hace mella. Una cara más del control patriarcal.

Como mujeres, solemos tener poco conocimiento de nuestra sexualidad, de nuestros genitales y de nuestro ciclo menstrual, lo que nos convierte en carne de cañón para todo tipo de violencias. No comprender nuestro cuerpo perpetúa su cosificación y facilita que se instauren falsos mitos. La educación en la conciencia corporal es clave para poder vivir plenamente y disfrutar la experiencia del parto, que forma parte de nuestra vida sexual[1].

«Nosotras parimos, nosotras decidimos», dice la consigna feminista; pero en realidad no es así. La capacidad de decidir de las mujeres a la hora de dar a luz se queda a menudo en la puerta de entrada de los hospitales. De ser protagonistas, pasamos a ser meras espectadoras de un parto donde otros toman las decisiones. Los deseos, las necesidades y las expectativas que tenemos no cuentan, molestan; a veces incluso ni siquiera llegamos a planteárnoslas porque nadie nos pregunta. Demasiados partos se viven de forma traumática.

Cosa de mujeres

La asistencia al parto históricamente había estado en manos de las mujeres, desde la Antigüedad hasta no hace tantos años, como ya se mencionó. Se consideraba que la menstruación y el alumbramiento hacían a la mujer impura y que quienes la ayudaban a parir resultaban contaminados. Así, únicamente otras mujeres asistían a la parturienta, en una sociedad que menospreciaba sus cuerpos. Ya lo apuntaban los textos bíblicos: «Cuando una mujer conciba y dé a luz un niño, quedará impura durante siete días, como lo es en el tiempo de su menstruación [...]. La madre deberá permanecer treinta y tres días más purificándose de su flujo de sangre. No tocará ninguna cosa santa, ni irá al santuario hasta que termine su periodo de purificación». ¿Y si pariera a una niña? Todo sería aún peor: «Si da a luz una niña, la madre quedará impura durante dos semanas, como lo es en el tiempo de su menstruación, y permanecerá sesenta y seis días más purificándose de su flujo de sangre»[2]. La sombra del patriarcado es alargada.

En la Antigüedad clásica, las comadronas contaban con un estatus y un reconocimiento social elevados, ya que eran las únicas autorizadas a realizar una exploración ginecológica y en consecuencia tenían un control exclusivo sobre el embarazo y el parto. A lo largo de la Edad Media, las cosas empezaron a cambiar, y en la medida en que la Iglesia extendió su influencia en el campo de la salud, pugnando por hacerse con su control, el desprestigio de las comadronas fue un objetivo en sí. No se las consideraba profesionales, a pesar de los conocimientos que tenían sobre plantas medicinales y remedios varios, porque muchas eran prácticamente analfabetas. Su trabajo casi nunca era remunerado, en particular en el ámbito rural, y se pensaba que por su experiencia tenían el deber de atender a las mujeres de su comunidad sin esperar nada a cambio. La mayoría tenía un origen social modesto, excepto las que atendían a la nobleza[3].

La caza de brujas, entre los siglos xv y xvii, persiguió también a las comadronas. Muchas murieron en la hoguera, en un periodo donde el conocimiento les estaba vetado a las mujeres. El saber de las matronas era percibido como una amenaza. Se buscaba expulsarlas de la práctica sanitaria y acabar con el peso tan importante que tenían sobre la reproducción de la vida[4], pero la decencia y el pudor de la época dificultaban la realización de exploraciones ginecológicas satisfactorias por parte de los hombres, lo que les permitió a las comadronas, pese a la persecución, mantener su trabajo.

A finales del siglo xv, en la península ibérica, las dificultades para ejercer de comadrona fueron en aumento. La Iglesia, con el objetivo de controlarlas, creó un registro de licencias, y la mujer que quisiera ejercer tenía que jurar fidelidad a la religión católica y propagar la tradición, por ejemplo, bautizando al bebé apenas naciera. Toda matrona tenía que demostrar honradez y devoción según los cánones del catolicismo. El poder eclesiástico y secular, a través de las instituciones que regulaban el ejercicio médico, empezó a supervisar sus prácticas, distinguiendo entre aquellas que, según la autoridad, ejercían la medicina legal o ilegalmente. Tras este control residía la voluntad de arrinconar su trabajo y dejarlas al margen de lo que eran las profesiones oficiales[5]. Sin embargo, la gente de a pie siguió solicitando sus servicios.

Cuando los hombres se apoderaron del parto

En Europa, a partir del siglo XVII, en la medida en que el control de la natalidad se convirtió en una cuestión de Estado, los hombres empezaron a atender los partos, en particular aquellos que requerían de una intervención quirúrgica. Según los tratados médicos de la época, el cuerpo materno era un ente dinámico, con fronteras inestables, que podía ser uno y dos a la vez, con capacidad para dar a luz y amamantar. Desde una perspectiva patriarcal, esto era visto como una amenaza, frente a un cuerpo masculino delimitado y unificado[6]. Hay que tener en cuenta que la institución médica formaba parte de los mecanismos con los que contaba el Estado para controlar la sociedad y mantener la fuerza de producción[7]. En consecuencia, el dominio sobre las mujeres y sus cuerpos gestantes era un fin, costase lo que costase.

Los inicios de la obstetricia no están exentos de polémica. Dos de quienes son considerados sus padres, William Hunter y William Smellie, han sido acusados retrospectivamente de haber ordenado a mediados del siglo XVIII asesinatos de mujeres embarazadas, o que acababan de dar a luz, en beneficio de sus estudios, para poder ilustrar los atlas que publicaban con láminas y diagramas sobre el embarazo y el parto[8]. Una muestra más de la violencia ejercida sobre nuestros cuerpos y silenciada, en este caso, en nombre de la ciencia.

A pesar de que el saber médico apelaba al conocimiento científico, en realidad partía de bases empíricas muy pobres, enmarcadas en los límites que fijaba la Iglesia, y con una influencia significativa de la superstición. El acceso a los estudios de medicina estaba restringido a los hombres de clase alta. Se trataba de una formación eminentemente teórica sin ningún tipo de ejercicio práctico. Las matronas, en cambio, acumulaban años de experiencia en la atención al parto, y transmitían de generación en generación un conocimiento que se menospreciaba[9].

El papel predominante de los médicos en el parto tuvo un impacto directo en cómo las mujeres alumbraban. En el pasado, como lo muestran innumerables grabados y obras artísticas del antiguo Egipto, de la antigua Roma, de las culturas originarias de América y de la Edad Media, se paría en posición vertical. Del parto vertical —ya fuese en cuclillas, en una silla de parto o de pie— se pasó a dar a luz en decúbito supino, es decir, acostada boca arriba, una postura establecida en función de las necesidades del médico y no de la mujer. Fue el obstetra francés François Mauriceau fue quien en el siglo XVII introdujo este método, que luego fue extendiéndose de manera gradual.

La medicalización del parto repercutió negativamente en la vida y la salud de madres e infantes. Los médicos desconocían las técnicas de esterilización e higiene básica, de modo que el uso de instrumental transmitía los gérmenes de una mujer a otra, lo que provocó un aumento de la mortalidad de madres y recién nacidos[10]. La aparición del fórceps en el siglo XVII, como instrumento obstétrico para la extracción fetal, jugó un papel decisivo en el asentamiento de la autoridad de los cirujanos, ya que solo ellos podían utilizarlo[11].

En Madrid, a principios del siglo XVIII ya era considerado normal que un hombre atendiese un parto. Su papel, cada vez más preponderante, implicó la introducción de nuevos métodos para acortar el proceso del alumbramiento, con sustancias farmacológicas que aumentaban el dolor de la mujer debido a las fuertes contracciones que provocaban, o mediante el uso de instrumentos obstétricos más sofisticados, ya que los médicos no querían dedicar tanto tiempo a cada parto.

La utilización del instrumental obstétrico, como el fórceps, fue duramente criticado por algunos profesionales que lo veían como innecesario. A pesar de las críticas, su uso acabó por imponerse e implicó la consolidación de la autoridad de los varones, a la que quedó subordinado el ejercicio de las comadronas, quienes no podían emplear estos materiales quirúrgicos[12]. El cirujano obstetra era considerado el único capaz de resolver las complicaciones de un parto, relegando a las parteras a un estatus inferior. Se fueron definiendo así los límites de la práctica de unos y otros, y la jerarquía que se estableció perdura hasta la actualidad.

A pesar de los intentos por subestimar su trabajo, las comadronas fueron capaces de mantener su espacio. La actividad de los cirujanos y médicos se centró sobre todo en las ciudades, y solo era accesible a las clases sociales que podían costearla. La mayoría de la población vivía en núcleos rurales, aldeas o casas aisladas adonde no llegaba el cirujano, y el trabajo de las matronas y otras mujeres con experiencia en el parto resultaba imprescindible. Los médicos que atendían los partos en los hospitales representaban la autoridad científica, el dominio quirúrgico, mientras que las matronas siguieron en el espacio doméstico, encargándose de los partos normales[13]. Mientras la atención al parto estuvo circunscrita al hogar, no fue una tarea valorada social ni económicamente. En cambio, al trascender a la esfera pública en los centros hospitalarios, dicho oficio incrementó su prestigio y empezó a ser reconocido como un trabajo, lo que despertó aún un mayor interés entre los varones.

La medicina moderna siempre ha visto el parto como una patología. De hecho, lo que diferencia a la obstetricia de otras especialidades médicas es que trata con mujeres sanas, pero lo hace como si estuviesen enfermas[14]. La medicalización del parto fue resultado de una pugna por el control del cuerpo femenino y la desconfianza de los hombres en nuestra capacidad de parir. Se quería convertir en predecible un proceso que, se creía erróneamente, no lo era. La sociedad moderna le tiene miedo a una naturaleza fuera de control[15]. El triunfo del parto tecnocrático significó la expropiación del cuerpo de las mujeres, así como la institucionalización de una forma de parir basada en el convencimiento de que no éramos capaces de dar a luz.

Hegemonía médica

Ya entrando en el siglo xx, la hegemonía de la institución médica se consolidó en el ámbito de la salud. A partir de los años setenta, la asistencia al parto se desplazó casi por completo a los hospitales, lo que significó el fin del parto domiciliario con el acompañamiento de una comadrona. La subordinación de las matronas a la autoridad médica tuvo consecuencias en la autonomía de las parturientas, al restarles libertad y capacidad de decisión a la hora de parir[16].

En la medida en que el parto pasó del ámbito privado al público, lo que había sido una experiencia personal e íntima se convirtió en un proceso industrializado en busca de la máxima eficiencia. En los hospitales, la mujer que da a luz debe permanecer acostada, inmóvil, sujeta a máquinas y rodeada de extraños que inspeccionan constantemente sus zonas íntimas. La cultura tecnocrática brutalizó el parto, convirtiéndolo a menudo en un acto de violencia[17].

Los avances médicos obviamente han conseguido mejoras significativas en la atención al embarazo y el parto, y han permitido reducir de manera drástica la mortalidad materna y neonatal. Pero estas cifras continúan siendo altas: según datos de 2015, cada día mueren 830 mujeres en el mundo por complicaciones, la mayoría evitables, relacionadas con el embarazo o el alumbramiento, en particular en los países del sur global. Asimismo, para 2017 la tasa media de mortalidad neonatal era de 27 muertes por cada mil nacimientos en los países de ingresos bajos, frente a tres muertes por cada mil en los de ingresos altos[18]. Prevenir dichas muertes, como se ha venido haciendo, debería ser compatible con un parto respetado.

El problema radica en que actualmente se aplican de manera rutinaria una serie de procedimientos previstos para momentos excepcionales. Una muestra de ello es la realización sistemática de episiotomías (corte en el periné, entre la vagina y el ano, para ampliar la apertura vaginal), que se ha demostrado que no ayuda a la criatura ni evita los desgarros, y que puede dejar importantes secuelas, como disfunción del esfínter anal, dolores en las relaciones sexuales, incontinencia y dolor crónico[19]. Otro ejemplo son las cesáreas innecesarias. Hay casos en los que estas intervenciones son imprescindibles; el inconveniente se da cuando se realizan por rutina, para agilizar el trabajo médico, sin tener en cuenta las consecuencias nefastas que pueden tener para la salud de la madre y del bebé. Además, cuanto más se interviene en un parto, mayores son las probabilidades de que se tuerza, de que surjan complicaciones y que se deba intervenir más. La sobreactuación médica en los partos normales y de bajo riesgo los convierte automáticamente en procesos de alto riesgo[20].

A demanda de la institución de la salud, se ha impuesto una serie de procedimientos que no facilitan el dar a luz, sino todo lo contrario. Lo vemos en el caso del parto sin movimiento y en decúbito supino, pues con este método el ginecólogo no tiene que agacharse y consigue un buen acceso al periné, pero el alumbramiento resulta mucho más doloroso para la mujer, avanza más despacio y no ayuda al descenso de la criatura por el canal del parto. En España, un 93 % de las mujeres que dan a luz en los hospitales lo hacen completamente acostadas[21]. Otro caso similar es la monitorización fetal electrónica, que aumenta el número de intervenciones sin que suponga un beneficio claro para el bebé[22].

El parto medicalizado[23] erige su legitimidad en el conocimiento científico, pero algunas autoras lo ponen en cuestión al señalar el carácter sesgado y cargado de prejuicios del saber de los expertos, el cual da la espalda a la experiencia materna[24]. Un ejemplo lo tenemos en cómo se ha administrado la anestesia en el parto a lo largo de la historia. Desde los inicios de su suministro, a finales del siglo XIX, hasta bien entrados los años sesenta, los médicos pensaban que la fase más dolorosa del parto era el final, cuando las mujeres pujan para que salga el bebé. Era la percepción de un observador externo. Entonces se administraban los anestésicos. En realidad, como han explicado tantas madres a lo largo del tiempo, y como ahora acepta la comunidad científica, la fase de más dolor se da justo antes, en la última parte de la dilatación, en lo que se conoce como la *etapa de transición*, cuando las contracciones son más frecuentes. A las mujeres se nos suministró durante años la anestesia cuando ya no la necesitábamos[25].

A mi madre le sucedió algo parecido. Me lo cuenta al preguntarle cómo fue su primer parto, es decir, mi nacimiento. Tumbada en la cama del hospital, ya con contracciones muy fuertes y medio sedada, oía a las enfermeras comentar la última hora de la situación política. No en vano: era el 18 de noviembre de 1975, cuando todo el mundo estaba pendiente del anuncio inminente de la muerte del dictador Francisco Franco. Ningún fármaco le ahorró el dolor en la fase de dilatación. De hecho, ya estaba pujando cuando le suministraron la anestesia total y la llevaron al quirófano. Así que el único que puede contarme cómo llegué al mundo es mi padre, a quien le dejaron entrar en la sala de operaciones justo cuando yo empezaba a asomar, literalmente, la cabeza. Imagino que se emocionó, porque mi padre es de lágrima fácil. Sin embargo, no me pudo levantar, sostener ni abrazar. Tampoco lo echó en falta. Si eras padre, con el protocolo de la época, tenías que dar gracias si te dejaban entrar en el quirófano.

Yo nací y, como tantos otros pequeños de entonces, pasé mis primeros minutos de vida en manos extrañas, siendo pesada, auscultada, supongo que también cogida de los pies y puesta cabeza abajo para ver si lloraba. Lo típico, por desgracia. Mi madre no me conoció hasta un buen rato después de dar a luz, ya en la habitación del hospital. Me cuenta que lo primero que le dijeron al abrir los ojos, medio dormida aún, fue: «Es una niña». Pero no tenía ni fuerzas para verme o levantarme. Mi madre quedó contenta con la asistencia al parto. Era lo que tocaba. Cuatro años más tarde, cuando nació mi hermano Marc, el protocolo fue exactamente el mismo.

Nos engañaron

Pero ¿cómo funciona un parto? Un parto no es sino un proceso fisiológico que en la mayoría de los casos una mujer embarazada transita con normalidad. El Ministerio de Sanidad de España, en el marco de la *Estrategia de Atención al Parto Normal en el Sistema Nacional de Salud* y en colaboración con organizaciones de profesionales sanitarios y usuarias, definió en 2007 el «parto normal» como aquel que se desencadena por sí solo entre las semanas 37 y 42 de embarazo, que evoluciona sin riesgos, en el que el bebé nace espontáneamente de cabeza, que concluye con la mamá y el recién nacido en buen estado de salud, y en el que no se interviene a no ser que sea necesario[26]. La mayoría de los partos deberían ser así.

Un parto natural no es sino un parto normal, en el cual no hay intervenciones médicas innecesarias y se respetan los ritmos de la mujer y la criatura. Este puede llevarse a cabo en el hogar, una casa de partos o el hospital, aunque en este último todo el entorno empuja a una mayor intervención médica, lo que dificulta que el parto natural se produzca de manera satisfactoria. El parto natural es la antítesis del parto medicalizado hegemónico.

Asociaciones de mujeres reclaman desde hace años lo que se ha venido a llamar «un parto respetado», en el que se acate la fisiología del parto, no se intervenga médicamente salvo que sea imprescindible, se informe a la madre sobre su desarrollo para que pueda tomar decisiones oportunas y se tengan siempre en cuenta sus necesidades y las del bebé. No es tan importante el sitio en el que se lleve a cabo como la actitud de los profesionales que lo atiendan[27]. Un parto respetado puede ser incluso uno en el que haya intervención médica, como una cesárea, porque no queda otra opción, pero se informa adecuadamente a la mujer de los inconvenientes y los beneficios para que ella pueda decidir.

Sin embargo, la institución de la salud trata el alumbramiento como si fuese un proceso patológico, entorpeciendo su normal desarrollo y provocando, en consecuencia, una mayor intervención. El parto tecnocrático[28] que se consolidó a lo largo del siglo xx concibe a la embarazada como una paciente, un sujeto vulnerable, cuya opinión no cuenta, y al feto, como un ser atrapado en el cuerpo femenino[29]. El protagonista del parto es el médico.

La estandarización del parto hospitalario puede analizarse desde una perspectiva antropológica como un nuevo rito de paso. Tomando la definición que expone el antropólogo Arnold van Gennep en su clásico *Los ritos de paso*, el parto implica una fase de separación (con la llegada de la mujer al hospital, quedando aislada de su entorno), una de transformación (con la consiguiente intervención médica) y otra de agregación (cuando la mujer ya ha dado a luz y se reencuentra con los suyos)[30]. La parturienta pasa de mujer a madre a través de un proceso reglado.

La lógica productivista y patriarcal dicta cómo debemos parir. «A las mujeres nos timaron, una vez más, me temo, cuando nos vendieron una falsa liberación obstétrica, una liberación conveniente a todo un sistema patriarcal, un parto controlado sin inconvenientes, sin dolor», afirma Jesusa Ricoy. Y añade: «En realidad en la patologización de nuestros partos se sometió nuestra sexualidad, el conocimiento de nuestros cuerpos [...] y me temo que fue relativamente rápido consiguiendo que en un par de generaciones las mujeres abrazásemos, en un cúmulo de malos entendidos sobre nuestra fisiología, el parto tecnocrático hasta reclamarlo como propio, como si el nuestro nunca hubiese existido»[31].

La medicalización y tecnificación del parto tiene muchos paralelismos con la industrialización de la agricultura y la ganadería[32]. La forma de nacer y la de alimentarse han tenido evoluciones similares. Se abandonó el parto tradicional, así como la agricultura campesina, menospreciándose los saberes de las mujeres, en un caso, y el del campesinado —a menudo femenino—, en el otro, en aras de un saber técnico-científico muchas veces inexacto. Unas transformaciones que tuvieron consecuencias nefastas para el nacimiento y la alimentación: se supeditó la vida a la productividad y a la optimización de resultados, acabando con derechos fundamentales, como el derecho a un parto respetado o a una alimentación saludable y sostenible. La manera en que se nace y se come dice mucho de una sociedad. La nuestra se caracteriza por darle la espalda a la naturaleza.

El control de nuestros cuerpos

Cada uno de los ciclos vitales de las mujeres, desde la menstruación hasta la menopausia, se han medicalizado. Nuestros procesos fisiológicos son definidos como cuadros patológicos, a los que se espera que la medicina y la farmacología den una respuesta, con el consiguiente beneficio económico para unas pocas empresas. «El paciente existe para que el sistema sanitario funcione»[33] o, lo que es lo mismo, sin enferma no hay negocio. Normalizamos el dolor y el malestar asociados a dichos procesos, considerándolos algo normal, cuando no debería ser así.

La medicina aborda la salud de las mujeres desde una perspectiva androcéntrica. Las investigaciones médicas y epidemiológicas menosprecian las particularidades biológicas femeninas, y la gran mayoría de ensayos clínicos se realizan en exclusiva con hombres. Algo que nos deja en una situación de gran vulnerabilidad. Se nos suministran fármacos que nunca han sido probados en mujeres o se nos realizan diagnósticos sin tener en cuenta la sintomatología particular femenina[34].

La medicina se ha encarnizado en especial con las mujeres, como afirman algunos autores, con actuaciones sanitarias discutibles, innecesarias o abusivas, como la vacuna contra el virus del papiloma, la terapia hormonal en la menopausia o algunos procedimientos preventivos para el cáncer de mama y el de útero[35]. El embarazo es otro de estos casos, que involucra un alto número de revisiones y pruebas diagnósticas; si bien estas son a menudo reclamadas por las propias madres, pueden generar estrés y preocupación, siendo varias de estas evitables.

Algo tan rutinario en el seguimiento del embarazo como es el control del peso, y que nos puede traer de cabeza, no se realiza de la misma manera en todos los países. Los criterios a veces varían entre países. En España, la prueba para detectar el estreptococo del grupo B es obligatoria entre la semana 35 y la 37 de gestación, mientras que en el Reino Unido este examen no se realiza, como en la mayor parte de países de América Latina. Todo esto lleva a preguntarnos si alguna de estas pruebas es prescindible. Yo, en particular, perdí casi cinco kilos en poco más de un mes al principio de mi embarazo a causa de los vómitos constantes, de tal modo que al final de la gestación mi peso era solo ligeramente superior al inicial. Aun así, en cada una de las visitas a mi centro de atención primaria, la comadrona[36] me insistía, y mucho, en que tenía que mantener mi peso bajo control, cuando hacía años que yo no me veía tan delgada.

El protocolo de seguimiento del embarazo parece tener como objetivo educarnos en la sumisión. A las madres se nos trata de manera condescendiente, en una relación jerárquica y asimétrica con los profesionales de la salud[37], a quienes, se supone, no podemos cuestionar. En la preparación al parto, se transmiten mensajes seudotranquilizadores que nos instan a dejar todo el proceso en manos del equipo médico, con afirmaciones como «tienes que confiar en que los profesionales harán todo por tu bien y el de tu bebé» o «no te preocupes, que en el hospital todo estará controlado». Al final, es como si el «embarazo no perteneciese a la mujer»[38].

No se trata de negar la importancia del seguimiento médico. Hay pruebas valiosas, por ejemplo, aquellas que permiten detectar anomalías cromosómicas en el feto, como el triple *screening* o los test de diagnóstico prenatal. El problema radica en la medicalización generalizada del embarazo, el sobrediagnóstico y la subordinación de la mamá, que es considerada un sujeto pasivo. Lo deseable sería un seguimiento médico de la gestación que fuese respetuoso con la mujer, no patologizador ni paternalista, basado en una concepción empoderadora de la experiencia corporal del embarazo.

Por el contrario, y paradójicamente, en el marco de un sistema de salud patriarcal se subestiman enfermedades que son exclusivas de las mujeres, como la endometriosis, o que nos afectan mayoritariamente, como la fibromialgia, el síndrome de fatiga crónica o la sensibilidad química múltiple. El sesgo machista de la medicina perjudica nuestra salud al invisibilizar enfermedades que nos son propias, calificarlas de inferiores y controlarlas mediante medicación sistemática[39]. Una realidad que pone en evidencia la necesidad de avanzar hacia una investigación y atención médica con perspectiva de género.

En el caso particular de la endometriosis, una enfermedad que golpea a una de cada diez mujeres en edad fértil y que se caracteriza por una sintomatología incapacitante que puede provocar reglas muy dolorosas e infertilidad, no se destinan recursos suficientes para investigarla y atenderla. Nos encontramos ante una enfermedad invisible, una gran desconocida para gran parte de la sociedad, a pesar de afectar a unos 176 millones de mujeres en todo el mundo[40], y que tarda una media de nueve años en ser diagnosticada. El dolor insoportable de la regla es considerado algo normal, con lo que las mujeres tenemos que convivir una vez al mes. Pero no debería ser siempre así y la endometriosis puede ser una de sus causas.

Lo cuenta la novela de la dramaturga y actriz Estel Solé *Si no puc volar* [Si no puedo volar], en palabras de su protagonista Ànnia: «¡Me ha venido la regla! —arranqué a llorar. Mi madre me miró y sonrió [...]. Lo que mamá nunca me dijo es que la regla me dolería mucho, que cada mes tendría que tomarme dos o tres pastillas para que se me pasara el dolor, e incluso habría veces en que me llegaría a tumbar en el suelo desnuda para que el frío de los azulejos me anestesiara los ovarios»[41]. Ànnia tiene casi cuarenta años y, aunque lo desea, no puede tener criaturas debido a esta enfermedad. Una dolencia que Estel Solé conoce bien porque la sufre.

La ciencia ha utilizado las diferencias biológicas entre ambos sexos para justificar la opresión de las mujeres. Nos dicen que la menstruación nos hace débiles o sucias; que somos cuidadoras, castas, enamoradizas y fieles por naturaleza. Nuestras particularidades, sin ser estudiadas en profundidad y rodeadas de mitos, han servido como excusa para subordinarnos. A la vez, la ciencia y la medicina han ignorado sistemáticamente las diferencias biológicas reales entre hombres y mujeres, y el cuerpo masculino se ha erigido como patrón universal. Se ha llegado a considerar que las enfermedades no tenían sexo, cuando en realidad el sexo de referencia era el del hombre, y así se han invisibilizado y menospreciado nuestras enfermedades particulares[42].

Miedo a parir

El discurso hegemónico en relación con el embarazo y el parto, impuesto por el sistema de salud, se erige sobre dos pilares: el riesgo y el dolor[43]. Es a partir de ellos que se construye la visión que tenemos de estos procesos, con las consiguientes supeditación y pérdida de autonomía femenina.

«De pequeña había oído decir que te partían. Y yo siempre había tenido mucho miedo de morir partida. Las mujeres, decían, mueren partidas... El trabajo ya empieza cuando se casan. Y si no se han partido bien, la comadrona las acaba de partir con un cuchillo y con un cristal de botella y ya se quedan así para siempre», dice Colometa, la protagonista de la novela *La plaza del Diamante* de Mercè Rodoreda[44]. El miedo a lo que pueda suceder, a ese famoso «por si acaso», nos conduce a dejar el embarazo y el parto en manos del equipo médico. Algo que nos han inculcado desde la más tierna infancia.

La mujer acaba por desconfiar de sus propias capacidades, asume como inevitable el ritual medicalizado y delega en los expertos. Un miedo sobre el cual se erige la autoridad médica y que es utilizado como medida intimidatoria sobre la embarazada. Muchos son los testimonios que así lo expresan: «Con una inducción en marcha, oxitocina a tope, con el miedo en el cuerpo porque había "que sacar al bebé de allí" y "ya has roto aguas y corre peligro". Y pese a mi resistencia, acabé cediendo y deseando que mi parto (tan soñado y deseado) acabara cuanto antes», explica una mamá[45]. La amenaza de sufrimiento de la criatura es uno de los mecanismos más utilizados, a lo largo de la gestación y el parto, para conseguir la sumisión de la madre.

No sé si habrán oído hablar alguna vez de la carta del bebé muerto. Se trata de uno de los instrumentos que emplea el personal médico para acabar de doblegar la voluntad de la mujer si esta se niega a seguir los protocolos establecidos. Como creen que es lo mejor para el bebé, los profesionales menosprecian las consecuencias que esto puede tener para la salud emocional de la mamá, y en definitiva para la criatura. A una de mis amigas se la sacó su ginecóloga a la semana 41, al cuando ella rechazó una inducción al parto. De hecho, su ginecóloga se lo iba a inducir ya en la semana 39. Ella se había resistido, quería un parto natural, con el menor riesgo posible de cesárea, pues ya había sufrido una antes, innecesaria, en un parto no respetado, y contaba ahora con el asesoramiento de otras profesionales. Ante la carta del bebé muerto, mi amiga, que ya estaba avisada, firmó la misiva, donde decía que si la niña moría era bajo su responsabilidad, y volvió a casa. No hay palabras para describir la presión y el estrés emocional que sufrió. Mi querida amiga, con todo en su contra, luchó hasta el final para tener un parto como ella quería, y que era posible. Su hija nació finalmente al cabo de muy pocos días en el hospital, por vía vaginal y sin epidural. La ginecóloga que la atendió, afortunadamente, no fue la misma que le hizo el seguimiento de su embarazo, sino otra profesional que respetó su voluntad.

Ya lo dicen: el miedo nos paraliza. Se calcula que un 58 % de las mujeres embarazadas en España tiene miedo a parir[46]. La poeta Hollie McNish expresa este sentimiento en *Nadie me dijo*: «Tengo miedo a dar a luz. El parto es la mayor causa de muerte en mujeres en todo el mundo [...]. De hecho, he cambiado de opinión. No quiero tener un bebé. Quiero decir, quiero un bebé. Es solo que no

quiero parirlo. Quiero ser un hombre. Estoy asustada porque ahora ya no hay vuelta atrás y no puedo convertirme en un hombre.
[...] Estoy a punto de parir y en lo único en lo que puedo pensar es
en la muerte»[47].

El temor al peligro nos inmoviliza, y más en un contexto de
máxima vulnerabilidad como el parto, neutraliza nuestros recursos y saberes. Esta situación nos lleva a aceptar sin discusión los
protocolos médicos, así como una serie de prácticas que, a pesar
del dolor y el sufrimiento que pueden generarnos, son percibidas
como lo normal y lo deseable. Es lo que algunos autores describen
como «subordinación tecnológica»[48]: la supeditación de las mujeres a un paradigma tecnocrático que consiste en la medicalización,
la institucionalización y el monopolio del parto. Así, las propias
mamás acabamos considerando el embarazo y el alumbramiento
un proceso peligroso y dolorosísimo, en el que lo más importante
es que el bebé —el producto— salga vivo. Se trata del triunfo tecnocrático[49].

A este miedo, que puede ser patológico, resultar incapacitante
y requerir de tratamiento médico, se le llama tocofobia o parturi-
fobia, y puede llevar a evitar o posponer un embarazo, y, en caso
de quedar encinta, a optar incluso por un aborto o una cesárea
programada. También hay mujeres que ante la fobia a gestar eli-
gen la adopción. Los temores son más comunes e intensos entre
aquellas que no han parido nunca, pero pueden afectar también
aquellas que han dado a luz, pero que han sufrido una experiencia
de parto traumático o pérdida del bebé. Se calcula que un 14 % de
las mujeres en el mundo sufre de tocofobia, una cifra que parece
haber aumentado desde el año 2000 en adelante[50].

«He visto los instrumentos de la habitación blanca y limpia.
Es un lugar de gritos. No feliz. "Aquí vendrás cuando llegue el
momento". Las luces de la noche son planas como lunas rojas.
Empañadas de sangre. No estoy preparada para que nada pase»,

dice la tercera mujer del poemario sobre la maternidad *Tres muje-res* de Sylvia Plath, antes de dar a luz[51]. He aquí el miedo a nuestro cuerpo.

«Darás a luz con dolor»

El dolor es el otro gran pilar sobre el que se erige el relato hegemónico en torno al parto. A lo largo de la historia, el dolor a la hora de parir ha sido utilizado como instrumento de sometimiento y control de la mujer. Sin embargo, cómo lo vivimos viene muy determinado por el periodo histórico y el contexto social.

En la antigua Grecia, el dolor de la mujer al dar a luz se comparaba con el del soldado que era herido en la batalla[52]. En la cultura occidental católica, el dolor ha sido el medio a través del cual la madre ha expiado sus pecados y se ha purificado del embarazo. Se tenía que parir con dolor. Lo dice la Biblia: «Multiplicaré tus dolores en el parto, y darás a luz a tus hijos con dolor»[53].

No fue hasta mediados del siglo XIX que la medicina dio los primeros pasos para reducir el dolor de las parturientas. El primer anestésico que se utilizó fue el éter, que se iba administrando en pequeñas dosis, pero tenía un olor picante y la recuperación tras su suministro era lenta. Se investigaron nuevas sustancias y se llegó al cloroformo, que tenía algunas ventajas frente al éter, como un olor dulzón y una recuperación más rápida, así que aquel se impuso. El cloroformo alcanzó su popularidad en 1853, cuando la reina Victoria de Inglaterra utilizó esta sustancia para aliviar el dolor al dar a luz a su octavo hijo. La «anestesia de la reina», como se conoció coloquialmente, tuvo especial difusión en el Reino Unido y en los Estados Unidos, mientras que en países como Francia o España los médicos fueron más reacios a suministrarlo por los efectos secundarios que comportaba. Años más tarde, se demostró su alta toxicidad y el riesgo de muerte que suponía su administración, y dejó de utilizarse[54]. El peso que la Iglesia tenía aún por aquel entonces le permitió continuar dando valor al dolor en el alumbramiento.

A medida que se avanzaba hacia una sociedad más laica y la medicina siguió progresando, el dolor al dar a luz empezó a ser percibido como innecesario. Un número cada vez mayor de mujeres organizadas, especialmente en los países anglosajones, empezaron a exigir ponerle fin mediante la administración de fármacos. Los médicos, a veces reacios a suministrarlos, los aplicaban para contentar a su clientela. Sin embargo, la férrea voluntad de las mujeres para acabar con el dolor las dejó en manos exclusivas de los facultativos, los únicos autorizados a suministrarlos, ya que las parteras tenían vetado su uso. Esto significó la pérdida absoluta del control femenino sobre el parto[55].

Si antes era la Iglesia católica la que dotaba de sentido al dolor, ahora el sistema de salud ha ocupado el lugar de la institución eclesiástica. Mientras tanto, se olvida que el dolor es una experiencia muy personal, que puede ser vivida de maneras distintas en función de cada mujer, pues no es igual para todas. Hoy se impone no sentir dolor. La sociedad actual no admite el dolor en ninguna circunstancia vital, y una vez más la mujer difícilmente puede escoger. De este modo, a aquellas parturientas que rechazan la anestesia epidural y quieren un parto natural les resulta muy difícil llevarlo a cabo, ya que en un centro hospitalario, en un entorno hipermedicalizado, todo conduce al suministro de fármacos, negándoles el derecho a decidir sobre su parto.

«Durante las primeras horas vinieron a preguntarme no una ni dos, sino cinco personas diferentes si me iba a poner la epidural. A todas les fui diciendo que no y todas y cada una de ellas me dijeron las mismas cosas: "Tienes que ponértela", "las contracciones van a ser cada vez peores y no lo vas a poder soportar", "¿por qué no te la quieres poner si no pasa absolutamente nada?", "lo vas a pasar muy mal si no te la pones". [...] Después de aguantar seis horas atada a una máquina sin posibilidad de moverme ni medio milímetro [...] cedí a que me la pusieran completamente acojonada con los augurios que me vaticinaban», explicaba la periodista Diana Oliver acerca de su primer parto[56]. La amenaza de un dolor insoportable es utilizada para subordinar a la mujer, obviando los mecanismos de los cuales ella dispone para aliviarlo. Si finalmente la mujer acepta la anestesia, esto es interpretado como un logro o triunfo del equipo médico.

En el momento en que una mujer se prepara para un parto natural, sabe que ese dolor tiene una finalidad —parir— y es consciente de que desaparecerá una vez que la criatura nazca. Se dota de sentido al dolor, lo que lo hace más llevadero. Lo sé por experiencia propia. Tuve un parto normal, en casa, y llegué a sentir muchísimo dolor, un dolor que en determinados momentos parecía insoportable. Pero disponía de herramientas para sobrellevarlo y apoyo, mucho apoyo, algo fundamental. Mi pareja y mi comadrona estaban allí para dejarme claro, si flaqueaba, que «yo podía». Sabía que ese dolor, de múltiples matices e intensidades, formaba parte del proceso. Hay también casos documentados de mujeres que prácticamente no han sentido dolor[57]. Incluso algunas han experimentado un orgasmo durante el alumbramiento. Algo que se esconde porque es considerado tabú.

Se asocia dolor a sufrimiento, cuando no son lo mismo. La medicalización del parto contribuye a aliviar el dolor mediante el suministro de fármacos, pero las intervenciones médicas innecesarias o el trato recibido pueden generar angustia y producir sufrimiento. En los centros hospitalarios, además, las parturientas dependen de terceros para reducir el dolor, a través de tratamientos que quedan fuera de su control. Un parto natural, en cambio, provoca dolor en la mayoría de los casos, pero no suele haber sufrimiento, en particular si es en casa, atendida por una comadrona, porque la mujer se encuentra en un espacio de confianza, íntimo, seguro, bien acompañada, donde se respetan sus tiempos. Aparte, la embarazada dispone de mecanismos propios para aliviar o gestionar el dolor, por ejemplo, el movimiento. El parto tiene un componente físico, pero también psicológico. De ahí que, independientemente de dónde se lleve a cabo, sea tan importante cuidar el entorno y el trato.

El robo de bebés

Mi madre nació en el hospital, en la Mutua Sabadellenca, en 1951. Mi abuela Elena ya había dado a luz allí. En cambio, mi padre nació en casa, en Sabadell, en 1948. Mi abuela Montserrat lo parió en el hogar, apoyada por una comadrona. Siempre pensé que mi abuela Elena era muy moderna, y dar a luz en el hospital me ratificaba en esa idea. Mientras que mi abuela Montserrat, que era más tradicional, lógicamente había parido a la antigua, en casa. No había duda de con quién me identificaba yo. Y pensaba, cuando me lo contaban, que lo que había hecho mi abuela paterna era algo muy pero muy chapado a la antigua. Recordándolo, me río debatiéndome entre la anécdota y la tristeza. Mis abuelas no llegaron a conocer a mi hijo. Y ahora que uno de los temas que más me apasiona es la maternidad, ya no tengo oportunidad de preguntarles por sus experiencias.

Mi querida abuela Elena, antes de tener a mi madre, sufrió primero un aborto, que fue tratado en el hospital, y después un embarazo en el que la criatura, una niña, nació muerta (no me quiero ni imaginar por lo que tuvo que pasar...). Sin embargo, nadie vio el cadáver de la pequeña, y mi madre cuenta que cada año, al ir al cementerio a llevar flores a sus muertos por Todos los Santos, dejaban en la fosa común un ramo de florecillas blancas. Me pregunto qué pasó realmente en ese hospital, ¿de verdad la niña murió? Nunca sospechamos absolutamente nada hasta que, hace ya algunos años, empezaron a emitirse reportajes sobre bebés robados durante la dictadura. Para entonces ya era demasiado tarde. Mi abuela falleció antes de que pudiésemos preguntarle al respecto. Mi madre apenas recuerda algo de lo que le contaron de su hermana, ni siquiera el hospital donde nació, ¿tal vez fuera la Maternitat de Sabadell? No lo sabe con certeza.

El robo de criaturas en los hospitales, con el apoyo de un sector de la Iglesia católica, fue la cara más dramática ya no solo de la expropiación de nuestros cuerpos, sino de nuestros hijos e hijas. Los protocolos hospitalarios de la época, que impedían a la mujer estar acompañada en el parto, la llevaban a dar a luz completamente dormida y la separaban de su criatura apenas nacía, favorecieron estas prácticas delictivas[58]. A las madres les decían que sus bebés habían nacido muertos o que habían fallecido poco después. Aunque resulta difícil tener datos exactos, según las asociaciones de afectados se calcula que en España fueron robados más de trescientos mil recién nacidos entre los años cuarenta y los noventa, posteriormente vendidos a familias que no podían tener descendencia[59].

A pesar de las múltiples denuncias y la apertura de diligencias de investigación (más de dos mil), no fue sino hasta junio de 2018 que se celebró, en la Audiencia Provincial de Madrid, el primer juicio por un bebé robado en el que se juzgaba a uno de sus responsables, el doctor Vela. ¡Ochenta años después de que empezaran los robos de recién nacidos y más de cuarenta tras el fin de la dictadura! La sentencia, a pesar de considerar al acusado culpable de todos los delitos, lo absolvió al estimar que estos habían prescrito en 1987, año en que Inés Madrigal, la bebé robada y quien llevó al doctor Vela a juicio, cumplió la mayoría de edad. La sala aceptó, de este modo, las tesis de la defensa. Inés Madrigal decidió apelar la sentencia ante el Tribunal Supremo[60].

Los colectivos de afectados denuncian las numerosas trabas que se encuentran para conseguir que los acusados se sienten en el banquillo. La mayoría de las diligencias quedan archivadas por los juzgados, aduciendo falta de pruebas, muerte de los implicados e incluso prescripción, lo que significa negar que el robo de bebés fue un delito de lesa humanidad. El Ministerio de Justicia guarda celosamente los datos, con lo que resulta complejo saber el número exacto de denuncias y cuáles siguen abiertas. El Gobierno no ayuda, ya se trate del Partido Popular, que niega la sustracción de recién nacidos, o del PSOE, que no sabe, no contesta. No hay interés en que se juzguen los casos. La impunidad es la norma en un país con una transición que tuvo como pilares centrales la amnesia y la continuidad.

El robo de bebés fue una práctica habitual durante la dictadura franquista. Lo que empezó como un crimen político, con recién nacidos sustraídos durante la Guerra Civil y los primeros años del franquismo a madres republicanas (presas, ejecutadas, exiliadas o desaparecidas), continuó años después, en un lucrativo negocio, con un papel preponderante de una parte de la Iglesia. Del robo de bebés en las cárceles se pasó a su sustracción en clínicas y maternidades. Después de la dictadura, y hasta bien entrada la democracia, estas prácticas continuaron. Otra pesada herencia del franquismo. Entre los años 1976 y 1983, el robo de recién nacidos en hospitales públicos y privados alcanzó grandes dimensiones, y afectó a familias de toda clase y condición[61].

6

Violencia obstétrica

«Por tu bien y el del bebé»

«La oleada de energía que anuncia un nacimiento inminente me arrastró con urgencia hasta la clínica [...]. Me recibió una enfermera muy joven, quien me anunció que estaban naciendo demasiados niños aquella noche [...] y me dijo que yo tenía que ser una buena chica y cuidar de mí [...]. Aún no contaba veinte años. Estaba sana. Y si las expectativas gobiernan la experiencia física, el parto debió de haber sido tan fácil como los dos partos posteriores. Quizás se debiera a que estaba muy sola y sin nadie que me consolara. La única persona que me reconfortó en aquel primer parto fue la mujer negra de la limpieza, que estaba fregando el suelo», narra la escritora Doris Lessing sobre su primer parto, en 1940, en Sudáfrica. Y añade: «[después de dar a luz] estaba dolorida y me sentía desamparada, anhelando tener al bebé en brazos. Cuando tímidamente pedí verlo, me dijeron: "Lo tendrá a todas horas muy pronto, ¿por qué tantas prisas?". Más tarde me dijeron que no me preocupara porque le daban sorbos de agua con azúcar, y ya lo vería a la mañana siguiente». En su segundo parto, el trato no mejoró, y se decía a sí misma: «Si el lugar era tan horrible, ¿por qué volviste allí? Ciertamente es una buena pregunta»[1].

El maltrato que comportan determinadas prácticas médicas contra las mujeres durante el embarazo, el parto y el posparto tiene nombre: violencia obstétrica. Un conjunto de actitudes y procedimientos ejecutados por el personal médico que supeditan y menosprecian a la mujer con consecuencias físicas y psicológicas para su salud y la del recién nacido. El embarazo, el parto y el posparto son considerados una patología, y la embarazada, una enferma. Las capacidades maternas, que desde siempre habían hecho posible el alumbramiento, quedan desposeídas de su significado y dar a luz se convierte en un asunto médico, donde las mujeres no cuentan. Las madres somos relegadas al papel de espectadoras o recipientes de un bebé, en un sistema médico jerárquico y patriarcal. Sin embargo, estos procedimientos acaban siendo justificados por nuestro bien y el del pequeño, y son socialmente aceptados, incluso por las propias mujeres que los sufren y sus allegados.

La primera vez que apareció el concepto de «violencia obstétrica» en una publicación fue en la Inglaterra del siglo XIX. «Hemorragias, desgarros tremendos, inversiones de útero..., estos son los efectos de la violencia obstétrica, una violencia obstétrica feroz y atroz. Este Moloch insaciable, ante cuyo altar sangriento se han sacrificado miles de mujeres», escribía el doctor James Blundell para denunciar los abusos a los que eran sometidas las embarazadas de la época[2]. Los cuerpos de las madres preñadas eran utilizados como campo de experimentación médica, y se les practicaban manipulaciones terribles, que les llegaban a causar graves secuelas, e incluso la muerte. En lengua castellana, las primeras referencias al término no aparecieron hasta finales del siglo XX, si bien antes se utilizaban con frecuencia conceptos como «parto violento» o «parto forzado»[3].

En el ámbito físico, la violencia obstétrica en el parto se ejerce a través de procedimientos invasivos como el tacto vaginal realizado por múltiples personas; la episiotomía efectuada de forma rutinaria; el uso de fórceps didácticos, para que los estudiantes practiquen; el suministro de fármacos y anestesia sin justificación; la maniobra de Kristeller, que consiste en presionar el abdomen de la parturienta hacia el fondo uterino para que el bebé salga con mayor rapidez, y que está prohibida en varios países por las secuelas que puede dejar; las cesáreas innecesarias; o la maniobra de Hamilton, en que se introduce un dedo en el cuello uterino para desprender las membranas de la bolsa de aguas e inducir el parto, con el riesgo de rotura prematura de la bolsa o sangrado abundante. Se trata de prácticas que a menudo se realizan sin el consentimiento de la mujer y sin haberla informado debidamente de sus consecuencias.

«Aún me resulta bastante duro rememorar el día en que "me nacieron" a mi hija. Porque yo siempre digo que no di a luz, aunque todo el mundo me mire con cara rara. La ginecóloga llegó con muy buena cara a decirme que firmara el consentimiento informado, que no informaba de nada, y que "el fracaso de la inducción era motivo de cesárea"», relata una mamá[4]. Ilusas de nosotras que creemos poder decidir sobre nuestro parto, dónde y cómo queremos parir, quién nos va a acompañar, qué hacer en tal o cual situación. Lo dejamos todo listo, o eso pensamos, en el plan de parto[5], pero la mayoría de las veces queda en nada. Al final las mujeres ni parimos ni decidimos.

La violencia es asimismo psicológica, con el uso de un lenguaje que humilla, infantiliza y discrimina a la mujer; que omite informarla o miente sobre la evolución del embarazo y el parto, e impide incluso que pueda estar acompañada por su pareja o por quien ella desee. «Le pedí [a la comadrona] que fuese a buscar a mi marido, y entonces me dijo que lo sentía mucho, pero que mi marido no podría entrar. Yo no entendía nada, en mi plan de parto dejé bien claro que quería que mi marido me acompañase. "Tengo miedo, ayúdame por favor. Tengo mucho miedo", le dije llorando de miedo y desesperación, pero ella no respondía nada, solo me miraba. De repente, me vi sola, rodeada de mucha gente desconocida, llena de cables y agujas [...]. Mientras tanto, mi marido fuera lidiaba, en vano, por entrar a quirófano a, por lo menos, darme la mano, pero no pudo», explica otra madre[6].

La violencia es a menudo tanto física como psicológica. «En segundos me ataron las piernas, y me dijeron que pujara. Yo no sentía nada. La matrona me agredía diciéndome que no servía para nada, que yo no sabía hacer esto. Todos mis miedos, toda la seguridad y la confianza que algún día gané se desplomaron [...]. De pronto, la doctora se subió a una silla y con todas sus fuerzas me apretó la barriga empujándola hacia abajo [realizando la maniobra de Kristeller]. Sentí que me partía en dos [...]. Años después, en terapia, he podido enfrentar todo esto. Efectivamente estaba rota por dentro», relata otra mamá tras su primer parto[7].

No permitir el contacto entre la madre y el bebé después del nacimiento es otro caso de violencia no solo física, al impedir el contacto y los beneficios del «piel con piel», sino psicológica, que afecta tanto a la mamá como al recién nacido. Los casos, por desgracia, se repiten, a pesar del cambio de protocolos en varios hospitales. «Después de dos horas de inducción fallida me hicieron una cesárea. El trato en el quirófano fue fatal. Me trataron como si no existiera, los médicos se contaban chistes y anécdotas, me ataron y tuve que pedir a gritos que me explicaran qué pasaba. Pero eso no fue lo peor: cuando sacaron al bebé, totalmente sano, lo pusieron en una mesa para examinarlo, aspirarlo, etc. Él lloraba a gritos y yo pedía que me lo dieran. Cuando terminaron y lo envolvieron en la toalla, me dejaron besarle (no lo pude tocar porque estaba atada) y me dijeron que se lo llevaban a la incubadora. Cuando más tarde pregunté por qué lo pusieron en la incubadora, pues él estaba sano y estaba bien de peso, la explicación que me dieron es que "eso hacemos con todos los bebés". No contentos con llevárselo, a mí me drogaron después de la cesárea y pasé toda la tarde y noche sin poder siquiera abrir los ojos. Cuatro horas después de su nacimiento nos lo trajeron para tocarlo por primera vez; mi marido, mi madre y algún otro familiar lo pudieron cargar. Yo pedí que me lo dieran, pero como no podía incorporarme, me lo pusieron en el pecho. Y a pesar de mi gran esfuerzo por no sucumbir a los efectos de las drogas, me quedé dormida después de apenas poderlo abrazar. Pedí que me lo trajeran por la noche, cuando tuviera hambre, para darle pecho y no lo hicieron», relata esta mamá[8].

Son experiencias durísimas que pueden dejar importantes secuelas, como explica la misma madre. «Allí no acaba todo: al llegar a casa, cuando el mayor estrés había pasado, solía verlo en su cunita dormir y preguntarme si ese bebé sería realmente mi hijo. A pesar de la angustia que me provocaba, tuve que ver el video de su nacimiento (que mi marido grabó) varias veces para saber que era cierto. Y aunque logré convencer a mi cerebro, mi corazón tardó mucho más en creérselo. Jamás pensé que sería posible sentirme desconectada de ese hijo que había deseado tanto y había esperado con tanta ilusión. Mantuve estos sentimientos en secreto durante mucho tiempo porque me avergonzaba no sentir esa conexión inmediata con mi bebé; pues aunque lo quería y protegía, no sentía que era mío. Mucho después supe que era normal sentirse así cuando separaban al bebé y a la madre después del nacimiento, que yo no era la única y que no era un monstruo. Sin embargo, nunca dejó de ser doloroso, incluso hoy, más de siete años después»[9]. La experiencia del parto es un suceso psicológico muy significativo, y lo recordamos con gran detalle durante toda la vida. El paso del tiempo, como constatan diferentes estudios, no altera la percepción del maltrato y la angustia sufrida[10].

Algunas artistas, partiendo de su experiencia personal, han querido denunciar la violencia que tantas mujeres padecen al dar a luz. La actriz y directora de cine Icíar Bollaín la vivió en carne propia con el nacimiento de su primer hijo. «A lo largo de esas cuatro horas [de parto] me practicaron un rasurado, una lavativa, la rotura artificial de la bolsa, una episiotomía y finalmente la maniobra de Kristeller; todo ello dolorosamente y sin que nadie me hablara o me avisara previamente. Era, absurdamente, como si yo no estuviera allí», explica[11]. Lo denunció en el cortometraje *Por tu bien*, donde el actor Luis Tosar interpretaba a una sufrida parturienta. Cambiar el sexo de quien daba a luz permitía mostrar, con aún más crudeza —si cabe—, la violencia y la indefensión vividas. El corto concluía con la consigna: «El parto es nuestro. ¡Que nos lo devuelvan!».

La actriz Iria Pinheiro, víctima también de violencia obstétrica, es otro caso. Pinheiro dejó constancia del maltrato sufrido en la obra autobiográfica de teatro documental, interpretada por ella misma, *Anatomía dunha serea* [Anatomía de una sirena], que se estrenó en octubre de 2018 en el municipio de Teo (La Coruña, Galicia). «Entré en el hospital con rotura de bolsa amniótica. [...] Desembocó en un parto inducido [...] que terminó con un corte en la vagina —una episiotomía— para que el bebé saliera más rápido. Me echan del hospital, pasa el tiempo y noto una serie de secuelas. Siento mucho dolor: para dormir, para conducir, para estar de pie, para estar sentada, para escribir en un ordenador, para trabajar... El corte también me afectó a las terminaciones nerviosas del clítoris y me provocó incontinencia urinaria», relata en el video de presentación de la obra[12].

Del parto como violación

Algunas de las víctimas de violencia obstétrica llegan a describir el abuso sufrido en el parto como si se tratara de una violación. «Fue el peor momento que he pasado en toda mi vida, pues me sentí violada, vejada, abusada. Me sentí tan mal que temblaba como una hoja cuando salieron de la habitación», relata una mujer a la que se le realizó una maniobra de Hamilton[13]. Otra explica: «Cada cumpleaños de mi hijo no es la celebración de su nacimiento, sino el aniversario de la violación. Mi hijo fue concebido con amor y nació mediante una violación»[14].

La expresión «violación en el parto» es utilizada por parte de mujeres que se vieron sometidas a determinadas actuaciones médicas sin que se les pidiera su consentimiento ni se las informara previamente. Los síntomas posteriores, como el síndrome de estrés postraumático, son similares a los que sufre una mujer que ha sido violada. Según datos de distintos países, se calcula que un 3 % de las madres sufre un trastorno de estrés postraumático después de parir[15]. Otros informes, de países como Australia y el Reino Unido, sitúan este porcentaje entre el 1 % y el 6 %; cifra que incluso alcanza el 18 % en los Estados Unidos[16]. Cualquier mujer que en su parto haya sufrido amenaza de muerte o de secuelas físicas graves para ella y su bebé, y lo haya vivido con miedo extremo e indefensión, puede padecer este síndrome. No se trata tanto de lo real que haya sido el peligro, sino de la percepción individual de la amenaza[17].

El trauma puede afectar el vínculo inicial entre la madre y el recién nacido, dificultar el comienzo de la lactancia materna, tener consecuencias en las relaciones sexuales y dejar secuelas en el trato con los profesionales de la salud. Son además experiencias que pueden hipotecar embarazos y partos futuros, y provocar una postergación de un segundo embarazo o que no se tenga el número de criaturas deseadas en un principio. «Nunca más voy a tener hijos. No voy a exponerme a eso otra vez... Recuerdo exactamente lo que me hicieron y dijeron, y quién lo hizo. Tengo la constante tortura de revivir esta experiencia diariamente», explica una madre[18]. En España, un 13 % de las mujeres afirma que el parto las ha traumatizado, un 35 % que el proceso fue peor de lo que esperaban y un 27 % que un segundo alumbramiento les daría más miedo que el primero[19].

No hay que olvidar que los procedimientos médicos en el embarazo y el parto, así como las exploraciones ginecológicas, pueden traer a la memoria recuerdos de abusos sexuales. Más de la mitad de las mujeres que los han sufrido tiene *flashbacks* al encontrarse en alguna de estas situaciones. «Tener un bebé es como sufrir abusos otra vez. Estaba sobre mi espalda, como a mí no me gustaba estar, y sin ningún control, y con dolor», explicaba una madre[20]. Algo que los profesionales de la salud deberían tener muy en cuenta.

Algunos hombres pueden presentar también síntomas de trauma después de ver cómo sus parejas han sido maltratadas al dar a luz. Aún recuerdo a uno de los papás del grupo de embarazo, parto y posparto al que asistía, donde distintas parejas compartíamos nuestras experiencias, que contó con lágrimas en los ojos cómo cuando le dieron al bebé, después de un parto altamente intervenido que acabó con una hemorragia grave de su pareja, lo único que pudo sentir fue soledad, impotencia y desamparo.

Si eres pobre, peor

La violencia obstétrica se ejerce más fácilmente contra las mujeres pobres, las que pertenecen a una minoría étnica, las adolescentes, las solteras, las inmigrantes... Así lo afirma la Organización Mundial de la Salud, que asegura que estas tienen más posibilidades de sufrir un trato irrespetuoso y ofensivo a la hora de dar a luz[21]. Esto le sucedió a una joven madre sola, de origen latinoamericano y empleada doméstica que, en abril de 2011, acudió a parir al Hospital Clínic de Barcelona acompañada únicamente por su compañera de habitación. En el período expulsivo, cuando ya se veía la cabeza del bebé, y sin que hubiera la menor complicación, se utilizaron fórceps para sacarlo. Se hizo uso del fórceps sin necesidad alguna, solo para que los estudiantes practicaran, y sin el consentimiento de la madre. De este modo, tres estudiantes, uno tras otro, intentaron extraer torpemente al bebé con el fórceps. Ante su incapacidad y tras el grito de su médica tutora —«¡Cuidado, que así le rompes la cabeza!»—, ella misma lo sacó al cuarto intento. Estas maniobras lesionaron gravemente a la criatura, que sufrió fractura craneal severa, hemorragia intracraneal, convulsiones y finalmente tuvo que ser intervenida, dejando afectada la función motora de la zona derecha de su cuerpo. La asociación El Parto es Nuestro, que actuó como acusación popular para denunciar los hechos, asegura que estas prácticas son recurrentes, y las mujeres empobrecidas y en situación de exclusión y vulnerabilidad tienen más riesgo de padecerlas, en una clara intersección entre machismo, clasismo y racismo[22].

En Europa, las mujeres gitanas son otro perfil susceptible de sufrir en mayor medida violencia obstétrica, pues, además de pertenecer una minoría étnica, es un colectivo especialmente estigmatizado por los matrimonios y embarazos tempranos[23]. Lo constatan los abusos verbales que reciben, los programas de planificación familiar en los que les aconsejan hacerse una ligadura de trompas si tienen dos o tres criaturas, y los protocolos hospitalarios que las segregan. En algunos países, como República Checa y Eslovaquia, las esterilizaciones forzadas o no informadas son habituales. Es lo que se llama «violencia etno-obstétrica», la cual afecta también a mujeres inmigrantes, indígenas y afrodescendientes en todo el mundo.

La mortalidad materna tiene también un fuerte sesgo de clase y raza. En el Reino Unido, donde hay datos exhaustivos al respecto, las cifras señalan que las muertes de las madres durante el embarazo, el parto y el posparto no se reparten de manera uniforme entre el conjunto de la población. Las mujeres negras tienen cinco veces más posibilidades de morir como consecuencia de complicaciones y las asiáticas dos veces más que las blancas, con datos de los años 2014 a 2016. La mortalidad materna afecta en particular a aquellas que sufren problemas de salud, adicción, abuso y violencia doméstica[24]. En los Estados Unidos, donde el índice de mortalidad materna ha aumentado en los últimos veinte años, a contracorriente del resto de los países industrializados, y triplica la media de Canadá o de la Unión Europea, las mujeres afroamericanas tienen 3,4 veces más probabilidades de morir durante el alumbramiento que las blancas, según datos de 2006[25]. Aunque no son las únicas, parte del problema reside en que el Gobierno estadounidense no invierte suficientes recursos en detectar las complicaciones que pueden sufrir las mamás tras dar a luz, aunque algunas de estas sean evitables[26].

Maltrato en el embarazo y el posparto

Más allá del parto, la atención médica recibida a lo largo del embarazo puede ser tipificada también como violencia obstétrica cuando se subestima la opinión de la mamá, se le hacen comentarios despectivos o se la culpabiliza de su estado de salud. El propio proceso de control y seguimiento del embarazo, con la realización de numerosas pruebas médicas, que las mismas mujeres a menudo reclaman, pone las bases para la supeditación materna al paradigma tecnocrático de patologización de la gestación[27]. En el posparto, encontramos ejemplos de violencia obstétrica cuando el personal médico realiza intervenciones a la madre sin informarla de manera adecuada o en contra de su voluntad, en la medida en que se le responsabiliza de no saber qué hacer frente a la nueva etapa, con el inicio de la lactancia o los primeros cuidados del bebé.

Hay autores que añaden otras acepciones al concepto de violencia obstétrica, como el de «violencia obstétrica institucional», cuando las mujeres tienen que pagar de su bolsillo el parto en casa si no quieren dar a luz en un hospital[28]. Otros hablan de «maltrato institucional» para nombrar aquellas prácticas de la administración pública o de determinados profesionales que comportan abuso, negligencia y perjuicio para la salud física y emocional de las mujeres[29]. Si te atreves a cuestionar dichas prácticas, te arriesgas a ser tachada de irresponsable e incluso de poner en peligro tu vida y la del bebé.

Culpable

A menudo, se acaba responsabilizando a la mujer de ser el detonante de una situación de violencia obstétrica. Se le dice que no puja, que no colabora, que se queja demasiado, que por su culpa el parto no avanza y se le tiene que aplicar tal o cual maniobra. En definitiva, que ella se lo ha buscado. Algo que nos recuerda, y mucho, cuando se culpabiliza a una mujer víctima de agresión sexual. Con esta estrategia se busca atribuir a la parturienta la responsabilidad sobre lo que ha ocurrido o podría haber ocurrido a lo largo del parto[30].

Una culpa que no nos abandona. «Mi parto no fue respetado. Muy lejos de esto, reconozco que me equivoqué en no ser valiente y oponerme, [...] de confiar en los profesionales. Todavía me culpo por ello, soy sincera, aunque sé que no debo hacerlo es así», explica una madre[31]. Otra confiesa: «Aunque hasta dentro de al menos un par de años no me plantearé ir a por el siguiente hijo, no paro de preguntarme si fue culpa mía, si pude hacer algo, si [la cesárea] fue innecesaria, si hay algo que pueda hacer para que no me ocurra de nuevo»[32].

Las mujeres no solo se culpan a sí mismas, sino que también son culpadas. Cuando una madre rechaza un parto inducido, una cesárea o quiere un parto en casa, se le acusa a menudo de ser una irresponsable. Muchos son los obstetras que se erigen como máximos defensores del feto, considerando que deben protegerlo de su mamá, y los presentan como antagonistas[33]. Hay casos que acaban incluso ante los tribunales, y el abuso médico puede contar con el apoyo del entramado jurídico institucional.

En Cataluña, en junio de 2016, una mujer fue forzada a someterse a una inducción no solo por parte del hospital, sino por orden de un juez. Ocurrió en el Parc Sanitari Sant Joan de Déu de Sant Boi de Llobregat. Tras acudir al centro hospitalario para un control al final del embarazo, la mujer se encontró con que una persona del equipo médico le propuso inducirle el parto. La madre, tras valorar los riesgos, y amparándose en el derecho de autonomía del paciente, decidió no aceptar. Entonces, la citaron unos días después para seguir con los controles. Cuando la mujer acudió de nuevo al hospital, ya con contracciones leves e irregulares que indicaban que el parto se aproximaba, la presionaron otra vez para realizarle una inducción, afirmando que había anormalidades en el registro. Ella lo rechazó, pero se mostró dispuesta a aceptar una cesárea en caso de peligro. Ante esta nueva negativa, el hospital decidió acudir a la justicia para conseguir una orden judicial y obligarla a que se sometiera a una inducción, alegando urgencia y peligro para el bebé. La jueza, con estos argumentos, dio la orden judicial y los Mossos d'Esquadra se presentaron en el domicilio de la mujer y la forzaron a ir al hospital para que el parto le fuera provocado. A pesar de que el equipo médico había alegado ante el juez peligro inminente para el bebé, paradójicamente, el parto no le fue inducido hasta seis horas más tarde, lo que lleva a pensar que tal vez se mintió o exageró para conseguir la orden judicial. La asociación Dona Llum, que realiza activismo a favor del parto respetado, denunció los hechos[34]. Acciones como esta se justifican por el bien de la criatura; sin embargo, las consecuencias para la salud física y psicológica de la madre son nefastas, y en consecuencia también para el pequeño.

Todo esto conduce a preguntarnos: ¿quién defiende nuestros derechos como embarazadas?, ¿de qué lado está la justicia? Cuando se trata de aplicar determinados procedimientos médicos, la judicatura y la fiscalía en general tienden a excluir a las mujeres gestantes de las leyes que protegen sus derechos. El argumento implícito es que sometiéndolas a la autoridad sanitaria se protege a las criaturas[35]. Todo vale contra las madres.

Nuestro derecho

La primera vez que la violencia contra las mujeres ejercida por el personal de salud antes, durante y después del parto fue reconocida en el ámbito jurídico como violencia obstétrica fue en el año 2007 por la legislación de Venezuela; en concreto, por la Ley Orgánica sobre el Derecho de las Mujeres a una Vida Libre de Violencia. Según dicha ley, «se entiende por violencia obstétrica la apropiación del cuerpo y los procesos reproductivos de las mujeres por parte del personal de salud, que se expresa en un trato deshumanizador, en un abuso de medicalización y patologización de los procesos naturales, trayendo consigo la pérdida de autonomía y capacidad de decidir libremente sobre sus cuerpos y sexualidad, impactando negativamente en la calidad de vida de las mujeres»[36].

¿Qué prácticas ejecutadas por el personal médico son, según la legislación venezolana, constitutivas de violencia obstétrica? Tal y como define su artículo 51:

1. No atender oportuna y eficazmente las emergencias obstétricas.
2. Obligar a la mujer a parir en posición supina y con las piernas levantadas, existiendo los medios necesarios para la realización del parto vertical.
3. Obstaculizar el apego precoz del niño o niña con su madre, sin causa médica justificada, negándole la posibilidad de cargarlo o cargarla, y amamantarlo o amamantarla inmediatamente al nacer.
4. Alterar el proceso natural del parto de bajo riesgo, mediante el uso de técnicas de aceleración, sin obtener el consentimiento voluntario, expreso e informado de la mujer.

5. Practicar el parto por vía de cesárea, existiendo condiciones
   para el parto natural, sin obtener el consentimiento voluntario, expreso e informado de la mujer[37].

En caso de darse alguno de estos supuestos, la ley establece que
un tribunal imponga las multas correspondientes a los responsables. Más adelante, otros países, como Argentina en 2009 y México en 2014, incluyeron el concepto de «violencia obstétrica» en sus
legislaciones. Aun así, en estos países, a pesar de la ley vigente, el
maltrato a las mujeres en el embarazo, el parto y el puerperio por
parte de los profesionales de la salud continúa siendo una realidad
demasiado cotidiana.

La OMS se posicionó por primera vez en contra de la violencia
obstétrica en el año 2014, en un texto que llevaba por título *Prevención y erradicación de la falta de respeto y el maltrato durante
la atención del parto en centros de salud*. Si bien en el documento
la organización no utilizaba explícitamente el término *violencia
obstétrica*, sí reconocía que «muchas mujeres en todo el mundo
sufren un trato irrespetuoso, ofensivo o negligente durante el parto en centros de salud». Según la OMS, esta *praxis* «no solo viola
los derechos de las mujeres a una atención respetuosa, sino que
también amenaza sus derechos a la vida, la salud, la integridad
física y la no discriminación»[38].

En España, la violencia obstétrica, a pesar de no estar tipificada
por ley, sí puede denunciarse ante los tribunales al tratarse de un
conjunto de prácticas que menoscaban derechos fundamentales
reconocidos en la Constitución, como el derecho a la integridad
física y moral, a la libertad personal y a la intimidad[39], así como
derechos básicos recogidos en el Código Penal, algunas normativas
autonómicas y convenios internacionales. Sin embargo, no resulta
fácil conseguir una sentencia favorable, y los costos del proceso
judicial son elevados. Avanzar en la erradicación de la violencia

obstétrica pasa, entre otras medidas, por tipificarla legalmente. Es nuestro derecho.

Cesáreas: cambiar la manera de nacer

La violencia obstétrica es una realidad demasiado cotidiana en nuestros paritorios. El capitalismo y el patriarcado campan a sus anchas en las salas de parto. En España, la cifra de partos instrumentales (aquellos que finalmente acaban con el uso de fórceps, ventosas o espátulas), episiotomías, cesáreas y partos inducidos es mucho más alta que en otros países europeos, y no precisamente porque las características fisiológicas de las mujeres aquí sean distintas a las de otras mujeres del continente. Lo que sucede es que por costumbre se ha generalizado el parto intervenido, impidiendo su normal desarrollo, con el consiguiente aumento de posibles complicaciones.

Casi uno de cada cuatro nacimientos en España, un 24,8 %, se produce mediante cesárea, según datos del año 2016, mientras que en el 2000 la cifra era del 20 %. Un número que sobrepasa por mucho la recomendación de la OMS, que considera que una tasa razonable de cesáreas debería representar entre el 10 % y el 15 % de los partos anuales[40]. En los hospitales privados, donde la salud es un negocio puro y duro, esta cifra es superior a la media, alcanzando el 37,3 % del total, mientras que en los hospitales públicos la cifra se sitúa en el 21,6 %[41]. Algo que no se justifica desde un punto de vista médico, ya que es la sanidad pública la que atiende los partos con mayor riesgo, y en consecuencia con más opciones de acabar en cesárea. Algunos estudios lo atribuyen a factores no clínicos vinculados a la planificación hospitalaria, distintas formas organizativas, preferencias de las mujeres e incentivos económicos para los profesionales[42]. Asimismo, se detecta un porcentaje elevado de cesáreas sin ningún tipo de justificación, lo que sugeriría que son las mismas madres quienes las han pedido sin razones de salud que lo requieran[43]. Los partos instrumentales, las episiotomías y las inducciones se realizan también con mayor facilidad en los centros privados.

En la Unión Europea, para 2015 la media de cesáreas representaba el 27 % del total de partos, con una tendencia al alza respecto los años anteriores. La mayoría de los países nórdicos y Holanda registraban los porcentajes más bajos, entre el 16 % y el 17 % —con la excepción de Dinamarca, con el 21,6 %—, mientras que Chipre contaba con el número más elevado, el 57 %, es decir, casi seis de cada diez mujeres chipriotas daban a luz mediante esta operación quirúrgica. En Holanda, a pesar de ser el país europeo con más partos en casa y mayor consciencia en torno al parto respetado, la media de cesáreas pasó de representar un 6,5 % de los partos en 1986 a un 17 % en 2015. El mismo año, en el Reino Unido un 26 % del total de los partos fueron por cesárea[44]. Cuando el servicio nacional de salud británico intentó limitar su número, debido al elevado costo económico que representaban, muchas mujeres reaccionaron en contra, y en 2011 el Gobierno tuvo que dar marcha atrás.

Esta tendencia al alza es resultado en buena medida del proceso de mercantilización del parto. Mientras que una cesárea programada se realiza en tan solo treinta minutos y se puede prever, un parto puede durar horas e incluso días, y es imposible saber cuándo va a finalizar. Desde el momento en que prima la rentabilidad, una cesárea es considerada más eficiente para médicos y hospitales, las aseguradoras pagan más por este servicio y al ser más caras implican un mayor gasto por parte del sistema público de salud y más beneficios privados[45].

A mí me lo dijo un obstetra: «Tú darás a luz por cesárea. Por tu edad —tenía entonces treinta y nueve años—, y con las dificultades que has tenido para quedar embarazada, cesárea fijo». Yo pensé: «En mi caso, te equivocas». Las intervenciones por rutina son un secreto a voces, y cualquier excusa es buena para justificarlas.

El alto número de cesáreas no es un fenómeno exclusivo de España ni del continente europeo. En los países de la Organización para la Cooperación y el Desarrollo Económico (OCDE), el porcentaje medio de cesáreas pasó de un 20 % a un 28 % entre el año 2000 y 2015, aunque disminuyó de manera significativa en algunos países, como Israel, Suecia y Finlandia. Este último país presentaba en 2015 la tasa más baja de cesáreas de la OCDE, un 15,5 %, mientras que Turquía tenía la más elevada, un 53 %, seguida de México, con un 47 %, y Chile, con un 46 %. Una tendencia que se repite a escala global. Se calcula que uno de cada cinco bebés en el mundo nace por cesárea, un 21 % del total, según datos de 2015, casi el doble que en el año 2000, cuando las cesáreas representaban un 12 %. Europa y América son los continentes con mayores tasas, pero el aumento es general. República Dominicana es el país con la cifra más alta del mundo, un 58 %, según datos de los años 2010 a 2015. De hecho, se calcula que en el 60 % de los países se abusa de esta práctica[46].

En los Estados Unidos, el número de cesáreas creció un 525 % entre los años 1969 y 1987, pasando de representar un 4 % del total de partos a un 25 %. En 2009, la cifra ya llegaba al 33 %. Hasta los años ochenta, el alto número de cesáreas en los Estados Unidos era una excepción entre los países industrializados, solo comparable con Canadá y Australia, pero a partir de entonces el parto por cesárea aumentó en muchos otros sitios. En China, en 1988, las cesáreas solo representaban un 3 % del total de alumbramientos; veinte años después, en 2008, ya significaban el 40 %, con un porcentaje del 64 % en las áreas urbanas; incremento que coincidió con el inicio de la implementación de medidas mercantilizadoras en la salud pública[47].

En Brasil, con una de las tasas más altas del mundo, un 57 % según datos de 2014, la cesárea se ha convertido en todo un ritual. La mayoría de los partos en los hospitales privados, un 84 %, se lleva a cabo mediante esta operación quirúrgica; un 40 % en la sanidad pública[48]. Las embarazadas de clase media y alta se preparan para la cesárea como si se tratara de un gran acontecimiento, se encargan videos profesionales, los camarógrafos entran en el quirófano y las mujeres asisten bien peinadas, maquilladas y con la manicura a punto[49]. La cesárea en Brasil está de moda, y parir vaginalmente es considerado «cosa de pobres». Paradójicamente, la mayoría de las mujeres brasileñas al inicio del embarazo quiere un parto vaginal[50], pero el sistema sanitario las induce a creer que la cesárea es mejor, la forma más moderna y segura de dar a luz.

Se trata de algo muy preocupante, ya que estamos cambiando la manera de nacer. Cuando la cesárea empezó a implementarse, ciento cincuenta años atrás, era una operación quirúrgica que permitía salvar la vida de algunos bebés que presentaban dificultades en el nacimiento; ahora se ha generalizado al punto que ha desembocado en una nueva forma de dar a luz que se está convirtiendo en habitual[51]. La relación entre la excepción y la norma se invierte. Una tendencia que se explica por cambios socioculturales de fondo sobre la percepción del parto, el cual es considerado una fuente de riesgos, mientras que la cesárea aporta la falsa sensación de seguridad y control. Su normalización ha creado una equívoca impresión de autonomía en las mujeres, como si la ciencia nos hubiese liberado de los peligros y los dolores del parto, cuando en realidad la cesárea, como norma, no solo conlleva riesgos para la madre y el bebé, sino que nos genera aún más dependencia respecto al sistema médico, enajenándonos de nuestro cuerpo.

Las cesáreas, como toda operación de cirugía mayor, deberían ser las mínimas, solo las imprescindibles, y, por supuesto, siempre respetuosas. Hay formas y formas de practicar una cesárea. No es lo mismo que te operen acompañada de un ser querido o en la so-

ledad de un quirófano; que tras la cesárea te pongan el bebé encima o se lo lleven, o que si no puedes hacer el «piel con piel» con la
criatura lo haga tu pareja. Pero a menudo unas prácticas u otras se
dan de manera aleatoria, sin justificación médica, en función del
hospital o del personal que te atiende. En fin, resulta una lotería
que tu cesárea, como cualquier parto, sea respetada o no.

En el Hospital de la Vall d'Hebrón, en Barcelona, han empezado a implementar lo que llaman «cesáreas provínculo», mediante
un protocolo que tiene como objetivo humanizar el parto con cesárea, respetando al máximo la llegada al mundo de la criatura, el
contacto entre la mamá y el bebé y con la pareja[52].

Dime dónde vives y te diré cómo pares

Tu lugar de residencia, más que tu expediente médico, acaba a menudo determinando el parto que tendrás. En España, el País Vasco
tiene el número de cesáreas más bajo de todo el país, con un 16 %
del total, mientras que en la Comunidad Valenciana encontramos
el más alto, un 29,5 %, según datos de 2014. Vivir en un sitio o en
otro puede comportar tener el doble de posibilidades de sufrirla.
En Cataluña, el número de nacidos por cesárea era del 26 % para
2017, con un porcentaje muy superior en los hospitales privados,
un 36 %, y uno menor en los públicos, un 22 %. Si bien la media
ha ido disminuyendo desde 2013, cuando esta se situaba casi en el
32 %. A pesar de la tendencia a la baja, la cifra continúa siendo elevada, y se encuentra incluso por encima de la media española, que
en 2016 era del 24,8 %[53]. Todo esto debería llevar a preguntarnos:
¿qué está sucediendo en las salas de parto?

Lo mismo sucede con las posibilidades que tenemos de sufrir
una episiotomía, un parto instrumental o un parto inducido. Si
das a luz en el País Valenciano, en particular si lo haces en la sanidad privada, difícilmente volverás a casa con el periné intacto. A
un 72 % de las parturientas atendidas en los hospitales privados

valencianos se les realizó una episiotomía en 2012; en los centros públicos la cifra fue del 58 % para ese año. La media de episiotomías en España en su conjunto se situaba en el 42 % de los partos vaginales para 2015, pero es que diez años antes, entre 1995 y 1996, esta cifra había llegado... ¡al 89 %![54] La OMS considera que una tasa por encima del 20 % no está justificada y el Ministerio de Sanidad propone un porcentaje inferior al 15 % como estándar de calidad[55]. En Europa, las cifras más bajas de episiotomías las registran Dinamarca, con un 5 % del total de partos vaginales, Suecia, con un 6,6 %, e Islandia, con un 7 %, según datos de 2010[56]. ¡Ni que las mujeres aquí tuviésemos un periné distinto a las de otros países europeos! Además, se trata de una intervención que puede provocar *a posteriori* problemas en las relaciones sexuales, incontinencia urinaria y debilitamiento de los músculos perineales. El mismo director del departamento de salud maternoinfantil de la OMS, Marsden Wagner, llegó a calificar las episiotomías sistemáticas como «una forma de mutilación genital en la mujer»[57].

Las luces de alarma se encienden también cuando observamos la elevada cifra de partos inducidos por el equipo médico. En 2010, se registraba en la Comunidad Valenciana el segundo porcentaje más alto de toda Europa, un 31,7 % del total, solo por detrás de Valonia (Bélgica), con un 33 %. La media en los hospitales públicos de España se situaba en 2009 en un 19,4 %. La OMS recomienda no superar la tasa del 10 %[58]. En cuanto a los partos instrumentales, España, junto con Irlanda, ocupaba en 2015 la primera posición del continente, con un 15 % sobre el total de alumbramientos[59].

No respetar el contacto físico continuado entre la madre y el bebé, y separarlos luego del nacimiento, es otra de las situaciones de violencia que se puede sufrir en la atención hospitalaria al parto, y una de las que más temen las mujeres. En 2015, en España, dicha separación se dio en 125.000 nacimientos. Según la OMS, este contacto ininterrumpido debería estar presente en más del 80 % de los alumbramientos, pero aquí la media apenas llega al 50 %[60].

El alto número de cesáreas, episiotomías, partos instrumentales o inducidos, separación de madre y bebé, es una muestra de las consecuencias de la hipermedicalización del parto. El sistema económico exige alumbramientos rápidos y productivos, a costa del bienestar de la mujer y del recién nacido. No se trata de estar en contra de las episiotomías o de las cesáreas, pues gracias a ellas se salvan vidas. Las habilidades obstétricas son primordiales en los partos de riesgo. Una cesárea puede evitar que un bebé nazca con daño cerebral o librar a una mujer de un parto instrumental extremadamente complicado. La intervención médica no es mala por sí misma; el problema se da cuando dichas prácticas se realizan por rutina, de manera innecesaria. Los obstetras deberían estar al frente del parto cuando hay una complicación, pero también ser capaces de permanecer al margen en los partos de bajo riesgo, que son la gran mayoría, y dar autonomía a las matronas como expertas en el parto normal. Sin embargo, esto va en contra de la jerarquía médico-hospitalaria.

La confianza ciega en la intervención médica

Tanta intervención médica no da mejores resultados. Casi nunca se habla de los riesgos que puede comportar una cesárea para la madre y el recién nacido, como si dicha intervención estuviese libre de contingencias frente a los peligros que se asocian al parto normal. En cambio, las cifras sorprenden: la tasa de mortalidad materna para las cesáreas programadas es el doble que para el parto vaginal. Tras una cesárea, las mujeres tienen más posibilidades de sufrir inflamación del endometrio y mayor riesgo de sufrir una hemorragia y necesitar transfusión de sangre; en un siguiente embarazo hay más probabilidades de tener placenta previa y, si el parto es inducido, hay peligro de rotura uterina. En lo que respecta al bebé, en una cesárea programada, este nace prematuramente, con un peso inferior y puede sufrir problemas respiratorios, y es más probable que en la edad adulta padezca obesidad, ya que la cesárea interrumpe el traspaso natural de microbiota entre la madre y el pequeño a través de la vagina. De hecho, cada vez hay más investigaciones que constatan la relación directa entre la alteración de la microbiota intestinal en los recién nacidos y enfermedades como el asma, la diabetes tipo 1, la celiaquía, la obesidad, el párkinson y la esclerosis múltiple[61].

La confianza ciega que se deposita en la intervención médica equivale al miedo al parto que se inculca. Quizás esta sea la causa de que cada vez más mujeres pidan una cesárea programada no justificada por motivos de salud. La tecnología aporta ilusión de seguridad, atizada por un discurso clínico impregnado de desconfianza corporal y obediencia pasiva. El miedo al dolor y a la imprevisibilidad son los motivos más frecuentes que llevan a una mujer a pedir una cesárea. Una opción que a menudo viene determinada por lo que dicen los profesionales de la salud, la familia, las amistades o los medios de comunicación, que construyen un imaginario del parto condicionado por la sociedad machista en la que vivimos. Una mala experiencia en un alumbramiento anterior, una muerte perinatal o el temor a las secuelas del parto pueden ser otras razones para solicitarla, ya que la cesárea se percibe como un mecanismo de control sobre el nacimiento[62]. Nos han inoculado de tal modo el miedo a parir que para un número creciente de madres una cesárea a la carta es la mejor opción.

Se desconoce con exactitud el número de cesáreas a demanda que se realizan en España, ya que los registros hospitalarios no recogen específicamente dicha información, aunque en los centros privados los ginecólogos serían más proclives a este tipo de peticiones. En los Estados Unidos, se calcula que una de cada diez cesáreas se hace a demanda de la madre[63]. Sería bueno que nos empezáramos a preguntar por qué la solicitud de cesáreas va en aumento, qué responsabilidad sanitaria y social hay detrás, y qué consecuencias tiene para madres y bebés.

¿Quién nace un fin de semana?

Cada vez hay menos mujeres que dan a luz el fin de semana. Parir en horario laboral es lo más habitual desde hace treinta años, debido a las inducciones y las cesáreas programadas no por razones médicas, sino por intereses personales y de agenda del equipo médico y de logística hospitalaria, según reveló un informe de la asociación El Parto es Nuestro en España[64].

Si en 1975, y tomando datos de la Comunidad de Madrid, apenas se apreciaban diferencias sustanciales entre el número de nacimientos entre semana y los fines de semana o festivos, en 2010 la mayoría de los partos ocurrían de lunes a viernes. El horario laboral se ha impuesto a la fisiología del parto, con los consiguientes riesgos para la salud materna e infantil: mamás que soportan cesáreas y episiotomías innecesarias, y viven situaciones de estrés y ansiedad que les pueden causar síntomas de estrés postraumático, y bebés que sufren problemas respiratorios, luxaciones de hombros, cortes de bisturí o nacen prematuramente[65].

En Cataluña, los datos siguen la misma tendencia. El número de alumbramientos de lunes a viernes aumenta y disminuye durante los fines de semana y festivos, tanto en hospitales públicos como en privados, algo que no tiene justificación clínica. Entre semana, hay más posibilidades de ser sometida a una cesárea, un 32 %, que el fin de semana, un 22 %, con cifras de 2012 a 2015. Los días del año en que hay menos partos coinciden con los principales festivos. Y si en Cataluña estos se reducen en fechas como el 24 de junio —San Juan— o el 26 de diciembre —San Esteban—, en Madrid se mantienen en estos días, pues no son feriados[66]. En otros países como Estados Unidos, el Reino Unido, Nueva Zelanda, Austria, la tendencia es parecida.

Los nacimientos, sin embargo, son resultado de un proceso fisiológico aleatorio, así que el mayor número de nacimientos en días laborables solo se explica por la interacción con el personal sanitario. Desde la asociación Dona Llum se preguntan si una de las causas puede ser el hecho de que el seguimiento médico tiende a depender de un solo obstetra que compatibiliza la atención al parto con su agenda personal y a menudo con una consulta privada fuera del hospital. O si el hecho de que en la sanidad privada los obstetras muchas veces facturan según los partos que atienden, que las comadronas tienen menos presencia y autonomía, y que los protocolos en general están menos actualizados puede influir en la mayor cantidad de cesáreas en estos centros[67].

La probabilidad de sufrir una cesárea no programada aumenta asimismo entre las 11:00 p. m. y las 4:00 a. m. En esta franja horaria, los médicos son menos proclives a la progresión natural del parto y hay más posibilidades de que intervengan para acelerarlo, según indica una investigación publicada en el *Journal of Health Economics*[68]. Por este motivo, los autores de este informe señalan la importancia de revisar la estructura de turnos y las largas jornadas de trabajo en los hospitales para reducir el número de intervenciones evitables.

Cada cesárea le cuesta al sistema de salud público alrededor de 1.900 dólares, lo que la convierte en una intervención más cara que un parto vaginal. Si se eliminaran las cesáreas prescindibles, se calcula que el conjunto de hospitales públicos en España podría ahorrar más de 50 millones de dólares al año. Con menos cesáreas no solo gana la salud de las mamás y los bebés, sino también la de las arcas públicas. A la vez, con este ahorro se podría contratar más personal médico, al menos dos profesionales por hospital, lo que reduciría las largas jornadas laborales[69].

Las necesidades del bebé

El parto es un proceso cooperativo, en el que madre y bebé trabajan coordinadamente[70]. En consecuencia, cuando hablamos de violencia obstétrica no solo hay una víctima, la mujer que da a luz, sino también la criatura que sufre las consecuencias de estas prácticas. Como pasa en tantos otros casos de violencia de género, la violencia contra la mujer la paga también su pequeño.

El parto respetado no es solo un derecho de la madre, sino también del bebé. La criatura debe poder nacer cuando sea el momento óptimo de su desarrollo y beneficiarse de las hormonas del parto; recibir la microbiota materna a través de un alumbramiento vaginal, que la protegerá de enfermedades presentes y futuras; obtener la sangre y las células madre de su cordón umbilical, las cuales le aportarán hierro y hemoglobina; estar «piel con piel» con la mamá, y tomar el calostro, fuente de nutrientes, anticuerpos y glóbulos blancos[71]. No olvidemos que los recién nacidos también sienten, perciben y ven.

El parto impacta en varios aspectos la salud futura de la persona. Nuestra flora intestinal como adultos, por ejemplo, depende de cómo nacemos y de lo que comemos de bebés. Las bacterias intestinales son fuente de nutrientes y vitaminas para el crecimiento del pequeño, y la colonización microbiana es clave para completar el desarrollo del sistema inmunológico y del aparato gastrointestinal. Pero su composición varía a lo largo de los doce primeros meses de vida en función de si el bebé nace a través de un parto vaginal y es amamantado por la madre, si nace del mismo modo pero toma leche artificial, o si llega al mundo mediante una cesárea. Mientras los primeros presentan bacterias muy similares a las de sus madres, algo que les resulta beneficioso, esto decae si el pequeño toma el biberón y aún más si nace mediante una operación de cirugía mayor[72]. El parto no es en absoluto una experiencia anecdótica en nuestra vida.

Los pioneros de la psicología perinatal apuntaban ya a la huella que el nacimiento deja en el individuo. El parto, según estos autores, significa el primer trauma, la angustia original, que se produce al separarnos repentinamente de nuestra madre y llegar a un entorno hostil, donde perdemos ese «estado ideal»[73]. *A posteriori*, otros teóricos ampliaron esta capacidad de influencia al conjunto de la vida uterina, a cómo el entorno del feto en el embarazo y lo que le sucede a la madre puede marcar el psiquismo humano. Varios han sido los psicoanalistas, psicólogos y médicos que se han hecho eco de estas tesis, las cuales, a pesar de su difícil validación empírica, nos ayudan a valorar la importancia de la gestación y el alumbramiento.

La última frontera de la violencia de género

La violencia obstétrica es la última frontera de la violencia de género, una violencia física y psicológica ejercida contra las mujeres por el solo hecho de serlo. En el Código Penal español, la violencia de género se circunscribe a la relación de pareja; sin embargo, como afirman distintos juristas, en la medida en que la violencia obstétrica implica una violación de los derechos reproductivos de las mujeres, puede ser concebida como una forma de violencia de género[74]. Se trata, en definitiva, de una violencia silenciada, aceptada y justificada por la sociedad y las instituciones, y, a menudo, también por sus víctimas, mujeres que son insultadas, maltratadas, agredidas, engañadas e infantilizadas en centros médicos, normalmente durante el parto, pero también en el embarazo y el posparto. En ocasiones se aísla a la víctima, dejándola sola y prohibiéndole que esté acompañada, como en tantos otros casos de violencia de género. Hay que recordar que incluso trastornos posteriores que pueden surgir, como el síndrome de estrés postraumático, son idénticos a los que sufre una mujer víctima de una agresión sexual. Así como sucede con la violencia doméstica, la violencia que tiene lugar en las salas de parto solo llega ante el juez cuando ha provocado daños físicos muy graves[75]. La indefensión es total.

Nosotras lo aceptamos y callamos porque pensamos que parir es esto. Cuántas mamás, a pesar de haber sido humilladas y maltratadas, describen su parto como «bueno». ¿Por qué tenemos que quejarnos, pensamos y nos dicen, si tenemos un hermoso bebé entre los brazos? El miedo, el abandono, la impotencia y el daño físico que podamos haber sufrido no cuentan. Llegan a considerarse algo normal, y en consecuencia este no es reconocido como un acto de violencia. El sistema capitalista y patriarcal, en su empeño por normativizar la reproducción de la vida y controlar el cuerpo femenino, ha impuesto un ideal de parto que se basa en la institucionalización de la violencia machista. Los medios de comunicación, a través de películas, series y programas de distinta índole, contribuyen a perpetuar y normalizar este imaginario.

Acabar con la violencia obstétrica debería ser una demanda de primer orden del movimiento feminista. Tan importante es poder decidir si queremos quedar embarazadas y seguir adelante con una gestación como, en caso de hacerlo, escoger cómo queremos parir. Que una mujer quiera decidir en su parto no es un capricho, sino un derecho, que debe ser ejercido libre de violencia.

7

Los profesionales, en el punto de mira

Médicos machistas

Ante esta realidad, no nos debería sorprender el contenido machista, clasista y misógino de las viñetas publicadas en la gaceta electrónica de la Sociedad Española de Ginecología y Obstetricia (SEGO) desde el año 2008 hasta 2011, cuando fueron denunciadas. Las ilustraciones, realizadas por uno de sus asociados, ridiculizaban, despreciaban y se burlaban de las mujeres que sufrían dolencias ginecológicas y de las que estaban de parto, a las que representaban como ignorantes, sucias e incultas. En una de las escenas, por ejemplo, una mujer que sufría un prolapso uterino, con el consiguiente descenso del útero, y era perseguida por una jauría de perros, mientras el hombre que corría a su lado le gritaba: «¡Hasta que no te operes del puñetero prolapso, no vuelvo a correr contigo por el parque!». En otra, se veía una embarazada que daba a luz a un bebé de nalgas. Entonces, uno de los obstetras gritaba: «Rápido, vuelve a meterlo dentro, ¡no ha firmado el consentimiento!», mientras otro empujaba al recién nacido hacia el interior de la vagina. El Parto es Nuestro denunció su contenido en 2011, lo que dio lugar a un debate público al respecto[1].

También resulta significativo que, tras hacerse pública la acusación, la respuesta del presidente de la SEGO, Josep Maria Lailla, fuera una justificación en lugar de una disculpa. «Es una cosa jovial de este señor [su autor]. No hay que darle tanta importancia. Es humor y ya está. La sociedad tiene cosas más importantes», dijo. A pesar de la indignación que despertó la polémica, los directivos de la SEGO, responsables de la publicación, jamás se retractaron de estos contenidos[2]. Claro que no se puede generalizar y que existen profesionales que trabajan para mejorar la atención sanitaria a las mujeres, pero es significativo el hecho de que nadie alzase la voz hasta que El Parto es Nuestro denunció estas viñetas; una muestra de cuán interiorizada y silenciada está la violencia obstétrica en el sector.

Otro elemento preocupante es el lenguaje denigrante e infantilizador utilizado a veces por el equipo médico en las salas de parto, que revela menosprecio por la mujer, el bebé y el acto de parir. Más allá de apelativos como *hijita*, *mamita* o *barriguitas*, hay expresiones como *limpiar la guardia*, que significa inducir el parto mediante fármacos, maniobras o cirugía para evitar que la mujer dé a luz durante las horas de guardia, o *parir a la mujer* o *hacerle el parto*, como si la mujer no fuese capaz de alumbrar por sí sola[3]. También en algunos casos se ha llegado a realizar lo que se denomina «el punto del marido agradecido», una práctica que consiste en dar un punto de sutura de más en el proceso de reparación de la vagina tras el parto para estrecharla y proporcionar, supuestamente, más placer a la pareja, con consecuencias nefastas para la salud sexual femenina[4]. La medicina no está exenta de los prejuicios y del modo de actuar de una sociedad machista; al contrario, como tantos otros ámbitos, los reproduce. La violencia obstétrica no es resultado de una negligencia facultativa, sino de un conjunto de malas prácticas institucionalizadas.

Sin embargo, la SEGO se niega a aceptar esta realidad y rechaza el uso del término *violencia obstétrica*, rehusando que sus miembros puedan llegar a ejercer la violencia en la atención al embarazo y el parto. «La SEGO [...] bajo ningún concepto ni criterio se puede sentir aludida por términos como *violencia obstétrica*, dado que vigila constantemente la buena praxis de sus asociados», afirmaba la asociación en un comunicado[5]. Un texto firmado por el Consejo Rector y Asesor del Comité Científico de la SEGO, formado por diez doctores, todos ellos hombres, quienes, parece, no se han enterado de que la misma OMS reconoce la existencia de maltrato frecuente a las mujeres en los centros de salud durante la atención al parto[6].

Las declaraciones de la SEGO no son un caso aislado. El Colegio de Médicos de Ciudad Real se pronunció públicamente, en octubre de 2018, en contra de una jornada sobre violencia obstétrica que iba a celebrarse en esta ciudad a cargo de la abogada Lorena Moncholí, especialista en la materia. El Colegio acusó a las organizadoras del acto, el grupo de apoyo a la lactancia materna Oro Blanco, de abordar una temática ofensiva y difamatoria, al estimar que «el uso del concepto "violencia" es contrario a la ética médica». Asimismo, consideraban «inadmisible el título de la ponencia [que no era otro que "Actúa contra la violencia obstétrica"] puesto que atenta contra la honorabilidad de los ginecólogos»[7]. A pesar de las presiones, las convocantes llevaron a cabo la actividad.

Tanto las declaraciones de la SEGO como las del Colegio de Médicos de Ciudad Real son constitutivas de violencia obstétrica, ya que niegan el maltrato que sufren muchas mujeres en la atención al parto. Si las madres víctimas de violencia obstétrica ni siquiera pueden denunciarlo, ¿qué les queda? Si las sociedades que representan a la comunidad médica no la reconocen, ¿cómo la vamos a erradicar? Hablar de violencia obstétrica no es violencia, pero sí lo es negar que existe.

A pesar de la creciente feminización de estudios como la medicina, con un 66 % de alumnas y un 50,4 % de colegiadas en el año 2017 en España, y del peso importante que tienen en especialidades como la ginecología, la obstetricia o la pediatría, hoy en día no hay ninguna mujer que ostente una cátedra en estas disciplinas[8]. Obviamente no basta con que las mujeres accedan a cargos de responsabilidad para que se modifiquen las prácticas médicas si no se da un cambio de paradigma en clave feminista, pero puede ser un primer paso.

Una formación sin perspectiva de género

Hablar de violencia obstétrica no resulta fácil, y menos en un entorno médico donde los profesionales se sienten cuestionados y atacados de manera automática al abordar este tema. Cuando en foros médicos, judiciales o académicos se hace referencia a esta cuestión, en la mayoría de los casos, la reacción del auditorio, muchas veces femenino, es de sorpresa o negación, pues se cree que el trato denigrante a las mujeres en los paritorios o en las exploraciones ginecológicas no puede ser descripto como un acto de violencia de género o no se lo han planteado así[9].

El personal sanitario que ejerce estas prácticas considera que forman parte de su correcta y necesaria actuación, y procede según la formación que ha recibido; otros, que las juzgan inapropiadas, no se atreven a cuestionarlas[10]. Uno de los problemas de fondo radica en que ya desde las facultades de medicina se impone una perspectiva patologizante del embarazo y el parto. No es que los profesionales sean malos, sino que no se los forma en cómo atender a un parto respetando su normal evolución, sin el suministro de fármacos, con la mamá pariendo con libertad de movimientos. Su formación lleva implícita una carga patriarcal, que incide en la práctica. Hay, en general, poco respeto por la fisiología del parto, e impera entre la mayoría de profesionales el miedo a que la mujer dé a luz sin control. De ahí que haya que supeditar su cuerpo y voluntad[11].

Aun así, hay profesionales conscientes, que escuchan y acompañan, que intentan hacerlo lo mejor que pueden con los recursos a su alcance y se forman y actualizan para mejorar la atención a las parturientas. Hay también hospitales con protocolos más respetuosos. Pero los programas formativos de las facultades de medicina y enfermería por lo general no incorporan una perspectiva de género ni hablan de violencia obstétrica. Sin embargo, mientras no se reconozca la violencia antes, durante y después del parto, no podremos erradicarla[12]. Lo que no se nombra no existe.

Profesionales traumatizados

A pesar de las reticencias en el sector, hay profesionales que sí identifican el trato dispensado a las mujeres en el paritorio como un acto de violencia. Así lo apuntaba una encuesta piloto realizada en 2014 a varios trabajadores que atendían partos en España. Los encuestados relataron casos de cesáreas realizadas con el único fin de acabar antes de una hora determinada, sedaciones suministradas para que la mujer no molestara, gritos a parturientas diciéndoles lo mal que lo estaban haciendo y que iban a matar a su criatura, y partos instrumentalizados únicamente para que practiquen estudiantes. Una de las personas encuestadas reconocía que «nos enseñan a que nos tenemos que proteger entre nosotros y, por lo tanto, si vemos algún caso de violencia siempre nos excusamos diciendo que lo sucedido es lo correcto y nunca le decimos la verdad a la mujer o apoyamos a la mujer»[13]. Lo confirman los casos de mamás que han querido denunciar malas prácticas y se han encontrado con todas las puertas cerradas.

Los profesionales de la salud sufren también las consecuencias de la violencia ejercida en la atención al parto, e incluso algunos llegan a abandonar su puesto en el paritorio al sentirse incapaces de trabajar en este contexto de violencia o de plantar cara a quienes la ordenan y ejercen[14]. El personal médico no solo puede ser responsable o cómplice de la violencia obstétrica, sino víctima. Lo señala un estudio llevado a cabo en los Estados Unidos, que indica que tras asistir a un parto traumático hasta un 35 % de las enfermeras puede presentar síntomas secundarios, moderados o graves de estrés postraumático[15].

«He tenido síntomas de depresión y he salido llorando del paritorio traumatizada. Un ginecólogo me dio un manotazo cuando gentil y educadamente le toqué el brazo y lo miré a los ojos para pedirle que dejara de hacer una maniobra de Kristeller brutal sobre una chica de parto (de varios minutos). La chica pedía que parara y él seguía y seguía. Parecía una violación. Todavía tengo ganas de llorar y tenía pesadillas», cuenta una profesional. Otra añade: «Me he ido muchas veces llorando a casa y soñando con partos pasados y, sobre todo, he sentido profunda culpabilidad por haber sido en mayor o menor medida cómplice indirecto de semejante violencia»[16]. La violencia obstétrica no es un problema único del personal médico, sino que atañe al conjunto de la sociedad, que niega que el sistema médico pueda maltratar a las mujeres. Una violencia que solo es posible ejercer en una sociedad patriarcal y capitalista que la ampara.

¿Dónde están las comadronas?

Otra de las carencias del sistema de atención al parto es la falta de comadronas. Si la media de matronas en los países de la OCDE en 2009 era de casi 70 por cada cien mil mujeres, en España la cifra caía a las 31, una de las ratios más bajas de toda Europa. Mientras que en países como Francia, Alemania, Italia o Portugal su presencia no hizo sino aumentar a lo largo de la década del 2000, en España disminuyó. Si tenemos en cuenta la cifra de comadronas por bebés nacidos, la ratio en España era de 12 por cada mil alumbramientos en 2009, cuando la media de la OCDE era de 26[17]. Unos datos que repercuten negativamente en el acompañamiento a madres y recién nacidos, al no poder darles un cuidado individualizado.

En los Estados Unidos y Canadá, la situación es aún peor. La medicalización y hospitalización del parto significó la desaparición progresiva de las comadronas, que empezaron a ser vistas como una figura arcaica, tradicional y rural. En estos países, quienes asisten al parto junto con los obstetras no son las matronas, sino las enfermeras. Ante esta situación, en Estados Unidos en las últimas décadas ha emergido un movimiento de matronas organizadas, tanto a nivel político como profesional, que empuja hacia la destecnocratización del alumbramiento. Se trata de un espacio plural, integrado por varias asociaciones, con miradas no siempre coincidentes sobre la práctica de la matronería y el parto[18].

También en España las comadronas se han organizado para reivindicar su trabajo. En marzo de 2014, las profesionales andaluzas convocaron una marea rosa, a la cual se sumaron otras de Galicia, el País Vasco, Madrid y el País Valenciano, con el objetivo de defender sus competencias y denunciar la falta de matronas en los centros sanitarios, debido a que sus puestos eran ocupados por otros técnicos que no tenían la misma formación. La salud de las mujeres, como ellas afirmaban, es la que sale perdiendo. Una de sus consignas lo dejaba claro: «Una matrona más, una cesárea menos».

Call the Midwife [*Llamen a la partera*], una de las series dramáticas más exitosas de la televisión británica en los últimos años, rinde homenaje a esta profesión. Esta narra la labor de una comunidad de matronas y monjas que vivían y trabajaban en plena posguerra en un convento de enfermería ubicado en uno de los barrios más pobres de Londres en los años cincuenta y sesenta, Poplar, y donde la mejor ayuda que podía recibir una mujer al parir era la de una comadrona. La serie de la BBC, emitida por primera vez en 2012, con seis temporadas, muestra el papel clave, y demasiadas veces olvidado, de las parteras.

Según varios estudios, la atención al embarazo, el parto y el posparto en manos de comadronas proporciona más beneficios que otros modelos de atención compartida con profesionales diversos. Algunas de sus ventajas son: mayor número de partos vaginales espontáneos, disminución del uso de anestesia regional, menos episiotomías y un incremento de la satisfacción de las mujeres al tener más control sobre su parto[19]. A menudo, sin embargo, son los ginecólogos quienes los atienden, en particular si es en la salud privada.

En la atención hospitalaria al parto, el saber de las comadronas es con frecuencia minusvalorado. La jerarquía del sistema de salud subestima sus competencias, y las matronas a menudo se topan con dificultades para desempeñar su trabajo. Unos prejuicios que se trasladan a los nuevos residentes de obstetricia, perpetuando dicho patrón organizativo. Sin embargo, son ellas las profesionales apropiadas para atender los embarazos y los partos de bajo riesgo, mientras que los obstetras están preparados para dar respuesta a patologías y alumbramientos que presentan complicaciones.

La sociedad tampoco valora su labor. A pesar de que instituciones como la OMS han dejado claro en múltiples ocasiones que la comadrona es la especialista más adecuada para ocuparse de un parto normal, seguimos creyendo que un ginecólogo lo hará mejor. Tenemos tan interiorizado que dar a luz es algo peligroso que, en consecuencia, creemos que solo un médico podrá darnos la garantía de un alumbramiento exitoso[20]. A menudo, es lo contrario.

Avanzar hacia un parto respetado, donde las necesidades de la mujer y del bebé sean plenamente reconocidas, pasa por conseguir una atención continuada, personal e integral, a lo largo de todo el parto. Esto hace imprescindible la figura de una comadrona que acompañe a la embarazada desde el inicio hasta el final del alumbramiento; el conocido como modelo *one to one*, una matrona por parturienta, como recomiendan los organismos oficiales[21]. Un modelo que, está demostrado, mejora los resultados perinatales, reduce el exceso de intervenciones médicas y aumenta la satisfacción de la mamá y su familia. Para conseguirlo, es fundamental aumentar el número de estas profesionales, dotarlas de autonomía y valorar su trabajo.

8

Por un parto respetado

Nosotras decidimos

La crítica feminista a la medicalización del parto viene de lejos. Desde los años setenta, en aquellos países con movimientos contraculturales fuertes, en particular en los Estados Unidos, algunas corrientes del feminismo empezaron a poner en cuestión las prácticas de una medicina moderna tecnocapitalista y patriarcal que negaba el derecho de las mujeres a decidir sobre su cuerpo. Estas voces pusieron el foco en la patologización de la reproducción femenina y reivindicaron el parto natural como alternativa. La apertura de clínicas feministas de salud reproductiva fue el resultado más tangible[1]. Una de las más conocidas fue el centro de nacimiento y comunidad de matronas The Farm, que se estableció en 1971 cerca de Summertown, Tennessee, fundado y dirigido por la conocida partera Ina May Gaskin, y que sigue funcionando en la actualidad. Hasta el año 2011, The Farm había atendido casi tres mil partos, con muy buenos resultados, incluso en alumbramientos complejos[2]. Ina May Gaskin es hoy un referente internacional en la defensa del parto natural y la revalorización de la matronería.

En España, en los últimos años, una oleada de mujeres, organizadas en espacios y asociaciones diversas, se ha alzado para reivindicar un parto respetado. Cada vez son más las madres que llegan a dar a luz teniendo claro qué quieren y, sobre todo, qué es lo que no quieren; la información es clave. Politizar el parto, problematizar prácticas sociales y médicas que se han normalizado, es imprescindible para recuperar nuestro derecho a parir. Pero hay que tener en cuenta que el parto respetado solo será posible en una sociedad que comprenda y acate su fisiología; no se trata tanto de entenderlo desde la óptica individualista de la libre elección, sino desde la de los derechos colectivos de las mujeres y las criaturas. El parto es un asunto de justicia reproductiva y social.

Una de las asociaciones que ha jugado un papel más relevante, tanto en el ámbito de la sensibilización como en el de incidencia política, es El Parto es Nuestro, creada en Madrid en 2003, con el objetivo de apoyar a aquellas madres víctimas de un parto traumático, mejorar la atención maternoinfantil y acabar con el maltrato y el abuso en la atención al parto como principales demandas. Las mujeres que la fundaron venían de la lista virtual ApoyoCesáreas, que habían creado unos años antes, en 2001, con el fin de ofrecer respaldo a las madres que hubieran pasado por una cesárea. Sin embargo, pronto empezaron a llegar a la lista mujeres que, sin haberla sufrido, habían vivido un trato obsoleto y denigrante al dar a luz. Para darles respuesta, acompañarlas y denunciar sus experiencias, surgió El Parto es Nuestro[3].

Hay grupos locales de El Parto es Nuestro en casi todas las grandes ciudades del Estado. En Cataluña, la organización de referencia es Dona Llum, creada en 2006 con el objetivo de que madres y bebés reciban una atención digna, respetuosa y no jerárquica durante el embarazo, el parto y el posparto. La asociación reivindica el papel primordial de las comadronas, así como la inclusión en el sistema público de salud de todas las modalidades de alumbramiento, desde la hospitalaria, pasando por las casas de parto, hasta la domiciliaria[4]. En 2014, El Parto es Nuestro dio un paso más y creó el Observatorio de la Violencia Obstétrica, como

instrumento de recolección, análisis y difusión de casos de maltrato obstétrico, y como canal de comunicación entre instituciones,
colectivos de profesionales y asociaciones de usuarias.

Lo que hemos logrado y lo que queda por lograr

A lo largo de estos años de activismo, se han logrado avances muy
importantes, y el trato vejatorio explícito a las parturientas, propio
de la década de los ochenta y los noventa, es en la actualidad más
excepcional[5]. Sin embargo, el maltrato sigue presente de forma sutil,
y la situación es mucho peor en la salud privada que en la pública,
donde patriarcado y capitalismo se entrelazan en estado puro.

La aprobación de la *Estrategia de atención al parto normal
en el Sistema Nacional de Salud* por parte del Ministerio de Sanidad de España en 2007, elaborada en colaboración con organizaciones de profesionales de la salud y de usuarias, así como
la publicación de las guías que la desarrollan, apelando a la humanización del parto y revisando algunas de las prácticas más
extendidas, ha sido uno de los principales logros de El Parto es
Nuestro[6]. El documento, que incluía varias de las propuestas
hechas por la asociación, fue clave además para que la Sociedad
Española de Ginecología y Obstetricia sustituyera en 2008 su
Protocolo de asistencia al parto normal, publicado en 2003, por
unas nuevas *Recomendaciones sobre la asistencia al parto*, que
subrayaban que era necesario un cambio en la atención al parto
para que la mujer fuese el centro de la asistencia recibida e ins-
taban a modificar algunos de los procedimientos habituales[7]. Un
hito inimaginable tiempo atrás.

En estos años, hemos visto cambios en la práctica profesional.
El número de episiotomías se ha reducido significativamente, pasando de un 86,6 % sobre el total de partos entre 1999 y 2000 a
un 43 % en 2010. Aun así, la cifra continúa siendo alta, muy por
encima de las recomendaciones de la OMS, que considera que un

porcentaje normal de episiotomías no debería superar el 15 %. El número de cesáreas ha sufrido un ligero descenso en los últimos años, pasando de representar el 25,3 % en 2013 y 2014 al 24,8 % en 2015 y 2016, pero el porcentaje es todavía elevado[8]. Los partos instrumentales, con una de las cifras más altas de Europa, y las roturas artificiales de la bolsa de aguas son asimismo numerosas y se siguen realizando maniobras que están prohibidas por su peligrosidad, como la maniobra de Kristeller. El problema radica en que las recomendaciones de la *Estrategia de atención al parto normal* no son de cumplimiento obligatorio, y su aplicación depende de los profesionales que haya al frente de cada lugar.

En muchos casos, los cambios han sido más cosméticos que reales, y modifican los discursos, pero no las prácticas. Hay profesionales y centros que, a pesar de las sugerencias oficiales, no tienen la intención de cambiar sus procedimientos, algo que tiene mucho que ver, según apuntan algunos autores, con el poder que ostentan especialidades como la obstetricia y, en parte, la neonatología, reticentes a aceptar reformas que cuestionen una serie de prácticas y creencias. De este modo, se mantienen procedimientos obsoletos que responden más a una concepción del parto basada en prejuicios que en la evidencia científica[9].

A pesar de las dificultades objetivas para cambiar el actual orden de cosas, El Parto es Nuestro, Dona Llum y otras organizaciones en España y el mundo han sido capaces de poner el foco sobre la violencia obstétrica, un tema invisible hasta hace pocos años. Las campañas de sensibilización de El Parto es Nuestro, como «Stop Kristeller», «Unidos en neonatos», «Contra la episiotomía de rutina» o «Que no os separen», los encuentros periódicos de Dona Llum para intercambiar opiniones y muchas otras actividades impulsadas por grupos que trabajan en la defensa de un parto respetado han ayudado a que cada vez más mujeres tomen conciencia de la violencia que se ejerce en tantos partos.

Mi parto

Yo quería un parto natural, sin intervenciones médicas innecesarias. Al final opté por parir en casa. Consideré que era la mejor opción para dar a luz como yo quería, la más respetuosa y segura para
mí y la criatura. Me informé mucho, muchísimo. Tuve dudas, pues
la presión social es brutal. Hay un gran desconocimiento, y mucho
miedo. Pero mi comadrona, Blanca, me dio toda la confianza, así
como conocer las experiencias de otras mujeres que habían parido
en casa y contar con el apoyo de mi pareja para dar a luz cómo yo
quería. El parto natural, y en particular en casa, es una vivencia
íntima, extremadamente intensa, que nos han arrebatado. No se
trata de mitificarlo, pero sí de exigir el derecho a poder vivirlo.

Mi parto duró unas veinte horas. Aún recuerdo cómo empezó:
mientras seguía por televisión con Josep Maria, mi pareja, el re-
cuento de las elecciones autonómicas en Andalucía, en marzo de
2015. La fecha estimada de parto era al día siguiente. No sabía
entonces si esas serían las contracciones definitivas, ya que llevaba
días con contracciones que iban y venían, y que duraban un buen
rato. De hecho, desde la semana 38 tomaba diariamente infusiones
de hojas de frambuesa, muy recomendadas para provocar el parto;
pero lo mejor, lo más eficaz, fue el sexo. Así me lo habían indicado,
y en la recta final, cada vez que mantenía relaciones sexuales, justo
después llegaba una retahíla de contracciones. Esa tarde, a pesar
de la barriga, la dificultad para moverme y todo lo que se puedan
imaginar, el orgasmo no falló, y fue el definitivo. Llamé a Blanca,
que me dijo que la mantuviera informada y que si todo avanzaba
como era de esperar, vendría a primera hora del día siguiente.

No podía estar más contenta. El pequeño por fin llegaba, en
horas lo vería, lo tendría entre mis brazos. Cuánta emoción... Pasé
toda la noche despierta, sentada en el sofá, ya que era imposible estar acostada y menos aún dormir con tantas contracciones.
Cada vez que venía una, me levantaba del dolor, me apoyaba en

un armario y estiraba tanto como podía la espalda para aliviarlo. Todo lo que me habían contado en el curso de embarazo, parto y posparto, que mi pareja y yo seguimos rigurosamente, con sesiones semanales, durante tres meses, se cumplió. Sonidos guturales, profundos, primitivos, animales, emanaban de muy adentro, indicando que el parto había empezado. Pasé la noche como pude. Blanca llegó el día después, muy temprano. Me hizo el primer y único tacto. Había dilatado tres centímetros y medio. «¿Solo eso?», dije. Ella se mostró optimista: «Si está muy bien...». Como todavía faltaba para una dilatación completa, quedamos en que saldría a dar una vuelta y la llamaría cuando la necesitara. El piso donde vivíamos, de hecho, era diminuto —no llegaba ni a los cuarenta metros cuadrados—. Era un espacio diáfano, con mucha luz, en una quinta planta de un viejo inmueble del Raval, en Barcelona, donde ni siquiera pudimos montar la típica piscina de parto, porque no cabía.

Al mediodía las contracciones habían ido en aumento. Sola no podía continuar. La llamé: «Blanca, te necesito». Ella vino. Entonces empezó el trabajo realmente intenso, con un dolor que nunca me hubiese creído capaz de soportar. Un dolor físico que me situó en otro estado, donde no había lugar para la razón; todo era sentir, dejarse arrastrar, transitar ese dolor profundo, primitivo. Lo aliviaba con el apoyo de Blanca y Josep Maria, que me ponían bolsas de agua caliente y me hacían masajes en la zona lumbar. Aguantaba como podía, moviéndome, en silencio, pero el dolor era insoportable. Hasta que Blanca me dijo: «Sí que gritas poco...». Y entonces pensé: «Claro, ¡puedo gritar!». Esto me salvó. Los gritos fueron la mejor manera de canalizar el dolor. La noción del tiempo se esfumó. La dilatación completa llegaba.

Ya no sentía únicamente dolor, sino también unas ganas inmensas de pujar. No podía parar de moverme. Lo hacía de un lado a otro, del baño al comedor, del comedor a la silla de parto, de la silla de parto al sofá, del sofá al suelo a cuatro patas. Y vuelta a empezar. Todo era tan brutal que en algún momento llegué a pensar que no lo resistiría. «Decidme que puedo», les supliqué; y pude. Me quedé en la silla de parto, prácticamente en cuclillas, pujando, gritando, colgada de los brazos de Josep Maria, que desde atrás me sostenía con fuerza cada vez que pujaba. Mi vulva ardía, abierta, a punto de estallar. En un momento dado, Blanca me dijo: «Toca». Llevé con temor mis dedos a la apertura vaginal, y allí noté saliendo como una bola grande, una textura húmeda, viscosa..., eran la bolsa de aguas y su cabecita, la de mi bebé, empujando desde el interior. Él estaba aquí. Con un espejo pude ver cómo su cabeza, aún dentro de la bolsa, entraba y salía de mi vagina extremadamente abierta cada vez que empujaba. Hasta que en uno de los pujos la bolsa se rompió. Una mata de pelo negro se dejó ver. No sé cuánto tiempo pasó. Los minutos se hicieron eternos. Seguía pujando, gritando, deseaba tenerlo, me partía en dos. Todo era intenso, animal, único, sin fin. Tras uno de los pujos, sentí como algo se escurría fuera de mí. Martí había nacido.

Parir en casa

Parir en casa no es cosa de imprudentes, como algunos dicen. Es una decisión muy pensada, meditada y preparada; a menudo más que un alumbramiento medicalizado en un hospital, donde el equipo médico, queramos o no, toma el mando, y desconocemos con qué nos vamos a encontrar. Dar a luz en casa, cuando está planificado y es atendido por personal cualificado, en embarazos de bajo riesgo, es una opción tan segura como ir al hospital[10]. A pesar de que con frecuencia se insista en que parir en el hogar es extremadamente peligroso, los resultados de los estudios científicos son tozudos, pues las tasas de mortalidad materna, perinatal y neonatal de los partos domiciliarios y hospitalarios son similares[11]. Y, además, en la medida en que se respeta el parto fisiológico, las posibilidades de sufrir una cesárea, episiotomía o parto instrumental se reducen drásticamente y el nivel de satisfacción de las mamás es mayor.

La misma OMS no prioriza un sitio específico donde alumbrar, sino que defiende el parto normal dondequiera que este tenga lugar, rechaza la medicalización innecesaria y exige que se respete la autonomía de la partera[12]. Según la OMS, cada mujer debería poder elegir el tipo de parto que prefiera. De hecho, una comparativa entre países muestra que el sitio donde tiene lugar el nacimiento es menos importante que las condiciones sociales en las que viven los progenitores. La seguridad del parto constata las profundas desigualdades sociales[13].

Sin embargo, parir en casa no es fácil. Más allá de la dificultad para encontrar una comadrona —ya que si bien hay muchas que trabajan solas o en equipo en algunas grandes ciudades, no sucede lo mismo en otros lugares—, las mujeres que deciden parir en el hogar se encuentran con una fuerte presión médica, social y familiar en contra. Los prejuicios y la desinformación acerca del parto domiciliario están aún, por desgracia, muy extendidos. De ahí que no sean pocas las mujeres que planifican un parto en casa prácticamente en secreto, sin informar a familiares ni amigos. Yo soy un ejemplo. Una vez que decidí parir en casa, no lo conté casi a nadie. Sabía de los comentarios que, de buena fe, me esperaban. No quería parir con presiones.

Los partos domiciliarios en España continúan siendo minoritarios, aunque cada vez son más solicitados. A pesar de que no hay un registro oficial que los contabilice, se calcula, según comadronas que los atienden, que en 2018 la cifra habría ascendido, oscilando entre los 1.000 y 1.400, lo que representaría entre un 0,25 y o un 0,35 % del total de nacimientos, la mayoría en Cataluña, donde esta práctica está más consolidada. De hecho, en 2017, según datos del Idescat, se atendieron 410 partos en domicilios catalanes, un 0,6 % del total de nacimientos en Cataluña[14]; allí también se concentra la mayoría de las matronas que los asisten. De las 120 comadronas que acompañan partos en casa que, se estima, hay en toda España, más de la mitad son catalanas, algunas con más de treinta años de experiencia. La Associació de Llevadores del Part a Casa de Catalunya agrupa a unas setenta de ellas, la mayoría socias también de la Associació Catalana de Llevadores, la cual forma parte de la Federación de Asociaciones de Matronas de España[15].

Pagarlo de tu bolsillo o no

Y ¿quién paga el parto en casa? Tú, de tu bolsillo. La sanidad pública española no asume el parto en el hogar. De modo que es la familia la que tiene que costearlo íntegramente, con un precio que ronda entre los 2.000 y los 2.700 dólares. Por este motivo, en las plataformas digitales de micromecenazgo ya no nos sorprende encontrar proyectos de madres que buscan financiación para dar a luz en casa con un equipo de comadronas. Uno de estos casos fue el de Maria, que parió en su domicilio, en Barcelona, en noviembre de 2016, acompañada de sus seres queridos, gracias al apoyo de 109 personas que lo financiaron a través de un proyecto en *Goteo.org*. Sin su ayuda, Maria no hubiese podido alumbrar como ella quería, ya que no tenía capacidad económica para asumir el costo. No incorporar el parto en casa al sistema público de salud lo convierte en una opción solo accesible a aquellas mujeres que se lo pueden permitir. Pero si pagamos nuestros impuestos y contribuimos a la Seguridad Social, ¿por qué el Estado no asume el parto en el hogar y lo ofrece como una opción más como sí lo admiten otros países europeos? No hacerlo discrimina a las mujeres que optamos por parir en casa.

En el Reino Unido, por el contrario, la salud pública cubre el parto domiciliario e incluso lo recomienda. Un informe elaborado por el Instituto Nacional de Salud y Excelencia Clínica del Reino

Unido en 2014 instaba a las mujeres con embarazos de bajo riesgo a dar a luz en casa o en unidades gestionadas por comadronas antes que en el hospital. Las ventajas, según el informe, residían en una reducción drástica del número de cesáreas, episiotomías, inducciones y en el uso de fórceps y ventosas. En Inglaterra y Gales, en 2016, un 2,1 % del total de partos tuvo lugar en el hogar, y fueron las mujeres de entre 35 y 39 años las más predispuestas a llevarlos a cabo[16]. Aunque no está de más recordar que en una época donde las inversiones en lo público se recortan, la promoción del parto domiciliario no puede servir como excusa para recortar en gastos sanitarios, sino al contrario: su oferta debe permitir ampliar las prestaciones de la salud pública. El parto en casa es más económico que el parto hospitalario —en Inglaterra cuesta un 65 % menos, según importes de los años 2009 y 2010—, cuenta con un grado de satisfacción más alto de las mujeres e implica un número de cesáreas, intervenciones médicas y complicaciones inferior al de los hospitales[17].

En Holanda, donde los partos en casa también están incluidos en el sistema público de salud, estos representan un 13 % del total de partos, el más elevado de Europa. Aunque la cifra ha disminuido respecto a años anteriores: entre 2010 y 2012, se situaba en el 21 %[18]. Un retroceso que se explica, en buena medida, por las campañas mediáticas y de desprestigio que se han realizado en su contra. En Irlanda, Dinamarca e Islandia, el parto domiciliario también está cubierto por la salud pública. En Islandia, en los últimos años el número de nacimientos en el hogar ha aumentado de manera significativa: pasó de representar el 0,1 % del total en los años noventa al 2,2 % en 2012, el porcentaje más alto de los países escandinavos. La normalización del parto en casa a través de los medios de comunicación ha sido una de las claves[19].

Por el contrario, en otros Estados europeos, como República Checa o Croacia, la ley prohíbe a matronas y obstetras atender el parto en el domicilio privado, en detrimento del derecho de las mujeres a decidir dónde quieren dar a luz. Aun así, hay comadronas que desobedecen legislaciones injustas para ayudar a las mujeres a parir en el hogar.

Casas de parto en el sistema público de salud

En Cataluña, en 2017, se inauguró la primera casa de partos dentro de la sanidad pública. Se trata de un centro vinculado al Hospital Sant Joan de Déu de Martorell, gestionado íntegramente por comadronas. Un paso adelante para dar cobertura dentro del sistema nacional de salud a más opciones de parto.

Sin embargo, los criterios de acceso son bastante restrictivos, y no permiten la entrada a mujeres con diabetes gestacional controlada, aquellas que han tenido una cesárea previa o las que superan determinadas semanas de gestación. Algo que ha sido denunciado desde la asociación Dona Llum, al tratarse de criterios no apoyados por la evidencia científica[20]. Entre un 10 % y un 12 % de las embarazadas en Cataluña, según la Conselleria de Salut de la Generalitat de Catalunya, podrían optar por este tipo de parto[21]. De aquí que el Gobierno catalán, ante la demanda, ha previsto abrir próximamente nuevas casas de parto en otros centros hospitalarios.

El diseño del espacio es algo fundamental a la hora de dar a luz: puede ayudar al proporcionar intimidad y seguridad o, por el contrario, entorpecer el proceso. Lo saben bien las arquitectas Marta Parra y Angela Müller, que desde 2007, cuando crearon la firma Parra-Müller Arquitectura de Maternidades, trabajan para diseñar paritorios más humanizados, adaptados a las necesidades de la mujer, pero también del bebé, la familia y los profesionales. Actualmente, como señalan Müller y Parra, la arquitectura de las maternidades continúa siendo la de espacios que despersonalizan al sujeto, en este caso a la madre, y la inducen a la sumisión[22].

Lugares que son, como el mismo parto, infravalorados, escondidos y sometidos a criterios de eficacia. En 2017, el reconocimiento internacional les llegó tras ganar uno de los prestigiosos galardones de la Asociación Internacional de Diseño de Interiores (IIDA), por el diseño de la unidad de parto normal del Hospital Universitario HM Nuevo Belén de Madrid.

El arte como altavoz

No estamos acostumbradas a ver mujeres parir de manera natural. El cine, la televisión y los reportajes fotográficos nos ofrecen imágenes de mujeres que paren acostadas bocarriba, en un potro obstétrico, rodeadas de personal médico, y de bebés recién nacidos envueltos en toallas. ¿Qué tan común es ver en una película un cordón umbilical o una mujer pariendo en el suelo a cuatro patas?[23]. Para romper con este imaginario común, una serie de artistas ha decidido dar un paso al frente y colocar en el centro de su obra el parto natural.

Una de ellas es Ana Álvarez-Errecalde, nacida en Argentina y afincada en Barcelona, que ha dedicado parte de su obra fotográfica a desafiar el modelo hegemónico de parto, maternidad y crianza. En el proyecto *El nacimiento de mi hija*, Álvarez-Errecalde se autorretrató después de haber parido en casa, con su recién nacido en brazos, aún con el cordón umbilical y la placenta, con sangre y dándole de mamar, ofreciéndonos una imagen del parto antagónica a la dominante. En la serie fotográfica *Cesárea, más allá de la herida*, retrató a mujeres que habían sido sometidas a una cesárea, mostrándonos su cicatriz física y emocional para revindicar una atención al parto respetuosa. En *Las cuatro estaciones*, Álvarez-Errecalde reflexiona, a través de cuatro imágenes metafóricas, sobre su propia maternidad: dos hijos, una hija y una pérdida gestacional tardía.

Otro ejemplo es el de la fotógrafa artística británica Natalie

Lennard, antes conocida con el sobrenombre de «Miss Aniela». Tras dar a luz en casa a su primer bebé, que nació muerto —así lo esperaba después de que los médicos le comunicaran previamente la grave enfermedad que sufría su hijo—, y de parir pocos años después, también en el hogar, a su segunda hija, la fotógrafa decidió centrar su trabajo en las capacidades intrínsecas de las mujeres para alumbrar. Lo hizo a través del proyecto *Birth Undisturbed* [Nacimiento no perturbado], una serie de fotografías donde recreaba, a través de la ficción narrativa, escenas de parto con una potente simbología y mensaje. En una de estas imágenes, tan bella como surrealista e impactante, «Salle Sauvage» [Habitación salvaje], presenta a una mujer dando a luz de pie en un hogar con paredes de cristal, donde podemos observarla gritando y recogiendo al bebé que acababa de parir, apoyada por su partera y con su pareja a cierta distancia. En otra fotografía de la colección, «The Creation of Man» [La creación del hombre], la artista representa el parto de la Virgen María con la ayuda de José, en un establo, pariendo de pie y chillando. Y en «Royal Blood» [Sangre real] escenifica el último alumbramiento de la reina Isabel II de Inglaterra, en 1964, en su cámara real y sin analgésicos. El objetivo de Natalie Lennard no era otro que el de reflejar la crudeza, la animalidad y la autenticidad del parto más primario.

Ojalá más artistas presentaran una imagen del parto al margen de convencionalismos artísticos y sociales que nos permitiera normalizar algo tan universal como el acto de parir: un alumbramiento bajo el control de la mujer.

9

Morir antes de nacer

¿Cuántas criaturas deseadas mueren antes de nacer? ¿Cuántas madres hay —y también padres— sin un bebé entre los brazos? Qué difícil es hacer entender el duelo por quien nadie ha visto, pero a quien tú conoces tan bien. La muerte del pequeño que una espera y quiere, seguramente, es lo peor que le puede pasar a una mujer embarazada. Muertes no anunciadas y que un facultativo nos comunica por el paro del corazón del feto, o muertes programadas por una malformación genética o una enfermedad incompatible con la vida. Imposible poner techo al dolor y la pena.

En 2016, se produjeron en España 4,4 muertes perinatales por cada mil partos, muertes de fetos o recién nacidos desde la semana 22 de gestación hasta la primera después del nacimiento. No hay cifras oficiales de los abortos espontáneos antes de la semana 22 de embarazo, pero se calcula que se dan en una de cada cinco gestaciones confirmadas, un porcentaje que aumenta con la edad de la madre. Otros estudios apuntan a que, anualmente en España, mueren más de 1.500 bebés *in utero* o *intrapartum* a partir de la semana 22 de gestación, y se producen cuatro mil interrupciones del embarazo por motivos médicos a partir de la semana 17[1].

La ilustradora Glòria Vives Xiol lo representa en su novela gráfica *40 semanas. Crónica de un embarazo*, narrada en primera persona: «La primera vez que me quedé embarazada, a las 11 semanas aborté. Mi aborto tuvo tres momentos: la expulsión, el duelo, la recuperación»[2]. Con estas palabras, acompaña una ilustración en blanco y negro de una mujer sentada en el inodoro, mientras una mancha de sangre, en rojo, se escapa entre sus piernas. La pérdida de un hijo o hija deseada antes de que nazca se da más a menudo de lo que nos podamos imaginar, pero se invisibiliza, y casi siempre se vive en silencio.

No pudo ser

Llevábamos unos cuatro meses intentándolo. Martí estaba a punto de cumplir dos años, empezábamos a ver luz al final del túnel infinito de los primeros tiempos de crianza, y pensábamos que sería maravilloso tener otra criatura. Aunque teníamos pocas esperanzas después de la experiencia anterior, nos pusimos de nuevo en ello. Cuál sería mi gran, mayúscula, sorpresa, cuando la regla se me empezó a retrasar no uno ni dos ni tres, sino cuatro y cinco días. No me hacía la prueba porque pensaba que tarde o temprano me vendría, pero una mañana no pude más y fui a comprar un test de embarazo. Segundos de espera, muchos nervios y de repente leo en la pantalla: «Embarazada 1-2 [semanas]». No lo podía creer.

Estaba embarazada, feliz, con mareos, sin hambre y con muchísimo sueño. Casi nadie, salvo mi familia y amigas cercanas, sabía de mi suerte. Una tarde, navegando por Internet, me topé con un texto que me golpeó. Se trataba del testimonio de una mamá que había tenido que abortar, pues su bebé estaba gravemente enfermo. Una historia dura, llena de dolor: la de tomar la decisión de que la vida de tu criatura, tan deseada, no puede continuar. Me llevé las manos a mi barriga; inimaginable que algo así pudiese ocurrir.

Tocaba la primera ecografía, cuánta emoción... Llevaba semanas esperando ese momento, ver a mi bebé, que todo estuviese perfecto y poder gritar a los cuatro vientos que estaba embarazada. Allí estábamos: yo, acostada con las piernas abiertas, con ese aparato frío entrando en mi vagina para inspeccionar el pequeño feto que llevaba en mi interior, y Josep Maria al lado. La pantalla nos devolvió en blanco y negro la imagen de un minúsculo cuerpecito que movía brazos y pies. Nos miramos entre contentos y emocionados, y no pude contener las lágrimas. Sentí que tenía que justificarme y, mirando al médico, que ya se retiraba para introducir todos los datos en el aparato informático, le dije: «Parece mentira, no es mi primer hijo, pero qué alegría tan grande...». «Cada hijo es especial», me contestó. Así es. Solo faltaba su visto bueno en el informe, todo en orden y a seguir. Pero no pudo ser.

Había datos en el triple *screening* que no cuadraban. Tenía que volver al día siguiente para hacerme una biopsia de corion. Sin más explicaciones, el médico nos despachó. Salimos desorientados, con muy poca información, y sin acabar de entender ni aceptar lo que podía estar pasando. El día después, antes de la prueba, la ginecóloga verbalizó los peores augurios: «Como sabéis, los datos del informe son malos y las posibilidades de que el bebé tenga una malformación son muy altas». «¿Sabemos qué?», pensé. ¿Nadie nos había dicho nada? No de esa forma. Nuestro mundo se derrumbó. Las paredes blanco nuclear de la sala de visitas se desplomaron sin compasión sobre nosotros.

Tuvimos que esperar cinco largos días para tener los resultados definitivos. Cinco días que se hicieron eternos. Cinco días en que a veces asomaba una pequeñísima luz de esperanza. Al final, la llamada. Nuestra criatura tenía una enfermedad genética incompatible con la vida. Lloré, lloré, lloré. Ingresé en el hospital un lunes de julio. Nos habían llamado el viernes. Todo estaba listo, dijeron, para que el mismo día pudiese ir a abortar. Pero ¿cómo en apenas un par de horas podía despedirme de mi bebé? ¡No era un tumor que se tenía que extirpar, sino mi criatura, que estaba enferma!

Quise esperar, decirle adiós en soledad, tomar conciencia de lo que pasaría, decidir.

Mi hija nació un mediodía de julio en el Hospital del Mar en Barcelona. Nació sin vida, pero nació. No había alternativa. Después de tomarme la pastilla, tuve fuertes dolores lumbares, contracciones. Me ofrecieron analgésicos, los rechacé. Me acordé mucho de mi primer parto. No podía parar de moverme, gritar, levantarme, pujar. Al final, ella llegó escurriéndose entre mis piernas. «¿Puedo verla?», pregunté. «Claro que sí», respondió ese ángel de comadrona que con tanto cariño, empatía y amor me atendió, «es vuestra». Me acercaron a la pequeña, envuelta en unas gasas, y con temor la agarré. No sabía qué sentiría al verla. Y lloré. A medio camino de la vida, allí estaba mi hija querida, preciosa.

Nos dieron todo el tiempo del mundo para estar con ella, darle la bienvenida y despedirnos. El trato del hospital, de la ginecóloga que nos atendió, de las comadronas que me acompañaron, excepto una, fue de diez. Algo imprescindible en un momento tan duro. Igual de importante como tener acceso a los restos de su cuerpo, el cual pudimos reclamar, por suerte, sin ningún problema, para despedirnos como deseábamos. No estamos preparados como madres y padres para afrontar una muerte gestacional o perinatal. Esperamos la vida, no la muerte. Tener toda la información, un buen acompañamiento profesional, poder decidir sobre cómo queremos vivir ese momento y tener acceso al cuerpo de nuestro bebé es clave para no ahogarnos en el dolor sino superar la pérdida.

Acabar con el tabú de la muerte gestacional

Si hablas sobre la muerte gestacional, descubres que un montón de mujeres a tu alrededor han pasado por situaciones similares. Algunas incluso abordan el tema públicamente, ayudando a visibilizarlo y normalizarlo. Aunque no es fácil, así lo han hecho mujeres como Gemma Brió, actriz que debutó como dramaturga con la obra *Llibert*, que interpretó ella misma en 2013 en el Almeria Teatre en Barcelona, y dirigió Norbert Martínez, su pareja y padre de la criatura. Un texto sobrecogedor en el que relata su propia experiencia como madre, los primeros y últimos quince días de vida de su bebé, que nació con irreparables daños cerebrales, y a quien tuvieron que dejar morir.

Otra de estas voces pertenece a la poeta Irene G. Punto, que en octubre de 2017, en la Sala Galileo Galilei en Madrid, recitó el poema «Espacio a los no nacidos», dedicado a la criatura que perdió a los casi tres meses de gestación: «¿Dónde florece lo que no brota? ¿Cuándo despierta lo dormido? ¿Cuánto pesa el beso guardado que vive del no nacido? Son preguntas sin respuesta de un dolor anestesiado por ser despedida imprevista por amor acumulado. Pero ¿a quién le doy yo ahora el pecho, al futuro, al presente o al pasado? [...] Que los hijos que no vemos, los no nacidos, ni se mueren en madera ni se entierran con olvido, bajan a tierra cantando, amor por amor, latido por latido»[3].

La dramaturga Claudia Cedó también puso en palabras su experiencia de pérdida después de cinco meses de embarazo con la pieza de teatro *Una gossa en un descampat* [Una perra en un descampado]. Un texto valiente, salido de las entrañas, que se estrenó en la Sala Beckett, en el marco del Festival Grec de Barcelona en 2018. Se trataba, como ella misma decía, de romper el silencio e «intentar ordenar [...] y encontrar finalmente un sentido a aquello que aparentemente no tenía», como su pérdida[4].

Una de las experiencias de pérdida gestacional que más repercusión tuvo en las redes sociales fue la de la pintora Paula Bonet, quien a principios de 2018 publicó en Twitter un mensaje con tres imágenes: una fotografía suya bajo el título «Autorretrato en ascensor con embrión con corazón parado», un dibujo de una mujer embarazada de la artista Louise Bourgeois y un texto, escrito por ella misma, en que explicaba que había sufrido dos pérdidas gestacionales en un año e instaba a acabar con el tabú que las rodea, normalizar el tema y dejar de sentirnos culpables. No se trata de buscar consuelo, decía Bonet, sino de no esconderse. Bonet recopiló esta experiencia, la de sus dos embarazos y respectivos abortos, en el libro ilustrado *Roedores. Cuerpo de embarazada sin embrión*[5].

Pero ellas no han sido las primeras, ni las únicas. Una artista tan icónica como Frida Kahlo dejó constancia en su obra de los abortos que sufrió. En 1925, un fatídico accidente de tráfico le causó graves heridas, entre ellas, una fractura de pelvis que, según le diagnosticaron entonces, le impedía tener criaturas. Sin embargo, en 1930 quedó embarazada, pero la posición en la que se encontraba el feto, que hacía imposible su extracción, la obligó a abortar. En 1932, quedó encinta de nuevo, y, a pesar de sus dudas iniciales y las advertencias de los médicos sobre los riesgos de llevar a cabo la gestación, ella decidió continuar. Quería ser madre. Meses después, sufrió un aborto espontáneo. En 1934, logró quedar embarazada de nuevo, pero la gestación se complicó extremadamente, y no hubo más remedio que realizarle un aborto que la dejó postrada en la cama del hospital[6]. En 1932, plasmó en varios lienzos, como «Frida y la operación cesárea», «Mi nacimiento», «Frida y el aborto» y «Henry Ford Hospital», lo que vivió. Tal vez «Henry Ford Hospital» sea de todos ellos el más conocido. Un autorretrato de la artista acostada desnuda sobre sábanas ensangrentadas en la cama del Hospital Henry Ford, después de su segundo aborto. Una gran lágrima se desprende de su ojo izquierdo, y seis cordones umbilicales emergen de su vientre, uno de los cuales la une a un feto de sexo masculino, el bebé que tanto deseaba. La imposibilidad de ser madre fue una de las fuentes de dolor que impregnó su obra.

El aborto involuntario o por causas médicas, sin embargo, sigue siendo un tabú. Ocultarlo impide que se reconozca el duelo y se obtengan el apoyo y el sostén necesarios, ya sea de familiares, amigos o profesionales[7]. Se trata a menudo de un dolor que se inhibe, se prohíbe y se niega debido a las jerarquías mismas de la pérdida y a unas reglas que establecen qué duelos son aceptables y cuáles no, qué vidas pueden llorarse y cuáles no, lo que conlleva una «privación de derechos»[8] en los casos de madres y padres de bebés no nacidos.

Acompañar en la pérdida

El trato de los profesionales de la salud, su empatía, es clave en unos momentos tan duros para la madre y la pareja. Cómo se comunica la noticia, cómo se lleva a cabo y se acompaña la experiencia puede ser determinante en cómo se viva la pérdida y se elabore el duelo. En España, no fue sino hasta el año 2011 que la muerte perinatal y neonatal apareció por primera vez mencionada en una estrategia sanitaria gubernamental[9]. Desde entonces, se ha avanzado en la redacción de guías y protocolos; aunque es algo fundamental, aún queda mucho trabajo por hacer. Hay testimonios de mujeres que cuentan cómo fueron acompañadas con amor y respeto en los hospitales; otras, por el contrario, expresan el menosprecio de algunos profesionales hacia sus criaturas muertas, que tratan como meras cosas, con una falta total de consideración, y cómo tuvieron que batallar para poder despedirse de sus pequeños o tener acceso a sus despojos. Algo que nunca debería suceder.

El *Informe Umamanita. Encuesta sobre la calidad de la atención sanitaria en casos de muerte intrauterina*, con datos recolectados entre los años 2013 y 2016, es la primera investigación en el España que les da voz a las madres sobre este tema[10]. Los resultados son concluyentes: el acompañamiento en el duelo en el contexto obstétrico español es deficiente, a pesar de las mejoras introducidas en los últimos años, en particular si lo comparamos con otros países del continente. Solo cuatro de cada diez mujeres sintieron que podían incidir en la toma de decisiones respecto a la atención clínica recibida, seis de cada diez no pudieron estar acompañadas en el proceso porque el personal sanitario se los impidió sin razón médica aparente, a casi la mitad les suministraron sedantes —aun estando contraindicados por prolongar el duelo—sin explicarles de forma clara sus efectos secundarios y únicamente cuatro de cada diez se sintieron tratadas como madres.

Uno de los aspectos más criticados por las mujeres fue el acceso al cuerpo de la criatura. Cuanto menor era la edad gestacional, mayores las dificultades para disponer de este, a pesar de la sentencia del Tribunal Constitucional español de febrero de 2016, que reconocía este derecho al margen del tiempo de gestación[11]. A un 75 % de las madres entre la semana 16 y la 25 de gestación, y a un 57 % de las que se encontraban entre la 20 y la 25 no se les informó de los procedimientos para disponer de los despojos. A partir de la semana 26, la cifra se reducía al 13 %, debido a que la ley obliga a la inscripción de las muertes intrauterinas desde los 180 días. Sin embargo, la atención al duelo no debería depender del periodo de gestación[12].

Algo muy distinto es lo que viven aquellas familias a las que les dejan todo el tiempo que necesitan para despedirse de sus pequeños —como fue mi caso— y a las que entregan, como hacen en algunos hospitales, las huellas del bebé e incluso, en función de la edad gestacional, la pinza de su cordón umbilical y su pulsera de ingreso: un tesoro para sus progenitores. Pero el trato recibido no debería ser una cuestión de suerte.

El *Informe Umamanita* concluye que es imprescindible mejorar la formación de los profesionales en el acompañamiento en el duelo perinatal y neonatal, ya que sus prácticas son determinantes en cómo la mujer y su familia viven este proceso, ayudando o dificultándolo. De hecho, según el informe, casi la mitad de las madres no llegaron a ver a su criatura por falta de apoyo del personal sanitario, lo que acabó generándoles importantes remordimientos. «El ginecólogo nos dijo que "se hacían cargo del cuerpo", pero no sabemos qué se hizo exactamente. A día de hoy, pasado el trance, de poder recuperarlo, quizás haría sepultura. Mi sensación fue la de abandono, abandoné a mi niña», explica una mamá[13].

No poder decidir en el proceso, que no te den la información adecuada, que impidan que tu pareja o quien tú desees te acompañe, que no te faciliten ver y tener en los brazos a tu pequeño, no disponer de tiempo para despedirte de él ni acceder a su cuerpo, todo eso solo tiene un nombre: violencia obstétrica. Si el trato en la atención al parto ya deja mucho que desear, imagínense en uno que ni siquiera es reconocido como tal, en el que la criatura nace muerta y la mujer no es considerada madre.

Ante esta situación, los grupos de apoyo presenciales o los foros *online* que han proliferado en los últimos tiempos nos demuestran que no estamos solas. Se trata de iniciativas que surgen a partir de experiencias personales o en el marco del sistema público de salud, entre otras; todas destinadas a acompañar en el duelo gestacional, perinatal y neonatal. En 2017, varias de estas asociaciones se coordinaron en la elaboración y difusión de un manifiesto que llevaba por título «Romper el silencio». Su objetivo: acabar con la invisibilidad social, sanitaria e institucional que rodea estas muertes; exigir la implementación de una estrategia gubernamental para reducir y prevenir la mortalidad perinatal; pedir la creación de un registro público para poder inscribir con nombre y apellidos a los bebés fallecidos durante el embarazo, similar a los registros que ya existen en otros países europeos; reclamar que las familias sean tratadas con total respeto por el personal sanitario; y reivindicar la posibilidad de disponer de una manera sensible, respetuosa y privada del cuerpo del bebé, independientemente de la edad gestacional[14].

Cuando una fotografía vale tanto

En este ámbito, existen iniciativas preciosas, como el Proyecto Still-
birth, impulsado por la psicóloga y fotógrafa Norma Grau, quien
desde el año 2010 acompaña en el duelo a familias que han perdido
a sus pequeños durante el embarazo, fotografiando sus objetos personales, ya que las madres y los padres no suelen tener imágenes de
sus bebés. En España, solo el 12 % de las familias cuya criatura murió durante la gestación afirma disponer de una fotografía suya[15].
Tener una imagen del pequeño ayuda a sobrellevar la pérdida, a
dejar constancia de que aquella hija o aquel hijo, que murió en el
vientre o al cabo de pocos días de nacer, existió. El objetivo de este
proyecto es que en todos los hospitales se les ofrezca a las familias
la posibilidad de tomar una fotografía del recién nacido.

En otros países de Europa y en los Estados Unidos, se trata de
una práctica normalizada desde los años ochenta. Allí, la mayoría
de las familias tienen un retrato del bebé que perdieron, lo que
ayuda a procesar y elaborar el duelo. En España no fue sino hasta
el año 2017 que un fotógrafo profesional, en este caso la misma
Norma Grau, acompañó y fotografió, a petición de los progenitores y con la autorización del hospital, la despedida de su hija, que
murió antes de nacer[16].

Tenemos miedo de ver un feto sin vida, sentimos rechazo y ani-
madversión; pero si una ecografía es socialmente aceptable, ¿por
qué no lo es ver los restos de esa criatura deseada? ¿Por qué nos
inquieta la imagen de un bebé muerto? Esta aversión no es sino
un prejuicio social y cultural. Las bondades terapéuticas de verlos,
como tantos profesionales indican, son incuestionables[17]. Muchas
madres y padres lo reconocen. «Yo, sin saberlo, instintivamente
saqué el celular y tomé una sola foto antes de despedirme. Hoy es
mi mayor tesoro», escribía una mamá en Twitter.

Años atrás, cuando la muerte estaba mucho más integrada en
la sociedad, era habitual que se tomaran imágenes de los familiares

difuntos para tener un último recuerdo. La exposición *Imatges de mort* [Imágenes de muerte], que se pudo ver en el Museu Valencià d'Etnologia el año 2018, daba fe de ello. Retratos de bebés que habían fallecido, vestiditos, con los ojos cerrados, sentados en pequeñas butacas o en la cama, eran algunas de las fotografías que se exhibían en la muestra. La práctica de fotografiar a familiares difuntos decayó hace décadas, en la medida en que nuestra relación con la muerte cambió. Ahora la tememos, hasta el punto de considerar estas imágenes como un acto macabro, cuando en realidad eran un gesto de amor.

De abortos involuntarios y voluntarios

El aborto, ya sea espontáneo o por motivos médicos, sigue relegado al silencio, no se nombra; en parte porque implica un fracaso, un embarazo truncado, y hace referencia a la muerte, tema tabú en nuestras sociedades secularizadas modernas, y al darse además en este caso antes del nacimiento altera el supuesto orden de cosas establecido[18]. Se mira hacia otro lado, y los cuerpos de las mujeres quedan escondidos, avergonzados, cuando no responden a los cánones que se espera de la reproducción femenina.

Desde posiciones feministas, la pérdida gestacional es raramente reconocida, seguramente por el miedo a pensar que si aceptamos el dolor y el luto por quienes no han nacido estaremos dando la razón a posiciones provida y antiabortistas. Sin embargo, admitir el dolor por quien se ha perdido en un aborto espontáneo, el deseo tras un embarazo truncado, no es incompatible con defender el derecho de las mujeres a abortar, a decidir sobre su cuerpo.

La pena, el dolor y el duelo pueden ser compartidos tanto en un aborto involuntario como en uno elegido, y es importante ser capaces de reconocer ambos casos, darles visibilidad y acompañarlos. La culpa que recae sobre la mujer que pierde un bebé, a la que se acusa de ser egoísta por viajar, trabajar, no parar, es la misma que recae sobre aquella que lleva a cabo un aborto voluntario; a quien, a pesar de lo difícil que es tomar esta decisión, se le manda callar porque «tú lo has escogido». A nadie parece importarle lo que significan el proceso y el dolor de un aborto inducido por voluntad propia[19]. Las mujeres somos siempre culpables.

Un aborto involuntario o por causas médicas, y un aborto elegido no deberían ser tratados como dos vivencias opuestas, sino como experiencias intrínsecas de la sexualidad femenina que, demasiado a menudo, quedan invisibilizadas y no son reconocidas, precisamente por estar relacionadas con nuestros cuerpos. Se trata de dos caras de una misma moneda, un futuro que se desea y un futuro que no[20]. Sin embargo, la imprescindible defensa del derecho de las mujeres a poner fin a nuestros embarazos de manera segura y sin estigma no debería reñir con reconocer la muerte y el duelo gestacional y perinatal por la muerte de una criatura deseada.

PARTE III

La teta es la leche

Hablar de la teta es a menudo motivo de conflicto: si la das, si no la das, si tienes leche, si dicen que no tienes. Tras el parto y una vez llegado el momento de la lactancia, la nueva mamá, sin saber muy bien cómo, se encuentra rodeada de un sinfín de expertos, entre la familia, las amistades, los vecinos, que siempre saben lo que es mejor para ella y el bebé. Y es aquí donde tenemos que plantarnos. Al fin y al cabo se trata de nosotras y de nuestro cuerpo. Aunque a menudo no es tan fácil ponerse firme en estos momentos.

Yo también fui víctima de los típicos *ya veremos*: «Ya veremos si te sube la leche», «ya veremos si puedes dar de mamar», «ya veremos si el niño se agarra», «yo tenía mucha leche, pero ya veremos si tú tienes». Como si dar de mamar fuese una competición. E incluso ante la evidencia de que hay leche, de que el bebé mama y además engorda, aún hay quien insiste: «Bueno, tienes leche, pero ya veremos si es de calidad, porque a veces sale aguada». Sinceramente, no entiendo este tipo de comentarios, que además contribuyen a generar una considerable inseguridad en las madres.

Si yo pude amamantar fue gracias al apoyo de valiosas mujeres que, a pesar de mi dolor inicial en los pezones, algunas grietas y la hinchazón de las mamas, siempre me dieron imprescindibles consejos, me acompañaron y me escucharon. Un apoyo vital en los primeros días después del parto, en los que te sientes más vulnerable; y si es tu primer bebé, todo te viene de nuevo. Al final el dolor pasa, la lactancia se normaliza y, aunque al principio te lo dicen y no lo crees —o al menos a mí me resultaba difícil de creer con tanto dolor—, das de mamar con placer.

10

El negocio del biberón

Mochilas personales, opciones diversas

Así como nuestro cuerpo está preparado para gestar a un bebé, y de un día para otro tener cuatro manos, cuatro pies, cuarenta dedos y dos cabezas, e incluso llevar un minúsculo pene en su interior —como comenta irreverente Aida I. de Prada en *Relatos marranos*[1]—, también lo está para parirlo y alimentarlo. Lo que es una verdad irrefutable para la naturaleza es algo que el sistema patriarcal y capitalista se ha empeñado, y mucho, en poner en cuestión. De ahí que nos hayan hecho creer que no sabemos parir ni amamantar; que no somos capaces. Hay casos en que no es posible dar de mamar porque no se produce leche, pero estudios realizados en varios países demuestran que esto afecta a menos del 3 % de las madres[2]. La inmensa mayoría tenemos leche y podemos darla.

Hay mujeres que aun pudiendo amamantar prefieren no hacerlo. Los argumentos son varios. En algunos casos, encontramos a mujeres que han sufrido abusos sexuales o trastornos de conducta alimentaria, y dar el pecho les puede traer *flashbacks*, haciendo que la lactancia les resulte muy difícil o incluso imposible. Otras han descrito una desagradable sensación al amamantar, que puede deberse a una desregulación neuro-hormonal[3]. Hay problemas de salud de la madre que pueden imposibilitar o contraindicar la lactancia materna, como en el caso de padecer tuberculosis, ser portadora del VIH, tomar drogas o tratarse con quimioterapia. Hay maternidades, como la adoptiva, que hacen del biberón un *gadget* imprescindible. Y otras madres no quieren dar la teta y punto. Las decisiones personales tienen motivos diversos, pues nuestra mochila vital es única.

La conocida frase de que «dar el pecho es lo mejor», que proviene del libro *Breast is Best*[4], no significa que esto sea lo mejor para cada mujer. Vivimos en una sociedad que constantemente pone obstáculos a la lactancia materna. Las mujeres nos enfrentamos a circunstancias distintas que influyen en nuestras vidas. En consecuencia, para algunas dar la teta es algo muy complicado. Juzgar a una madre por no hacerlo, sin tener en cuenta su contexto, es un error. Lo que tenemos que preguntarnos es: ¿por qué una práctica tan beneficiosa para el bebé y la mamá es tan difícil de llevar a cabo?, ¿qué cambios hay que hacer en nuestra sociedad para que dar la teta pueda realizarse sin mayores sacrificios? La consigna «dar el pecho es lo mejor» debe servir como instrumento para garantizar el derecho a la lactancia, no como imperativo para que todas las madres amamanten. La defensa de la lactancia materna no implica un cuestionamiento de las mujeres que optan por la leche de fórmula o que no tienen más opción que recurrir a ella.

La crítica a la lactancia artificial en el presente libro va dirigida a las empresas del sector que desinforman y hacen uso de publicidad engañosa para hacernos creer que la leche artificial y la materna son lo mismo; a las instituciones de salud que, a pesar de lo que afirman, no invierten suficientes recursos para llevar a cabo una lactancia materna exitosa; y a una organización social que pone todas las trabas del mundo, en particular en el mercado laboral, a que las madres puedan amamantar. Se trata de destapar las razones históricas, económicas e ideológicas por las que se ha boicoteado la lactancia materna, forzándola a retroceder, como se ha hecho, en beneficio de la artificial, así como de exponer las bondades, tanto individuales como colectivas, de dar la teta.

Alimentar a los más pequeños se ha convertido en objeto de lucro. Empresas de la industria alimentaria, farmacéuticas y distribuidoras sacan jugosos beneficios con la leche de fórmula, algo que no es nuevo. Cuarenta años atrás, mi madre se resistió a ello. Me lo cuenta satisfecha: «Después del parto, el médico me preguntó si daría el biberón. Yo le dije que no, que quería dar el pecho. Sin embargo, él insistió en que el biberón era la mejor opción, que así la criatura [quien ahora escribe estas líneas] engordaría y crecería más hermosa. Me negué. Mis amigas, en cambio, todas daban el biberón, era lo que estaba de moda». Así, a pesar de los pesares, mi madre nos dio el pecho a mí y a mi hermano pequeño hasta bien entrado el año. Yo se lo agradezco orgullosa.

La lactancia materna es un derecho de la madre y el bebé, que además redunda en beneficio del conjunto de la sociedad. Dar la teta no puede ser considerado una mera elección individual, y aún menos un privilegio de las mujeres que pueden hacerlo. Las trabas que enfrentan tantas madres para amamantar implican la violación de un derecho fundamental[5]. La sociedad es la que debe adaptarse a la lactancia materna, no la lactancia materna a la sociedad.

Lactancia mercenaria

Si nos sumergimos en la historia, como vimos, el uso del biberón es una práctica muy reciente. No fue hasta finales del siglo XIX que se empezó a utilizar. Hasta entonces, la capacidad de las mujeres para dar de mamar no había sido puesta en cuestión. Los pequeños eran alimentados o bien por sus madres o por nodrizas. Si la mujer no podía dar de mamar, no quería, había abandonado a la criatura o moría, siempre estaba la opción de que otras mujeres le dieran el pecho, algunas a cambio de una remuneración. Es lo que se conocía como lactancia mercenaria.

Ya en la Grecia clásica, las nodrizas eran muy comunes y a las mejores se les tenía gran respeto. En el Imperio romano, la mayoría de las mujeres nobles recurrían a amas de cría o de leche para amamantar a sus criaturas. Los moralistas las acusaban de frivolidad, pero la alta mortalidad infantil podía llevar a las mamás a rechazar el vínculo con unas criaturas cuya supervivencia no estaba garantizada. El temor de los padres a que la lactancia materna transmitiera rasgos hereditarios e influyera en su descendencia era otro motivo para apartar a los bebés de sus madres y contratar a nodrizas[6].

Durante los siglos xv y xvi, la práctica de la lactancia mercenaria se extendió de tal modo entre las clases acomodadas de Europa, principalmente en Francia e Italia, que muchas mujeres pobres no solo daban el pecho a su criatura, sino a otra que le dejaban a cargo. Una dinámica que tuvo efectos anticonceptivos en las familias campesinas, ya que lactar reducía las posibilidades de embarazo. Por esa misma razón, los aristócratas no querían que sus esposas estuviesen permanentemente alimentando al bebé: deseaban disponer al máximo de su fertilidad para conseguir cuantos más descendientes pudieran en un período histórico de alta mortalidad infantil; de ahí su particular interés en la contratación de nodrizas[7]. El cristianismo, además, prohibía las relaciones sexuales durante la lactancia, ya que se pensaba que si la mujer lactante quedaba embarazada, la leche se cortaría, perdería sus propiedades y el bebé enfermaría o moriría.

En España, la tradición de las amas de cría se remonta al siglo xvii, con su entrada en el hogar de las familias nobles. La mayoría procedían del norte de la península (Galicia, Asturias y País Vasco). Eran mujeres campesinas y ganaderas, y las más valoradas eran las del Valle del Pas, en Cantabria[8]. La lactancia mercenaria impuesta por los varones fue un mecanismo de control del cuerpo y la sexualidad femenina.

Lo que empezó siendo una práctica exclusiva de la aristocracia, a lo largo del siglo XVII se extendió a la burguesía. Las mujeres burguesas podían así atender sus ocupaciones, pero este no era el único motivo. Las condiciones de vida en las ciudades eran altamente insalubres, con epidemias frecuentes, un hecho que empujaba a muchas de estas familias a enviar a sus hijas e hijos al campo. En el siglo XVIII, el uso de nodrizas alcanzó a las mujeres de las clases populares[9].

En Francia, entre 1774 y 1784, de unos veintiún mil bebés nacidos en París, solo unos mil eran amamantados por sus madres; la inmensa mayoría eran criados por nodrizas: unos mil en el mismo hogar parental; otros, cifra que resulta difícil de precisar, residían con su ama de cría en el mismo París; entre dos y tres mil vivían en casa de la nodriza en los alrededores de la ciudad, y la gran mayoría, unos quince mil, eran enviados lejos del hogar. La demanda de amas de cría era tan elevada que incluso llegó a haber escasez. Los criterios para elegirlas variaban en función de la clase social. Los estamentos elevados las seleccionaban con esmero; en cambio, aquellos con menos recursos económicos enviaban a sus pequeños a un lugar lejano, muchas veces con una nodriza sin recursos, lo que ponía en peligro la vida de la criatura. Los descendientes ilegítimos, nacidos fuera del matrimonio —entre un 25 % y un 28 % de los nacidos en París en 1860—, eran a menudo abandonados por sus madres, al no poder mantenerlos, y enviados a instituciones lejanas en condiciones atroces. En los pueblos, la dinámica era otra: mientras las clases pudientes rurales sí hacían uso de la lactancia mercenaria, las más pobres acostumbraban a dar de mamar a las criaturas[10].

Esta práctica queda recogida en la literatura francesa del siglo XIX. En el clásico *Madame Bovary* de Gustave Flaubert, Emma Bovary, como correspondía a una mujer de su condición, dejaba a su pequeña hija a cargo de una nodriza, sin mantener prácticamente contacto con ella, salvo en ocasiones puntuales. «Un día, Emma sintió de pronto el deseo de ver a su hijita, a quien amamantaba la mujer del carpintero, y sin mirar en el almanaque si habían transcurrido o no las seis semanas de la virgen, encaminóse a la vivienda de Rollet, enclavada al final del pueblo [...]. Al oír abrir la verja apareció la nodriza con un niño en brazos, que mamaba, y otro de la mano, un pobre rapaz enclenque, lleno de escrófulas, hijo de un gorrero de Ruán, a quien sus padres, ocupadísimos con el negocio, habían enviado al campo. [...] La niña de Emma dormía en una cuna de mimbre en el suelo. Emma la cogió, envuelta en la misma manta que la cubría, y cantando dulcemente comenzó a mecerla»[11].

El número de nodrizas en Francia llegó a ser tan elevado que el Estado optó por regular su práctica con el objetivo de controlarla y combatir la elevada mortalidad infantil de la época, ya que solo entre el 50 % y el 60 % de las criaturas alcanzaba la edad adulta. Así, en 1874 se promulgó la Ley Roussel, que obligaba a las amas de cría a inscribirse en un registro, y a los padres que las contrataban a inscribir a sus pequeños e indicar el lugar donde los dejaban. Con esta ley, se exigía a las nodrizas que cumplieran ciertas normas, bajo supervisión de las autoridades[12].

En Inglaterra, más del 50 % de las criaturas eran amamantadas por amas de cría frente a la otra mitad que recibía leche materna. En Europa, Holanda representaba la excepción, con menor presencia de nodrizas y mayor tradición de lactancia materna, promovida por los poderes públicos y una moral hogareña, lo que explicaría una tasa de mortalidad infantil inferior a la de sus países vecinos. En España, en pleno siglo XVIII, la doble moral respecto a la lactancia mercenaria quedaba reflejada en las páginas de los periódicos, donde una cuarta parte de los anuncios correspondían a nodrizas, mientras que el mismo diario publicaba información previniendo de su contratación. No fue hasta el primer tercio del siglo XX que en España se planteó su reglamentación, con el fin de combatir el alto índice de mortalidad infantil, en especial entre los sectores pobres[13].

La reacción en contra de la lactancia mercenaria vino del protestantismo inglés, que consideraba que el amamantamiento era una tarea intransferible de la esposa, en contraposición a los católicos, que eran más permisivos. En la Inglaterra del siglo XVIII hubo un fuerte movimiento, bajo la influencia del médico William Cadogan, autor del tratado *An Essay Upon Nursing, and the Management of Children, from Their Birth to Three Years of Age* [Un ensayo sobre la enfermería y el manejo de los niños, desde su nacimiento hasta los tres años de edad][14], en favor de la lactancia materna y en contra de la mercenaria. Cadogan instaba a las madres a dar la teta, y atribuía al padre una función de vigilancia. La lactancia era demasiado importante para que estuviera a cargo de las mujeres en exclusiva. Los filósofos ilustrados del siglo XVIII, con Jean-Jacques Rousseau a la cabeza, subrayaron también la importancia de que la única encargada de alimentar al bebé fuese la mamá, al margen de su clase social. La lactancia materna dejaba de ser considerada solo un bien nutricional para adquirir una dimensión afectiva, moral y psicológica[15].

La apropiación masculina de la lactancia

Hasta finales del siglo XIX, la lactancia en manos de las mujeres, ya fuesen nodrizas o madres, había sido la única fuente de alimentación de los pequeños, pero a partir de entonces las cosas empezaron a cambiar en los países industrializados. La pérdida de la cultura del amamantamiento se dio debido fundamentalmente a tres factores. En primer lugar, los avances científicos conseguidos en la modificación de la leche de vaca, que la hicieron apta y digerible para los bebés. Hasta entonces, la mortalidad de las criaturas alimentadas con leche distinta a la de la mujer era muy alta, alrededor del 90 % en el primer año de vida. En segundo lugar, los cambios en las sociedades industriales, con la incorporación de la mujer al trabajo asalariado, los avances científico-técnicos que dictaban que lo artificial era mejor que lo natural, las primeras corrientes feministas y los intereses económicos de la industria. Y, por último, la intervención de la clase médica en el parto y la crianza, que defendía el uso del biberón[16]. Las mujeres acabamos comprando el discurso de que el biberón nos haría libres, y nos permitiría estar plenamente disponibles para el mercado de trabajo. No dar la teta se convirtió en un emblema de modernidad y progreso.

La medicalización de la maternidad tuvo consecuencias directas y negativas en la lactancia materna. La hospitalización del parto, a lo largo del siglo xx, conllevó la implementación de una serie de prácticas, como la separación entre la madre y el bebé tras el nacimiento y la promoción de la lactancia artificial por parte de los profesionales de la salud, que propiciaron la caída del amamantamiento[17]. En la medida en que la crianza quedaba en manos de los expertos, lo mismo sucedía con la lactancia, supeditada a un proceso de racionalización. La medicina, altamente masculinizada, impuso a lo largo de los siglos xix y xx una serie de pautas sobre cómo se debía dar de mamar que establecían unos horarios regulares, promovían la lactancia complementaria —ya fuese con leche de vaca o artificial— y fijaban un período máximo de nueve meses para dar la teta. En definitiva, estos mecanismos permitían a los pediatras ejercer un mayor control sobre la práctica lactante y reforzar su rol. Lo paradójico del caso es que, en nombre de la lactancia materna, estas medidas solo contribuyeron a debilitarla, disminuyendo la producción de leche de las madres y mermando su autoconfianza[18].

«El niño se sentía satisfecho durante un par de horas, y luego berreaba. Pero las reglas decían que había que alimentarlo cada cuatro horas. Estaba angustiada, irritada, ansiosa, "dejando llorar al niño" según la prescripción, hasta que el reloj marcaba el instante en que podía agarrarlo y alimentarlo. Ahora sé que era un niño al que habría que haber alimentado cuando él quería, y que realmente yo habría producido la leche necesaria», contaba Doris Lessing en su autobiografía acerca del nacimiento de su primer hijo[19]. Se trataba de unas reglas médicas que desconocían el cuerpo de la mujer, cómo funcionaba la lactancia materna y se basaban en múltiples prejuicios acerca de la capacidad de las madres para criar. En el trasfondo, subyacía la voluntad de control de nuestros cuerpos.

En la misma época, la ya entonces reputada antropóloga Margaret Mead chocó con estas mismas normas al dar a luz a su hija en 1939 en Nueva York. Conocedora de las costumbres de los pueblos del Pacífico Sur, que había estudiado, quiso dar la teta a demanda y que tras el parto le dejaran tener al bebé en la habitación. Sacando partido de su autoridad intelectual, y aprovechando la sensibilidad del obstetra que la había atendido y de su pediatra frente a estos temas, consiguió que le permitiesen dar el pecho cada tres horas y no cada cuatro, como estipulaban las reglas del hospital. De hecho, Mead estaba tan convencida de la importancia de la lactancia materna que antes de parir se había planteado, en caso de tener dificultades con esta, contratar a una nodriza, una práctica ya muy en desuso entonces. Con el tiempo, Mead se convertiría en una activa defensora de la lactancia materna, junto con su discípula Dana Raphael, una voz destacada en la campaña contra la expansión de la leche de fórmula en los países del sur[20].

Si lo miramos en retrospectiva, la apropiación masculina de la lactancia materna es un buen ejemplo de *mansplaining*: cuando un hombre habla a una mujer de manera condescendiente sobre un tema, presuponiendo que sabe más que ella, incluso en asuntos sobre los que esta tiene más formación o conocimiento[21]. La lactancia materna es un ejemplo. Una imagen que se hizo viral en las redes a mediados de 2018 lo ilustra con claridad: se trata de una fotografía de un congreso en Ciudad de México, donde, bajo el eslogan «Uniendo esfuerzos para la lactancia materna», siete hombres nos contaban a las mujeres los retos de la lactancia. ¿Se imaginan un panel dedicado a la disfunción eréctil o los problemas de próstata en el que solo intervinieran mujeres?

¿Hemos sido cobayas de la industria?

La leche de fórmula de hoy tiene muy poco que ver con la de finales del siglo XIX y principios del XX. De hecho, las regulaciones actuales impedirían el suministro de esa leche artificial, lo que lleva a preguntarnos si no hemos sido, y aún somos, cobayas en manos de la industria. Así lo han señalado varios autores, al afirmar que la sustitución de la leche materna por la leche de fórmula es el mayor ensayo al que ha sido sometida una especie animal, al cambiar la alimentación original de los recién nacidos por una leche modificada de una especie distinta[22]. Por otro lado, a pesar de las regulaciones existentes en materia de alimentación infantil, en la medida en que la leche de fórmula no es considerada un medicamento, esto da a las empresas mayor libertad para poner en el mercado unos productos que de otro modo serían sometidos a controles más estrictos.

El origen de la leche artificial, tal y como la conocemos hoy en día, lo podemos situar entre los años 1865 y 1867, cuando el químico alemán Justus von Liebig desarrolló, patentó y comercializó un alimento infantil, primero en forma líquida y después en polvo, a base de harina de trigo, leche de vaca, harina de malta y bicarbonato de potasio. Su venta empujó a los competidores, Mellin's Food y Nestlé, entre otros, a sacar productos similares. Se calcula que a finales del siglo XIX había unas veintisiete marcas distintas que se presentaban en polvo y contenían carbohidratos, como azúcares, almidones y dextrinas, que tenían que añadirse a la leche. Se trataba de productos que engordaban, pero que carecían de los nutrientes necesarios, como proteínas, vitaminas y minerales, los cuales se fueron añadiendo individualmente con el paso del tiempo[23]. Algunos médicos empezaron entonces a proclamar las virtudes de la leche de fórmula, afirmando que era mejor que la de las nodrizas.

A principios del siglo xx, en los Estados Unidos la mayoría de los bebés tomaban el pecho, aunque muchos ingerían también algún tipo de leche artificial preparada en casa. Hay una razón para creer que la alimentación con fórmula, a principios del siglo xx, era más exitosa en Europa que en Estados Unidos. En Europa, al menos en Alemania, la leche artificial se hervía, pero en Estados Unidos no, lo que provocaba más infecciones bacterianas asociadas a su uso[24].

A partir de los años veinte y treinta, la leche de fórmula evaporada, también conocida como leche deshidratada, empezó a distribuirse ampliamente y a precios asequibles en los comercios estadounidenses, y era promovida por varios de los más reconocidos pediatras. Era una leche barata, fácil de almacenar a temperatura ambiente y libre de contaminación bacteriana hasta su apertura. Entre los años treinta y principios de los cuarenta, en los Estados Unidos, la mayoría de los bebés alimentados con fórmula tomaba un preparado que mezclaba leche evaporada o leche de vaca fresca con agua y carbohidratos. La leche artificial, en paralelo al abandono de la lactancia materna en los países industrializados, siguió evolucionando a medida que los científicos profundizaron en el análisis de la leche de las mujeres, con el objetivo de elaborar una fórmula con una composición lo más parecida posible a la leche humana. Sin embargo, los beneficios para el desarrollo del bebé que comporta la lactancia materna son imposibles de imitar por la artificial.

A lo largo de cuarenta años, desde 1930 hasta 1970, muchos bebés tuvieron que decir adiós a la teta, y no por falta de ganas, sino por prescripción médica. La lactancia materna en este período se fue reduciendo drásticamente en los países occidentales, mientras la lactancia artificial se introducía a edades cada vez más tempranas. En los Estados Unidos, por ejemplo, de 1931 a 1935 más del 70 % de los bebés primogénitos eran amamantados nada más nacer, un porcentaje menor si era la segunda criatura, y a un 40 % se les seguía dando el pecho hasta los seis meses. Entre los años 1946 y 1950, la lactancia materna inicial había caído hasta el 50 %, y solo el 20 % de los recién nacidos eran amamantados hasta el medio año. Desde los años cincuenta a los sesenta, la lactancia materna continuó a la baja. En los años setenta, solo el 25 % de los bebés de una semana tomaba el pecho y el 14 % de los que tenían entre dos y tres meses[25]. Muchos pequeños acabaron pegados al biberón por culpa de las supuestas bondades asociadas a la lactancia artificial.

En España, no es fácil encontrar datos de la evolución de la lactancia materna a lo largo del siglo xx. Un estudio que lo analizaba en la región de Murcia, en el ciclo comprendido entre los años 1958 y 2002, concluía que en el período anterior a 1965 un 77 % de las mamás daba la teta más allá de los tres meses de vida del bebé y un 61 % superaba los seis —aunque dicho informe no distinguía entre lactancia materna en exclusiva y mixta, es decir, la que se complementa con leche de fórmula—[26]. Estas tasas se explican por un ambiente sociocultural favorable al amamantamiento.

Los registros más bajos se identificaron entre 1971 y 1975. Durante esos años, solo un 40 % de las mujeres amamantaba más allá de los tres meses, ya fuese con lactancia exclusiva o mixta, y un escaso 14 % lo hacía de los seis en adelante. ¿Las causas? La migración del mundo rural al urbano, pasando de una estructura familiar amplia, con presencia de mujeres de otras generaciones que podían apoyar en la práctica lactante, a un modelo de familia nuclear; la incorporación de la mujer al mundo laboral y la difícil conciliación, y la generalización del parto medicalizado, con la implementación de una serie de prácticas contrarias a dar el pecho. Todo esto contribuyó a la pérdida de la cultura del amamantamiento y a crear un ambiente hostil a la lactancia materna.

Incluso a algunas mujeres que en esta época sí o sí optaron por dar la teta, las acusaron de poner en peligro la vida de sus criaturas. Me lo comentaba por correo electrónico una mamá a raíz de un artículo que escribí sobre este tema: «Yo viví una experiencia penosa. A mi hijo le daban biberones a escondidas porque tenían miedo de que "mi tozudez" por dar el pecho lo hiciese crecer raquítico».

A partir de los años ochenta, se registró una cierta recuperación. De 1996 en adelante, un 56 % de las madres daba el pecho —ya fuese en exclusiva o alternándolo con leche de fórmula— más allá de los tres primeros meses del bebé y un 25 % después de los seis. Una tendencia que se mantiene y se explica por el apoyo y la promoción de la lactancia materna por parte de la Administración, la publicación de estudios sobre sus beneficios para la salud maternoinfantil y la emergencia de un movimiento favorable a un modelo de crianza con apego.

A pesar de los pronunciamientos oficiales, el apoyo y el compromiso institucional con la lactancia materna en España es muy inferior al necesario, lo que dificulta consolidar unas mayores tasas de lactancia materna exclusiva entre las madres. El Gobierno no cuenta con un programa específico a escala estatal de protección, promoción y apoyo a la lactancia materna ni de un presupuesto para llevarlo a cabo, no existe un mecanismo sistemático de recopilación de datos sobre las prácticas lactantes, no se forma adecuadamente a los profesionales de la salud y las dieciséis semanas de licencia de maternidad son insuficientes para favorecer una lactancia materna exclusiva que dure hasta los seis meses, como recomienda la OMS[27].

Tampoco se sabe nada del comité de expertos que la Comisión de Sanidad del Senado instó al Gobierno a crear en 2005 para proteger, promover y apoyar la lactancia materna. Además, el Código Internacional para la Comercialización de Sucedáneos de la Leche Materna, que regula las prácticas comerciales abusivas e improcedentes, es incumplido a menudo, al no estar plenamente integrado en la legislación ni contar con mecanismos de monitorización, lo que da pie para que las malas prácticas de las empresas del sector, como la financiación de las asociaciones médicas, permanezcan impunes[28].

«Leche y asesinato»

La leche artificial empezó a ser promovida en las colonias europeas durante las primeras décadas del siglo xx. Se trataba de una leche condensada y endulzada que, como muchos médicos de la época advirtieron, era claramente insuficiente como alimento exclusivo para los bebés. Una de las primeras voces críticas con el impacto de su generalización fue la doctora jamaiquina Cicely Williams, que pudo comprobar sus devastadoras consecuencias, primero trabajando en Ghana y después en Malasia. En 1939, tuvo la oportunidad de denunciarlo en una conferencia en el prestigioso y selecto Rotary Club de Singapur, cuyo principal responsable, por cierto, era el mismísimo presidente de Nestlé. En una ponencia muy dura, bajo el epígrafe «Leche y asesinato», Williams decía: «Si son puristas de lo legal quizás deseen que cambie el título de este discurso por el de "Leche y homicidio involuntario", pero si su vida estuviese amargada como lo está la mía, al ver día tras día esta masacre de inocentes debido a una alimentación inadecuada, creo que entonces sentirían, como yo siento, que la propaganda engañosa sobre alimentación infantil debería ser castigada como la forma más criminal de sedición, y que estas muertes deben considerarse un asesinato»[29]. He aquí la primera denuncia en un foro internacional de los estragos provocados por el negocio de la industria de la alimentación infantil.

En la medida en que la natalidad en los países del norte fue disminuyendo, a partir de los años sesenta y setenta, la industria de la lactancia artificial intensificó su actividad en los países del sur, para seguir incrementando su tasa de beneficios. Las agresivas campañas de *marketing* y promoción de la lactancia artificial en estos países, repletas de mentiras y datos falsos, se convirtieron en la norma, con consecuencias dramáticas para las criaturas. La introducción, y consiguiente generalización, del uso de la leche de fórmula en un continente como África provocó el aumento de la mortalidad infantil, debido a las pocas garantías higiénicas y de potabilidad del agua con las que se preparaban los biberones[30].

Este drama desató en 1977 una de las campañas de boicot más relevantes en el ámbito internacional, que puso en el punto de mira a Nestlé, la empresa número uno del sector. Los antecedentes de esta campaña se remontan a principios de los años setenta, cuando *The New Internationalist*, en 1973, y la ONG War on Want, en 1974, con sus respectivas investigaciones encendieron las luces de alarma sobre las malas prácticas de la multinacional[31]. Su agresiva publicidad en los países periféricos instaba a las madres a abandonar la lactancia materna en favor de la artificial, asegurándoles que era lo mejor. Con estas mentiras, Nestlé sacaba jugosos beneficios económicos. Si las mamás después no podían seguir pagando la leche de fórmula, retomar la lactancia materna era muy difícil porque el cuerpo había dejado de producir leche, con consecuencias dramáticas para la vida de sus bebés.

La empresa no solo utilizaba publicidad engañosa para conseguir sus objetivos, sino que incluso contrataba a jóvenes, a las que vestía con uniforme de enfermera, para que recorrieran los vecindarios explicando las virtudes de la leche artificial y regalando muestras, por solo citar algunas de sus artimañas. ¿Con qué consecuencias? La investigación de la ONG War on Want lo dejaba claro: «Los bebés del tercer mundo están muriendo porque sus madres los alimentan con biberones al estilo occidental. Muchos de los que no mueren son arrastrados a un círculo vicioso de malnutrición y enfermedad que les dejará secuelas físicas e intelectuales de por vida»[32]. Estas políticas contaron con la complicidad de gran parte del sector sanitario, como recuerda el profesor Michael C. Latham, de la Universidad de Cornell: «Casi todos los médicos y trabajadores de la salud en países del norte y del sur ni siquiera apoyaban la creciente presión del público para detener las actividades promocionales de las compañías. Lo peor fue que los médicos se pusieron del lado de los fabricantes»[33].

A pesar de los obstáculos, el impacto a escala global del boicot fue muy importante y empujó a la OMS a elaborar un Código Internacional para la Comercialización de Sucedáneos de la Leche Materna en 1981, el cual Nestlé se vio forzada a ratificar. Este obligaba a que el etiquetaje de la leche artificial informara de los beneficios de la lactancia materna y de los perjuicios de la fórmula, vetaba la promoción de sucedáneos y prohibía ofrecer muestras gratuitas a madres y profesionales[34]. Sin embargo, las malas prácticas de la multinacional continúan hasta hoy, por lo que la asociación Baby Milk Action sigue con la campaña de boicot. El Código Internacional para la Comercialización de Sucedáneos de la Leche Materna es ninguneado con frecuencia.

Nestlé no es la única: Danone, la número dos del sector, fue acusada en 2013 de sobornar a médicos y enfermeras en China para que recomendasen su leche en polvo. Ese mismo año, Danone fue denunciada en Turquía por engañar a las madres mediante una campaña que, tergiversando las recomendaciones de las Naciones Unidas, las advertía del riesgo de tener déficit de leche y les sugería utilizar la fórmula de la multinacional para compensarlo. En 2018, una investigación del periódico *The Guardian* y la ONG Save the

Children en algunas de las áreas más pobres de Filipinas destapó cómo Nestlé y otras tres compañías de la leche de fórmula sobornaban a personal médico, comadronas y trabajadores de salud con viajes a lujosas conferencias, comidas y entradas a espectáculos a cambio de que alentaran a las mamás a usar leche en polvo[35].

A pesar de las denuncias, empresas como Nestlé o Danone siguen insistiendo, campaña publicitaria tras campaña publicitaria, en que su leche es igual o mejor que la materna. Los efectos en los países del sur son especialmente trágicos, y lo respalda Unicef al sentenciar que la leche artificial «es cara y conlleva riesgos de enfermedades adicionales y la muerte», en particular en zonas con altos niveles de dolencias infecciosas y con deficiente acceso al agua potable[36]. En estos países, sin embargo, la percepción de la población acostumbra a ser otra y a menudo se asocia dar el biberón a un estatus social superior y a una mejor alimentación porque, se dice, es «como hacen en Europa».

Pero las malas prácticas también se dan en el continente europeo. En 2014, en Italia, doce pediatras fueron arrestados por aceptar sobornos de fabricantes de leche artificial a cambio de promover el uso del biberón. Según informes de la policía italiana, se trata de un método «común y extendido» en el que los médicos «prescriben la leche de fórmula para los recién nacidos a cambio de recompensas»[37]. En España, en 2016 se destapó que dos jefes de pediatría del Hospital Sant Joan de Alicante recibían financiación de varias empresas lácteas a cambio de recomendar sus leches de fórmula en la planta de maternidad de este centro hospitalario.

En España, la industria de la alimentación infantil y la leche de fórmula suponen un gran negocio, liderado por dos grandes empresas: Nestlé y Hero, que controlan el 75 % de las ventas, la primera como número uno en leche de sustitución y la segunda en comida de bebé. Las empresas del sector facturaron en 2016 más de quinientos millones de dólares y fabricaron sesenta mil toneladas de

productos alimentarios para la infancia. La mitad de dichos ingresos correspondió a la venta de papilla enfrascada de fruta y comida
industrial, un 37 % a leches de sustitución y un 13 % a papillas de
harinas y cereales. En concreto, se calcula que cada familia gasta
en alimentación industrial más de trescientos dólares anuales por
bebé, y consume una media de noventa y cuatro frascos de papilla
al año. Además, estos son unos productos alimentarios que dejan
mucho que desear por su baja calidad nutricional, y las familias con
menos recursos económicos consumen los que contienen más azúcar, sal y grasas[38].

Amistades peligrosas

Las amistades peligrosas entre la industria de la leche artificial
y un determinado sector de la salud —ya sean algunos hospitales, clínicas, consultorios médicos o profesionales— continúan,
a pesar de la legislación internacional vigente que prohíbe esta
práctica. Sin ir más lejos, la industria alimentaria y de bebidas es
la principal financiadora de la Asociación Española de Pediatría
(AEP), aportando una tercera parte de su presupuesto, más de
medio millón de dólares, según datos de 2015. Su segundo finan-
ciador es la industria farmacéutica[39]. Esto no sucede solamente
con la AEP, como afirmó el presidente de la Sociedad Española
de Pediatría Extrahospitalaria y de Atención Primaria, Venancio
Martínez Suárez: «De las casi cien mil sociedades profesionales
del ámbito sanitario en el mundo, el 100 % se financia mayoritaria o exclusivamente con las ayudas de la industria». De este
modo, Martínez Suárez pretendía justificar lo injustificable, los
vínculos estrechos entre la industria y las sociedades científicas,
que calificaba de «imprescindibles», ante la falta de financiación
de la Administración pública[40]. Por desgracia, es habitual que la
industria farmacéutica pague a médicos o asuma los costos de su
participación en congresos. La industria lo llama, eufemística-

mente, transferencias de valor a profesionales y organizaciones sanitarias. Algunos lo aceptan, otros no. En el año 2017, dieciocho médicos España recibieron de un solo laboratorio farmacéutico más de cincuenta mil dólares[41]. Estas relaciones deberían preocuparnos, y mucho.

El apoyo institucional a la industria de la leche de fórmula tampoco falta. En mayo de 2018, el Gobierno de los Estados Unidos, para entonces con Donald Trump a la cabeza, intentó boicotear la resolución que la Asamblea Mundial de la Salud, el máximo órgano de decisión de la OMS, preveía aprobar en defensa de la lactancia materna. Un texto que instaba a los países miembros a limitar la publicidad engañosa de los sustitutos de leche materna. La delegación estadounidense, erigiéndose como representante de los intereses de la industria láctea, presionó al máximo para que esta resolución no prosperara, incluso con amenazas de retirada de apoyo militar y sanciones comerciales a los países que la propusieran. Así fue como varios Estados periféricos candidatos a presentarla se retractaron. Al final fue Rusia, con capacidad de blindaje frente a Estados Unidos, quien presentó la propuesta, que salió adelante aunque rebajando parte del contenido, fruto de la presión del ejecutivo de Trump[42]. Una muestra evidente de hasta dónde pueden llegar los hilos que mueven el negocio de la leche de fórmula.

De hecho, según señalan la OMS, Unicef y la Red Internacional de Grupos pro Alimentación Infantil (IBFAN), la mayoría de países cuentan con leyes insuficientes para proteger la lactancia materna. Del total de 135 países que tienen algún tipo de medida legal relacionada con el Código Internacional para la Comercialización de Sucedáneos de la Leche Materna o bien con las resoluciones posteriores aprobadas por la Asamblea Mundial de la Salud, solo 39 poseen leyes que dan cobertura a todas las disposiciones del código. La región con una legislación más garantista es el Sudeste Asiático, seguida de África; y aquella con una ley más laxa es Europa[43].

El pecho, en remontada

Venimos de muy atrás. El discurso único sobre las bondades del biberón que se empezó a generalizar a partir de los años treinta y llegó a su máximo apogeo entre los años sesenta y ochenta, en función del país, con la introducción de la leche artificial a edades cada vez más tempranas, convirtió en casi residual la lactancia materna. La doctrina del biberón se impuso de la mano de una mayoría de médicos que la recomendaban activamente diciendo que era lo mejor. Como afirma el pediatra Carlos González, hasta «hace unos años, en España, dar el pecho *todavía* a los tres meses era raro, y darlo sin *ayudas* de biberón, casi heroico»[44].

La dinámica empezó poco a poco a revertirse en algunos países industrializados a partir de los años setenta, como Estados Unidos, y en otros, como España, en los ochenta. Pero esta remontada se limitaba a las mujeres que daban de mamar a bebés de menos de seis meses y que utilizaban a menudo leche de fórmula como alimento complementario. La lactancia materna aumentó, según varios estudios realizados en los Estados Unidos, siguiendo un claro sesgo de clase y raza. Si en la primera parte del siglo XX fueron las mujeres acomodadas las primeras en abandonar la lactancia materna, a raíz de los consejos médico-científicos, y las mujeres más pobres mantuvieron la teta, cuando la lactancia empezó a recuperarse, lo hizo entre las mamás de clase media y con estudios, pero no entre las pobres, las afroamericanas y aquellas con pocos estudios[45]. Hoy en día, en los Estados Unidos las madres de clase media son las que más dan el pecho, mientras que las de clase trabajadora lo dan en menor medida. Aunque entre estas últimas también se establecen diferencias y las madres trabajadoras latinas y blancas amamantan más que las afroamericanas, quienes perciben el uso del biberón como una manera de afirmar su autonomía frente a la autoridad médica favorable a dar el pecho[46].

Las desigualdades alimentarias, muy pronunciadas en los Estados Unidos, tienen un impacto directo en la alimentación de los bebés. En aquellas familias con dificultades para acceder a una comida de calidad, suele ser más difícil garantizar la lactancia materna. Desde un punto de vista socioeconómico, muchos pequeños nacen y viven en lugares adversos para dar el pecho, entornos que reciben el nombre de «desiertos de primera alimentación»[47]. Una analogía con los llamados «desiertos alimentarios», que se encuentran en barrios y territorios estadounidenses deprimidos, donde un número significativo de habitantes no tiene acceso a comprar comida saludable, ya sea en una tienda o en un centro comercial, en casi un kilómetro a la redonda en las zonas urbanas o dieciséis kilómetros en las rurales. Entre 2010 y 2014, se calculaba que 54 millones de personas en los Estados Unidos, casi el 18 % de la población, vivían en estas áreas[48]. Un fenómeno que de manera incipiente comienza a manifestarse en otros países. La lactancia materna es un asunto de justicia alimentaria y, como tal, está fuertemente condicionada por las desigualdades.

En España, la incidencia de la clase social en la lactancia materna también existe, aunque es probable que no sea tan acentuada como en los Estados Unidos. Según una investigación llevada a cabo en 2013, en las familias españolas con ingresos mensuales inferiores a los dos mil dólares, se destetaba en promedio casi a los seis meses, y las que tenían ingresos superiores, a los siete. Si tomamos como referencia el nivel socioeconómico de las familias, según la misma encuesta, aquellas de clase alta destetaban a los 8,1 meses, las de clase media a los 6,4 y las de clase baja a los 4,9[49]. Hay un claro sesgo de clase vinculado a la lactancia materna. Por este motivo, dar el pecho no puede considerarse una mera decisión

individual, sino que viene muy determinada por el contexto socioeconómico de las familias.

A escala global, en los países pobres las clases bajas mantienen
durante más tiempo la lactancia materna, mientras que en los países ricos ocurre justo al revés y son las madres de clase alta y con
mayor nivel de estudios las que dan de mamar durante más tiempo. Entre los años 1995 y 2015, la lactancia materna exclusiva a los
seis meses en el mundo pasó del 25 % al 43 %. Sin embargo, estos
datos nos ofrecen una visión parcial, porque no incluyen información detallada de los países con mayores ingresos, como Estados
Unidos, Canadá, Australia, Rusia o la mayor parte de Estados de
la Unión Europea, donde precisamente las cifras de lactancia materna son de las más bajas del mundo. Por regiones, la lactancia
materna exclusiva a los seis meses este periodo tuvo su mayor crecimiento en el Sudeste Asiático, pasando del 36 % al 64 %, y en el
África subsahariana, del 28 % al 42 %. En Europa, contando solo
con datos de algunos países del Este, su avance fue menos significativo, del 19 % al 27 %[50].

¿Cuáles son las razones de esta recuperación de la lactancia
materna? La mala imagen de la industria de la leche artificial y de
sus agresivas campañas para imponerse en los países del sur puede ser una de las causas, aunque las mismas fuentes señalan que
resulta difícil identificarlas[51]. El cambio de posición de los médicos
también fue un factor clave. En los Estados Unidos, la Academia
Estadounidense de Pediatría (AAP) publicó en 1990 una declaración en la que exponía sus razones para no publicitar leche de fórmula, y consideraba que su promoción tenía efectos negativos en
el amamantamiento[52]. En 1997, la AAP aprobó oficialmente la defensa de la lactancia materna, aconsejándola en exclusiva durante
los seis primeros meses de vida del bebé y de manera complementaria a la introducción de alimentos los seis siguientes[53]. El cambio
de orientación de los profesionales de la salud fue resultado de la

proliferación de estudios científicos que demostraban los beneficios de dar el pecho.

Otras investigaciones apuntan a cómo la recuperación del amamantamiento en España sería consecuencia de su promoción por parte de la Administración pública y el personal sanitario, la publicación de informes sobre sus beneficios y la ampliación del permiso de maternidad. Los cambios socioculturales, con la revalorización de modelos de crianza vinculados al apego, la crítica a la medicalización de la vida y el auge de corrientes ecologistas y ecofeministas habrían influido también en esta contratendencia[54].

Aun así, para 2015 en el mundo solo un 43 % de los lactantes de seis meses tomaba leche materna como alimentación exclusiva, según datos que no incorporan a los países con mayores ingresos —al no tener información sistematizada al respecto—, pero que cuentan con las tasas de lactancia materna más bajas del planeta. Por ello, si los incluyésemos, dicha media todavía sería menor. En España, la cifra se sitúa en el 39 %, con datos de 2017[55]. A pesar de estar en remontada, ni la organización sociolaboral, ni los intereses de la industria láctea ni los prejuicios que aún existen en la sociedad y en el sector de la salud permiten la plena normalización de la lactancia materna.

Vendernos el cuento de la leche de fórmula

Las empresas de la leche de fórmula persisten en su intento de confundir a la opinión pública diciendo que la leche artificial es igual, o incluso superior, a la materna. Por este motivo, a menudo introducen en sus anuncios imágenes de mamás con bebés, y en algunos casos incluso de mamás dando el pecho; publicidad que en España fue prohibida por el Real Decreto 867/2008, que regula todo lo que tiene que ver con los preparados para lactantes y de continuación. Según esta ley, los anuncios de dichas empresas no pueden insinuar ni hacer creer que la alimentación con biberón es equivalente o superior a la materna, y se prohíbe su publicidad en los lugares de venta, la distribución de muestras y el uso de promociones u ofertas. Estas prácticas también están reguladas por el Código Internacional de Comercialización de Sucedáneos de la Leche Materna de la OMS y Unicef, adoptado por muchos países, entre ellos, España. Sin embargo, saltarse la legalidad, como prueban muchas denuncias, está a la orden del día[56].

Uno de los casos más sonados fue el anuncio de Nestlé que apareció ocupando la contraportada completa de la revista de la AEP en junio de 2013, y que incluía el sello de esta entidad, a modo de validación de la información. Y ¿qué decía la publicidad? Junto a la imagen de un bebé que nacía por cesárea, el siguiente texto: «Uno de cada cuatro bebés nace por cesárea. Los bebés nacidos por cesárea tienen mayor riesgo de infecciones gastrointestinales. ¿Y si pudieras reducirlo en un 46 %?». La solución que se presentaba era: leche de fórmula Nidina 1 Premium de Nestlé. Lo que no decía el anuncio es que dar el pecho reducía aún más ese riesgo. De ahí que el 60 % de los miembros del Comité de Lactancia Materna de la AEP dimitiera del cargo tras su publicación como acto de protesta[57]. La AEP ya ha sido criticada en otras ocasiones por mantener relaciones estrechas con la industria de la alimentación infantil y publicitar regularmente sus marcas a cambio de financiación. Algo que, como señalaba la Iniciativa para la Humanización de la Asistencia al Nacimiento y la Lactancia (IHAN), pone en cuestión su credibilidad: «Es muy difícil ser imparcial e independiente en cuestiones de lactancia materna si la AEP obtiene dinero de la industria que apoya lo contrario»[58].

En octubre de 2018, se produjo de nuevo una dimisión en bloque de los miembros del Comité de Lactancia Materna de la AEP: diez de sus once integrantes abandonaron el cargo precisamente por los conflictos de intereses que mantenía la asociación. Lo explicaron en la página de Facebook del Comité, donde además anunciaron que cerraban este perfil y creaban una nueva entidad, AELAMA, desde donde continuarían el trabajo que el Comité llevaba realizando desde su creación, en 1995.

Hay que tener en cuenta que, cada año, las seis principales compañías de leche de fórmula en el mundo (Nestlé, Danone, RB-Mead Johnson, Abbott, Kraft Heinz y FrieslandCampina) gastan ingentes cantidades de recursos económicos en publicidad. En 2015, destinaron un total de seis mil millones de dólares a este fin, el equivalente a más de cuarenta dólares por bebé nacido en el mundo. Su objetivo: aumentar las ventas a través de una agresiva estrategia de *marketing* que busca convencer a las mamás de que la leche de fórmula es mejor que la materna. Y parece que lo están consiguiendo. En los últimos veinte años, el negocio de la industria de la leche artificial ha multiplicado por cinco sus beneficios. Hoy, más bebés que nunca son alimentados con biberón[59].

La generalización de su uso, con tomas pautadas y horarios fijos, vino acompañada de una receta más amplia que incluía una serie de recomendaciones como que los bebés durmieran solos, se les dejara llorar hasta que se cansaran, se les diera el chupete y se los tuviera poco en brazos para evitar malcriarlos. Obviamente, no todos aquellos que dieron el biberón optaron por estas prácticas, pero sí se trataba del manual de instrucciones de la época, aplicado también a los bebés que mamaban.

Me acuerdo de que en mis primeros días de dar el pecho, durante ese período en que los pequeños se pasan el día enganchados, fui a una asamblea. Había personas muy activas en movimientos sociales, hombres y mujeres de generaciones diversas. Una de esas mujeres, de unos cincuenta años, a quien conocía de hacía tiempo, se me acercó al ver al niño tanto rato en la teta, y me dijo: «Ay, si yo hubiese podido hacer lo mismo..., pero en mi época lo que tocaba era darle el biberón. Y si lloraba, ni tomarlo en brazos podías. Si hacíamos lo contrario, nos decían

que el bebé se malacostumbraría. No sabes ahora cómo me arre-
piento de no haber tomado más en brazos a mis hijos».

Se imponía entonces una mirada conductista de la crianza
que, en buena medida, aún perdura. Se afirma que las criaturas
manipulan, buscan salirse con la suya, son caprichosas y si no
cambiamos su proceder, criaremos a un hijo o una hija consen-
tidos. ¡A cuántas de nuestras madres les decían esto! ¡Y cuántas
veces lo oímos aún hoy! Se nos insiste en que tenemos que ser
firmes y persistentes, que no debemos ceder y dejar clara la jerarquía. Si llora, vomita, patalea..., no hay que darle más importancia. «Lo hace —se dice— para llamar la atención». Tampoco es
bueno, aconsejan algunos, mimarlo en exceso, porque esto convierte al pequeño en un egoísta. Pero este método no solo busca
que el comportamiento de la criatura se adapte a las necesidades
de los adultos, sino también a las del mercado.

¿Los pechos pequeños no tienen leche?

«Al principio, cuando estábamos aún en la clínica, se me había
prendido al pecho fácilmente, pero una vez en casa algo se torció
y ya no quiso saber nada. Mamaba unos segundos y se ponía a
chillar como un animalito furioso. Me vi débil, expuesta a viejas
supersticiones [...]. ¿Qué le pasaba? ¿Mis pezones eran demasiado
pequeños, se le salían de la boca? ¿Mi leche no le gustaba? ¿O tal
vez, con un maleficio a distancia, le habían inoculado una aversión
hacia mí, su madre?», confiesa Lenú, una de las protagonistas de
Las deudas del cuerpo, la novela de Elena Ferrante, tras el nacimiento de su hija, allá por 1970[60].

La receta del biberón siempre ha ido acompañada de una buena dosis de mitos acerca de la lactancia materna, algunos de los
cuales todavía perduran: «Los pechos pequeños no tienen leche»,
«si tengo los pezones invertidos no será posible la lactancia», «mi

leche es acuosa y por lo tanto no alimenta», «si el bebé mama o llora mucho es porque se queda con hambre», «si el bebé no se acostumbra a una pauta horaria se le dañará el estómago» (¡esto se lo dijeron a mi madre!), «si con el sacaleches me saco poca cantidad es que no tengo leche suficiente»... Una mezcla de convicciones que ha resultado fatídica para menoscabar nuestra confianza, como mujeres, en la lactancia.

Se trata de prejuicios que los medios de comunicación han contribuido a propagar. Un ejemplo es el reportaje aparecido en el suplemento dominical de *El Mundo*, en octubre de 2010, con el titular «¿Madre o vaca?», el cual generó muchísimo revuelo. La revista abría portada con una fotografía, a toda página, de una mujer desnuda pintada como si fuese una vaca, con cuernos incluidos, que sostenía en brazos a un bebé; en el interior, la misma mujer, en cuatro patas, simulaba lactar a la criatura. Más allá del carácter ofensivo de las imágenes, el texto estaba lleno de datos falsos que pretendían cuestionar los beneficios de la lactancia materna. Afirmaba que se presiona a las mujeres para que den de mamar; que el objetivo de la lactancia materna es apartarlas del mercado laboral; que se ataca a aquellas que optan por el biberón, y, como suele suceder, se intentaba enfrentar a unas mamás con otras[61]. Este es solo un ejemplo, de los muchas que podríamos poner, de una supuesta «información» que en realidad confunde, crea mitos y estigmatiza.

En el cine, son pocas las películas en las que encontramos a mamás dando la teta con normalidad, y, si aparecen, no acostumbran a ser protagonistas. En general, cuando una mujer da el pecho en las producciones cinematográficas, suele tener connotaciones eróticas. Lo vemos en películas como *Amarcord*, *La teta y la luna* o *Juana la Loca*. O bien se da a la lactancia materna un carácter humorístico por el contexto donde se lleva a cabo, como en *3 bodas de más*, cuando una madre, en medio de una boda, intenta dar de mamar a su criatura como puede, debido a la incomodidad del vestido que lleva[62]. El cine ha tendido a invisibilizar la lactancia materna y, en sus escasas representaciones, ha contribuido a estigmatizarla, dificultando que esta sea percibida como una práctica normal.

11

Las virtudes de la leche materna

Yo opté por dar el pecho. No tenía ningún sentido para mí dar el biberón si tengo tetas que dan buena leche y de muchísima mejor calidad que la artificial. Sin embargo, dar de mamar no es fácil, pues no nacemos enseñadas. De hecho, el mejor regalo que te pueden hacer apenas pares es darte el teléfono de una asesora de lactancia. Yo tenía el de mi comadrona, que me acompañó en el parto, y que las semanas posteriores siempre estuvo allí. Su apoyo fue imprescindible.

La leche artificial es un gran invento, ya que permite alimentar a los bebés cuando no hay lactancia materna posible o deseada, y es capaz de salvar vidas. El problema surge cuando se equipara una leche con la otra, como ha sucedido a lo largo del siglo XX. Y eso cuando no se afirma, incluso, que la de fórmula es mejor que la de las mujeres. La industria no ha dudado en explotar los miedos más íntimos de las mamás para ganar dinero, diciéndonos, por poner un caso, que si el bebé no toma leche suficiente enfermará. El propio uso de la palabra *fórmula*, en vez de otras como *artificial* o *sustituta*, que pueden tener connotaciones más negativas, muestra la capacidad de la industria alimentaria de imponer sus marcos conceptuales[1]. Tras el biberón se esconde un gran negocio: el de las multinacionales del sector que utilizan todos los recursos a su alcance, desde el *marketing* hasta el personal médico, para vendernos como incuestionables las bondades de la lactancia artificial.

La leche humana y la artificial no son lo mismo

La leche artificial, aun teniendo una composición similar a la de la materna, no incluye las propiedades inmunitarias de esta última, pues es solo un alimento. En cambio, la leche materna, como indica Unicef, «es un complejo fluido nutricional vivo que contiene anticuerpos, enzimas, ácidos grasos de cadena larga y hormonas, muchos de los cuales simplemente no pueden incorporarse a la fórmula»[2], por más que las compañías intenten hacerlo, en aras de aumentar sus beneficios. A pesar de lo que digan, la leche de fórmula y la materna ni de lejos son lo mismo.

La fórmula es la mejor alternativa cuando un bebé no puede tomar leche de mujer, e incluye los nutrientes conocidos necesarios para la criatura, pero no incorpora aquellos que aún no han sido identificados, con lo que resulta imposible saber qué le falta al pequeño que toma el biberón. Las leches manufacturadas no tienen las células vivas de la leche materna ni contienen sus propiedades antiinfecciosas[3]. Parece mentira que todavía hoy se tenga que insistir en que la leche humana es el alimento más adecuado para el bebé.

En la medida en que el sistema inmunitario tarda unos años en madurar, la leche materna contiene las sustancias necesarias para proteger al recién nacido de la enfermedad, como anticuerpos, proteínas, enzimas e incluso células vivas, como glóbulos blancos. Cuando el bebé mama, indica qué anticuerpos necesita, para que el organismo los produzca y se los dé en la siguiente toma. Además, como señala Paola Negri en *Todas las madres tienen leche*, «la leche materna no solo proporciona inmunidad *pasiva*, que compensa la inmadurez de las defensas del bebé con efectos inmediatos (por ejemplo, con los anticuerpos de la leche materna), la lactancia proporciona inmunidad *activa*, es decir, estimula el sistema inmunitario del niño a funcionar y a crecer»[4]. Entonces, ¿por qué se ha promovido con tanto empeño la lactancia artificial cuando ya teníamos la mejor leche posible?

Otro inconveniente de la lactancia artificial es que siempre tiene el mismo sabor y la misma composición, mientras que la de la mujer incorpora los sabores de aquello que come, habituando al pequeño a la dieta familiar. La leche materna cambia a lo largo del período de lactancia (del calostro inicial pasa a la leche de transición y luego a la leche madura), en el transcurso de la jornada (con diferencias entre el día y la noche) y en una misma toma (con más o menos lactosa, azúcar, proteínas, vitaminas, minerales, agua y grasa), adecuándose a las necesidades del bebé (hambre, sueño, enfermedad, sed). Esto es imposible de imitar de manera industrial.

De modo que no se puede pretender que ambas formas de lactancia son equivalentes. No se trata de una mera elección o de una posición ideológica entre dos prácticas iguales. La evidencia científica ha demostrado la superioridad de la leche de las mujeres[5]. Sin embargo, el debate científico sobre la lactancia no está exento de discusiones y polémicas. Algunas autoras señalan que los beneficios de dar el pecho han sido sobrevalorados o no son tan concluyentes como a veces se afirma. Hay estudios que presentan problemas metodológicos, como obviar la clase social de los bebés analizados[6]. En cualquier caso, se puede debatir en qué grado la lactancia materna es mejor que la artificial, pero no si la fórmula es mejor que dar la teta.

Cara, incómoda e insostenible

La leche artificial es cara e incómoda, ya que se tiene que comprar, preparar y dar en un determinado tiempo. Para suministrarla, hay que contar con varios accesorios, como biberones, medidores y tetinas; y estos instrumentos se tienen que adquirir, con el consiguiente desembolso económico, son de fácil contaminación bacteriana y aún algunos son elaborados con sustancias químicas dañinas para la salud infantil, como el bisfenol A (BPA) y los ftalatos. Además, pueden ocurrir errores en la preparación, produciendo una leche o bien demasiado diluida, o bien excesivamente concentrada.

Mención aparte merece el negativo impacto medioambiental de la producción y la distribución de leche artificial. Hacen falta ingentes cantidades de tierra y agua para alimentar a las vacas que la producen y petróleo para transportarla. Para obtener un kilo de leche de fórmula en polvo se necesitan, ni más ni menos, que 4.700 litros de agua, mientras que dar la teta no requiere suministro alguno y ahorra agua. De ahí que la leche materna sea considerada el alimento más sostenible, ya que genera cero residuos, cero gases de efecto invernadero y una huella hídrica igual a cero[7].

Se estima que la industria ganadera, y en particular la vacuna, ya sea de leche o carne, genera el 18 % de los gases de efecto invernadero; una cifra superior incluso a la que ocasiona el transporte. La ganadería industrial provoca el 9 % de las emisiones antropocéntricas de CO_2, debido al uso intensivo de la tierra y la deforestación; el 65 % de las de óxido nitroso, la mayoría procedente del estiércol; el 37 % de las emisiones de metano, un gas mucho más perjudicial que el CO_2, originado por la digestión de los rumiantes y sus eructos y flatulencias; y el 64 % de las de amoníaco, que contribuye a la lluvia ácida[8].

Ahora, que se habla tanto de cambio climático, ¿cuál es el impacto de la leche de fórmula en su generación? La investigación más exhaustiva al respecto señala que, sumando la producción de cada ingrediente de la leche artificial (leche en polvo, aceite vegetal, azúcar de caña), y partiendo del total de leche de fórmula vendida en seis países de la región de Asia-Pacífico (Australia, Corea del Sur, China, Malasia, India y Filipinas), para el año 2012 se generaban casi tres millones de toneladas de CO_2; una cantidad de gases de efecto invernadero equivalente a recorrer unos once millones de kilómetros en auto durante un año[9]. En la medida en que la venta de leche de fórmula no hace sino aumentar, su daño medioambiental también se incrementa, y somos nosotros y el conjunto del planeta los que pagamos las consecuencias.

Además, la leche artificial debe mantenerse refrigerada y calentarse, para lo que se necesita energía, mientras que la leche materna sale a la temperatura ideal. En definitiva, dar la teta es también lo mejor para el medio ambiente. Ninguna otra leche es tan «kilómetro cero» como la humana. Alimentar a los bebés con leche de fórmula genera una dependencia artificial, de alto costo medioambiental, para dar respuesta a una necesidad que puede cubrirse de manera fisiológica, en la mayoría de los casos.

Soberanía alimentaria y soberanía lactante

La lactancia materna como práctica es una expresión de soberanía alimentaria. Pero ¿en qué consiste esta? La demanda de soberanía alimentaria fue planteada por primera vez por el movimiento internacional de agricultores La Vía Campesina en 1996, en la Cumbre Mundial sobre la Alimentación de la FAO en Roma. La Vía la describió como «el derecho de los pueblos a definir sus políticas agrícolas y alimentarias»[10], una reivindicación que surgió como reacción al neoliberalismo alimentario imperante; es decir, a un modelo agroalimentario capitalista mundial, controlado por las grandes empresas del sector. Su propuesta pretendía trascender el concepto de «seguridad alimentaria» acuñado por la FAO en 1974, el cual, a pesar de defender el derecho y el acceso universal a la comida, no cuestionaba dónde ni cómo se producen los alimentos.

Una demanda fácilmente cooptable por la industria agroalimentaria, pues no señalaba las causas estructurales de la pobreza y el hambre.

La soberanía alimentaria sitúa en el centro de sus demandas la defensa de los derechos del campesinado, apoyándolo en su lucha por producir alimentos al margen de las condiciones impuestas por el mercado, priorizando los circuitos locales y colocando la producción, la distribución y el consumo de comida sobre la base de la sostenibilidad social, económica y medioambiental. Esto no significa un retorno romántico a un pasado arcaico, sino combinar los saberes tradicionales con los nuevos conocimientos. Tampoco implica un repliegue identitario en lo local: su objetivo consiste en repolitizar el sistema alimentario global en un sentido democrático[11].

Poco se ha reflexionado acerca de la alimentación de los bebés desde la perspectiva de la soberanía alimentaria, como si esta no estuviese condicionada, al igual que la de los adultos, por fuertes intereses económicos. El análisis de la lactancia materna no se inserta en los debates más generales sobre el modelo alimentario, y su defensa no suele hacerse desde el paradigma de la soberanía alimentaria. Pero si la soberanía alimentaria alude a la capacidad de los individuos, las comunidades y los pueblos para decidir qué alimentos se producen y qué se come, la soberanía en la alimentación infantil reside, sin duda, en la lactancia materna; en la capacidad de los bebés para tomar el pecho y en la capacidad de las mujeres para producir el alimento de sus criaturas y dárselo. Podemos definir esto como «soberanía lactante», la cual permite la producción y el acceso a la comida más ecológica, saludable y local para los bebés. La soberanía alimentaria empieza por la lactancia materna y la soberanía lactante es el primer acto de soberanía alimentaria.

La alimentación de los recién nacidos viene condicionada por el modelo alimentario hegemónico en cada período histórico y en cada sociedad. La evolución del capitalismo ha dado lugar a lo que los sociólogos Harriet Friedmann y Philip McMichael llaman distintos «regímenes alimentarios». Este concepto permite analizar la estructura de producción, distribución y consumo de alimentos a escala internacional en relación con las transformaciones del capitalismo, mostrándonos que el modelo agroalimentario es una de las piezas que conforman el sistema de poder global[12]. A partir de aquí, podemos considerar que a cada régimen alimentario internacional le corresponde un régimen de lactancia, es decir, unas pautas de organización de la alimentación temprana. De este modo, la globalización alimentaria actual se caracteriza por tener una cultura de la lactancia subordinada a los intereses de la industria agroalimentaria en conjunción con los del sistema médico.

En el mundo actual, la soberanía alimentaria es vulnerada de forma sistemática por las prácticas de las multinacionales agroalimentarias que impiden al campesinado producir alimentos y ganarse la vida dignamente, al dificultarle el acceso al agua, la tierra y las semillas, bienes comunes que han sido privatizados. Estas empresas acaban con nuestro derecho como consumidores a saber qué alimentos comemos, cómo se han producido y de dónde vienen, y obstaculizan el acceso a la comida local y campesina. Se trata de un modelo agroalimentario al servicio de los intereses de las multinacionales del *agrobusiness,* adicto al uso de agrotóxicos, con alimentos que viajan miles de kilómetros, de escasa diversidad alimentaria y que nos enferman[13].

Por su parte, la soberanía lactante, como hemos visto, es atacada por los intereses de la industria de la alimentación infantil, que menoscaba la capacidad y la confianza de las madres para producir leche y atenta contra el derecho de los bebés a consumirla. Tanto en el caso de la soberanía alimentaria como en el de la soberanía lactante son los intereses económicos, privados, de grandes empresas, los que se anteponen a necesidades vitales, y a menudo cuentan incluso con apoyo institucional.

La industria agroalimentaria y la industria de la leche artificial y de la alimentación infantil son parte de lo mismo. Lo constatan sus nombres. Las principales compañías del sector de la fórmula son multinacionales que ven en los pequeños de hoy a los consumidores del mañana. Las enfermedades que provoca un modelo alimentario sometido a los intereses de estas empresas comienzan cada vez a edades más tempranas. La obesidad y el sobrepeso en menores a escala global se han multiplicado por diez en los últimos cuarenta años. En España, casi tres de cada diez criaturas y adolescentes padecen sobrepeso y obesidad, según datos de 2017, una de las cifras más altas de Europa; y los sectores sociales más pobres son los que sufren en mayor medida las consecuencias de una mala alimentación en su salud[14].

¿Qué opinan los expertos?

Pero ¿cuál es la posición de los máximos expertos en la materia? Y no me refiero a catedráticos, doctores ni personal sanitario, sino a aquellos que consumen leche materna diariamente: los bebés. Aún recuerdo cómo mi hijo nada más nacer se agarró al pecho. Su mundo, desde las primeras semanas de vida, empezaba y terminaba en la teta. Se enganchaba a ciegas, e incluso meses después seguía perdiendo el mundo de vista, literalmente, con el pecho. Como dice Michel Odent, «el bebé es un mamífero», y no solo en busca de comida, sino de afecto y sosiego[15]. Mamar es su opción predilecta, y también la que le resulta más beneficiosa.

Aunque cuando empezamos nunca lo hubiese puesto así, la nuestra fue una historia de lactancia común, de casi tres años, que inició con dificultades, con dolor y con sus crisis, pero que al poco tiempo, y con el apoyo necesario, se convirtió en una fuente de placer para el pequeño y para mí. Para él, la teta ha sido alimento, consuelo, juego, vínculo, calma, salud. Para mí, fusión, amor, fatiga, potencia, gozo, bienestar, cansancio, satisfacción, ternura. Y un buen día terminó. De la intensidad de las primeras semanas pasó a ser algo puntual. Si hubiera sido por el pequeño, habríamos seguido, pero a mí ya no me apetecía. Entonces, cuando vi que él estaba listo, lo fuimos preparando todo para ese gran día en que nos despediríamos del pecho. Un domingo de febrero de 2018, hubo pastel y canción para decirle adiós. Él estaba muy contento, y yo también. Martí se sentía mayor. Todo fue muy bien. Meses después, una mañana en que tras ducharme me vio los pechos, me preguntó si podía probar de nuevo y le dije que sí; había pasado tanto tiempo que ¿por qué no? Intentó mamar, pero ya no sabía. Había perdido, olvidado, la capacidad de succión.

La realidad es que casi nadie pregunta a los más pequeños. Las causas las tenemos que buscar en la sociedad adultocéntrica en la que vivimos, que desdeña con frecuencia los intereses de las criaturas, que aunque no siempre puedan expresar verbalmente sus predilecciones, no quiere decir que no las tengan. Los adultos debemos escuchar también a los menores para poder formarnos una opinión. Tampoco se interpela a las niñas y los niños de más de dos años, quienes sí podrían expresar oralmente sus preferencias. A pesar de la gran cantidad de investigaciones científicas acerca de la lactancia materna, no hay prácticamente ninguna que recoja la opinión de los lactantes.

Uno de los pocos estudios que aborda dicha cuestión se realizó con un centenar de niños y niñas en Australia, y fue publicado en 2009. ¿Cuáles fueron sus conclusiones? Las criaturas afirmaban que les gustaba o les encantaba la leche materna, y daban a entender que se sentían contentas, satisfechas, contenidas, amadas y felices cuando mamaban. Asimismo, consideraban que su sabor era «tan bueno como el chocolate», «mejor que el helado» o bien como las fresas, el azúcar, las paletas heladas, las naranjas o los bananos[16]. A todos les fascinaba la teta.

Los perjuicios de no tomar el pecho

A veces el «bibe» es lo mejor porque no hay alternativa. Pero cuando la industria de la leche de fórmula equipara un modelo de lactancia con el otro, cuando hay profesionales que nos instan a dejar la teta antes de los seis meses, cuando tenemos que volver al trabajo tras pocas semanas de permiso maternal y no podemos seguir amamantando, son los pequeños y somos nosotras quienes pagamos las consecuencias.

De acuerdo con el Comité de Lactancia Materna de la Asociación Española de Pediatría (AEP), los perjuicios de no tomar el pecho o de abandonarlo antes de tiempo son múltiples. Según avalan distintos estudios científicos, a corto plazo, en el primer año de vida, hay más posibilidades de sufrir procesos infecciosos gastrointestinales, respiratorios y urinarios, aumentando hasta diez veces la probabilidad de hospitalización si estas infecciones son graves. A largo plazo, la alimentación con leche de fórmula aumenta las opciones de padecer dermatitis atópica, celiaquía, inflamación intestinal, diabetes mellitus, obesidad y, en criaturas con antecedentes familiares, alergia y asma, entre otras afecciones. Cuanto más tiempo se mantiene la lactancia materna, menos posibilidades hay de sufrir alguna de estas enfermedades[17].

Nos han insistido tanto en que cuanto más *rellenito* esté el pequeño, mejor, que esto ha conducido, en algunas ocasiones, a una sobrealimentación a través del biberón. Se deja de confiar en la capacidad del bebé para autorregularse y nos fiamos de las cantidades anunciadas en etiquetas o medidores, que a veces acaban teniendo una capacidad mayor de la que indican, o incluso se llena el vaso presionando para que quepa la máxima cantidad posible. Una investigación realizada en varios países de la Unión Europea en 2007 señalaba que los bebés de cero a cuatro meses alimentados exclusivamente con leche de fórmula podían estar ingiriendo hasta un 24 % más de las calorías necesarias, lo que induciría a la obesidad de pequeños o adultos. Otro estudio, llevado a cabo en Estados Unidos con criaturas nacidas en 2001, llegaba a conclusiones parecidas. Si cuando estas cumplían los cinco años y medio su prevalencia de obesidad se situaba en el 16 %, en aquellas que habían tomado el biberón hasta los dos años la cifra aumentaba hasta el 23 %[18].

Otro aspecto es la presencia de transgénicos en la leche de fórmula. El grupo de presión de los principales fabricantes y comercializadores de leche de fórmula en Australia y Nueva Zelanda, el Consejo de Nutrición Infantil —que incluye compañías como Nestlé, Nutricia (que pertenece al grupo Danone, con marcas como Almirón, Nidina, Nan y Milupa), Heinz y Fonterra—, reconoció en 2011 que era imposible producir una leche artificial sin transgénicos, y que la demanda de una leche de fórmula libre de organismos genéticamente modificados (OGM) era «inviable y poco realista». Estas declaraciones se produjeron después de que Greenpeace denunciara la presencia de OGM en varios de sus productos[19]. La pregunta está servida: con el biberón, ¿cómo saber qué les estamos dando de comer a nuestros pequeños?

Dar la teta salva vidas. Lo dice la OMS: «Si prácticamente todos los niños fueran amamantados, cada año se salvarían unas 820.000 vidas», y se les podría ofrecer mejores posibilidades de desarrollo a muchos otros. Se considera que la lactancia materna es una de las acciones más efectivas para reducir la mortalidad infantil en menores de cinco años. De ahí que la OMS solo recomiende la toma de leche artificial como cuarta opción, por detrás de la leche succionada directamente del seno, la leche materna extraída y suministrada al bebé, y la leche de otra mujer. La OMS apuesta por la lactancia artificial únicamente si todas estas opciones no prosperan; un dato que a menudo se obvia[20].

La industria de la leche de fórmula ha ganado la batalla del imaginario común. Hemos integrado hasta tal punto la práctica de la lactancia artificial que incluso cuando se ponen en evidencia sus efectos perniciosos nadie parece darse cuenta. Un ejemplo lo tenemos en la crisis humanitaria tras el paso del huracán Katrina, en 2005, por Nueva Orleans. Varios medios ofrecieron en ese momento impactantes imágenes de madres desesperadas al ver a sus bebés deshidratados sin poder darles leche de fórmula durante el caos posterior a la catástrofe. Sin embargo, nadie se preguntó por qué tantas madres daban el biberón, y cómo la lactancia materna hubiese podido evitar algunas situaciones dramáticas[21].

Una situación similar se da en los campos de refugiados, adonde a veces se envían biberones y leche en polvo con toda la buena voluntad, cuando la mejor alimentación para cualquier bebé, y aún más en estas duras circunstancias, es la leche materna. Como dicen desde Save the Children, «ofrecer a los bebés leche materna durante una emergencia es la forma más segura de proteger a los pequeños frente al enorme riesgo de infección y frente a la permanente amenaza de la desnutrición»[22]. En las emergencias y crisis humanitarias, la leche en polvo no es una necesidad, sino un problema, que puede tener consecuencias nefastas para la nutrición de los pequeños. En condiciones higiénicas deplorables, resulta muy difícil preparar adecuadamente los biberones, esterilizar los recipientes o tener acceso a agua potable. Por este motivo, algunas ONG, en estos contextos, se especializan en apoyar a las madres para que puedan seguir dando el pecho o, si lo han dejado, lactar de nuevo.

Lactancia feminista y anticapitalista

La lactancia materna no solo es buena para la salud de los bebés, sino también para la de las mamás. Dar la teta puede evitar y reducir, a corto y largo plazo, el riesgo de sufrir hemorragia posparto, diabetes tipo 2, cáncer de mama, de ovario o útero, fractura espinal y de cadera posmenopáusica, artritis reumatoide, enfermedad cardiovascular e hipertensión[23]. Aumentar la lactancia materna podría prevenir, según determinados estudios, hasta veinte mil muertes anuales por cáncer de mama en el mundo. Además, gracias a la liberación de oxitocina, conocida también como la hormona del amor, amamantar produce agradables sensaciones que protegen de la depresión posparto, el estrés y la ansiedad, favoreciendo el vínculo maternofilial[24].

La lactancia materna puede ser considerada así una práctica feminista, ya que favorece a las mujeres en particular, pero también a la comunidad en general, se ve beneficiada con el bienestar de madres y criaturas. La teta es vindicada en clave de salud, pero también en clave emancipadora, por la capacidad que nos otorga de amamantar al margen de intereses privados y sin dependencias externas. No dar el pecho, por el contrario, tiene consecuencias negativas para las mujeres, originadas en el sistema patriarcal[25]. Un feminismo que no apoye la lactancia materna expresa, aunque sea involuntariamente, un malestar y una desconfianza con respecto al cuerpo femenino y nuestras capacidades biológicas, algo que contradice la razón de ser de todo movimiento emancipador.

Amamantar puede definirse asimismo como una práctica anticapitalista, ya que se sitúa fuera del mercado. Dar la teta es *per se* una acción de resistencia frente a la mercantilización del mundo, las relaciones sociales y los bienes comunes. La criatura que mama no paga por ello, la mujer que da la teta no espera cobrar; todas esas madres que ofrecen su leche a un banco de leche para que otros recién nacidos puedan alimentarse no buscan nada a cambio. Dar el pecho requiere de tiempo, calma y tranquilidad; valores antagónicos al capitalismo[26]. En definitiva, es el mercado el que sale ganando con las lactancias que terminan abruptamente. Con el abandono prematuro de la lactancia materna, son las empresas privadas las que sacan jugosos beneficios, ya que se multiplica la demanda de leche artificial, pero también de medicamentos para enfermedades cuyo riesgo de contraerlas aumenta al no tomar leche materna[27]. Si el pecho como objeto sexual es un gran negocio, el pecho lactante es su antítesis.

La lactancia materna, sin embargo, necesita de una sociedad que la favorezca, y la nuestra no lo hace. Para que dar la teta sea un derecho universal, precisamos cambios en la organización del mercado de trabajo, los permisos de maternidad, las regulaciones y códigos culturales para poder amamantar en público. Si desvinculamos la defensa de la teta de estas transformaciones, la lactancia materna queda como una mera opción individual, como un estilo de vida, solo accesible a las mujeres de clase media. De nuevo, feminismo y anticapitalismo se encuentran. La maternidad para el 99 % implica una lactancia materna para el 99 %, y hacerla posible pasa por conseguir cambios estructurales en el conjunto de la organización social.

La defensa feminista de la lactancia materna trasciende los discursos de las instituciones internacionales, los Gobiernos y los profesionales de la salud, cuyas posiciones prolactancia ven todavía a la mujer como un sujeto pasivo. La perspectiva feminista y anticapitalista de la lactancia materna va más allá de estos argumentos, y pone el acento en la autonomía de las mujeres y su capacidad de acción.

La mercantilización de la leche materna

La lactancia materna, como toda práctica social enmarcada en el capitalismo, a pesar de ser una acción de resistencia, corre el riesgo de ser cooptada y mercantilizada; algo que no es nuevo y que hemos visto en otros ámbitos. La agricultura ecológica y el comercio justo son un ejemplo: prácticas transformadoras que el mercado intenta cooptar, vaciar de todo potencial de cambio y convertir en un mero negocio. Las etiquetas «ecológico», «campesino» y «local» han sido asumidas por las multinacionales del sector, pero bajo la lógica del capitalismo agroalimentario de siempre —contra el cual estas iniciativas surgieron—, sin cambiar un ápice sus mecanismos injustos de producción, distribución y consumo. En sus manos, dichas alternativas son una mera estrategia de *marketing*, con el objetivo responder a un nicho de mercado creciente.

Así, hoy convive una agricultura ecológica, campesina y local alternativa, que trabaja desde abajo para cambiar las cosas, con otra que comercializa productos etiquetados como «orgánicos» aunque vienen de la otra punta del mundo, son elaborados en condiciones injustas y vendidos en supermercados, como Walmart, Costco, Publix y Target, o producidos por multinacionales, como Nestlé, Danone, Kellogg's, Mondelēz, General Mills y Mars. Al comercio justo, que surgió para promover una alternativa a las injustas prácticas del comercio internacional, le ha pasado algo parecido, y en parte ha sido asimilado por grandes empresas, como Amazon, Starbucks, Nestlé, Alcampo y McDonalds, y reproduciendo aquellos mecanismos a los que se enfrentaba cuando emergió[28]. Lo mismo que le ha sucedido a la agricultura ecológica y al comercio justo puede pasarle, y en parte ya le está ocurriendo, a la leche materna.

Varias son las empresas e instituciones que han empezado a patentar algunos de los componentes de la leche humana con el objetivo de comercializarlos. Tras esta práctica encontramos multinacionales de la leche de fórmula, como Nestlé —aunque esta lo niega—, compañías farmacéuticas, escuelas de medicina, universidades, el Gobierno de los Estados Unidos y bancos de leche con fines de lucro, como Prolacta Bioscience, que elabora y vende leche de fórmula y fortificadores para bebés a base de leche materna[29]. Del mismo modo que se privatizan los recursos naturales, ahora las corporaciones hacen lo mismo con la leche de las mujeres. Todo vale para hacer negocio. Pero ¿cuáles serán las consecuencias sociales y biológicas de patentar los componentes de la leche humana?

En los Estados Unidos, la compra y venta de leche materna se ha convertido en un comercio floreciente. La página *Only the Breast* [Solo el Pecho], creada en 2009 y que funciona a modo de sitio web colaborativo, fue la primera plataforma en comercializar leche materna y poner en contacto a madres que vendían y compraban leche. Esta iniciativa surgió ante el alto costo que tenía la adquisición de leche humana en bancos de leche estadounidenses —unos ciento cincuenta dólares al día para alimentar a un bebé de dos meses— y por la escasez de reservas en estos centros[30]. Sin embargo, bajo eslóganes maternalistas y solidarios, como «una comunidad de madres» o «publica un anuncio y ayuda a los bebés a tomar solo el pecho», encontramos una boyante iniciativa empresarial que ya está llegando a Europa. *Only the Breast* es hoy el portal número uno y de referencia del sector, con diez mil anuncios aproximadamente, y ha expandido su oferta a Canadá y el Reino Unido, aunque existen también otras páginas web y grupos organizados en Facebook que ofrecen estos servicios.

Pero no solo las madres adquieren leche a través de este portal; está documentado que varios hombres la compran para tomarla como suplemento alimenticio. En los círculos de culturismo, la leche materna tiene buena reputación como superalimento, para desarrollar la musculatura y mantener la fuerza. Otros la adquieren para consumirla como fetiche sexual.

Only the Breast puede ser considerada un ejemplo de economía colaborativa, como Airbnb, Uber o el Marketplace de Facebook, pero en vez de anunciar apartamentos, transporte o productos de segunda mano, se compra y se vende leche materna. Las mamás pueden publicar un anuncio, con una foto suya, un texto sobre la leche que ofrecen, el precio al que la venden, sus hábitos de vida y alimentarios, e información sobre los bebés que crían. De hecho, los anuncios se clasifican en secciones como «leche para bebés de cero a dos meses», «de dos a seis meses», «prematuros», «venta local», «dispuesta a vender a hombres» o «dieta especial», donde encontramos oferta de leche de madres que siguen una alimentación vegetariana, vegana, asiática u orgánica.

Un inconveniente con el que a menudo no cuentan aquellos que adquieren leche *online* es que en la medida en que este sistema de comercialización no obliga a ningún tipo de control, se han dado casos en que la leche materna ha sido mezclada con leche de vaca, o incluso existe la posibilidad, aunque no se ha registrado por el momento ninguna denuncia, de que la leche comercializada pueda transmitir enfermedades infecciosas[31]. En la actualidad, no hay ninguna regulación al respecto en los Estados Unidos, pero no es una práctica ilegal, lo que permite que toda mujer pueda vender leche y cualquiera pueda comprarla.

La comercialización de leche ha traspasado continentes, e incluso hay quien hace negocio comprando leche materna a las mujeres empobrecidas de los países del sur. Tal es el caso de la empresa estadounidense de biotecnología Ambrosia Labs. En concreto, la firma compraba leche a madres de barrios marginalizados de Camboya, a sesenta y cuatro céntimos de dólar la onza (29,5 mililitros), para luego vender a doscientos dólares el paquete de cinco onzas. Un mecanismo de explotación de las madres más pobres de este país asiático con fines comerciales que amenazaba la seguridad alimentaria de sus bebés. Ante esta práctica, en 2017 el Gobierno camboyano decidió prohibir la compra y exportación de leche humana, impidiendo la actividad de dicha empresa[32].

La venta de leche materna no es una práctica nueva. Recordemos que a lo largo de la historia ha sido habitual que las mujeres vendan su leche, principalmente trabajando como nodrizas. Hoy, no son pocas las madres que ven en la venta de leche un mecanismo para ganar dinero, en particular en los Estados Unidos. Sin embargo, hay algunas diferencias entre la comercialización de la leche materna antes y ahora. En el pasado, aunque los contratos de lactancia eran firmados por hombres —el esposo de la madre y el de la nodriza—, las mujeres amamantaban directamente a las criaturas y tenían un mayor control sobre la leche que daban. Hoy, no solo la leche se separa del cuerpo de la mujer, sino que su venta está mediada por terceros: las empresas.

En la era del capitalismo globalizado, el negocio de la leche materna está controlado por grandes empresas: algunas multinacionales, otras de la industria biotecnológica, otras más vestidas de economía colaborativa, y las mujeres tienen poco que decir. Incluso la compra de leche humana llega a deslocalizarse a los países del Sur, como si se tratara de un alimento cualquiera, aprovechando las desigualdades estructurales a escala global. Portales como *Only the Breast* significan la entrada de la leche materna en la economía colaborativa. Estas plataformas, bajo la imagen de cooperación e intercambio, suponen un gran negocio para terceros. ¿Nos encontramos ante una nueva vuelta de tuerca del control patriarcal, y ahora también capitalista mercantil, del cuerpo de las mujeres? ¿Cuáles son las madres que venden leche y quiénes la compran? ¿Puede su comercialización aumentar las desigualdades sociales y económicas?

Lo que esconde el sacaleches

Otra de las fuentes de negocio vinculadas a la lactancia materna es el comercio de sacaleches: estos aparatos —manuales o eléctricos— que sirven para extraer leche de las glándulas mamarias, ya sea para vaciar el pecho o para sacarse la leche y dársela al bebé. Para 2016, el mercado de sacaleches sumaba unos 890 millones de dólares en el mundo, y sus expectativas de crecimiento eran en promedio de un 8 % anual hasta 2025. Norteamérica es la región con un mayor consumo de sacaleches, representando un 61 % del total según datos de 2013, y Estados Unidos es el líder mundial en ventas. Las regiones de Europa y Asia-Pacífico la siguen a mayor distancia, y en esta última se prevé el crecimiento más importante en los próximos años, con un desarrollo potencial del 17 %, en especial en los mercados emergentes de India y China[33].

El sacaleches se ha convertido en un gran negocio en los Estados Unidos, con empresas como Medela y Philips al frente, pero su uso está menos extendido en el resto del mundo. La generalización del sacaleches en este país no tiene comparación con ningún otro, aunque puede indicar una tendencia. Entre los años 2005 y 2007, un 85 % de las mujeres estadounidenses que daban de mamar lo habían utilizado al menos en alguna ocasión y un 25 % lo hacía de manera regular[34]. Un factor que explica la predisposición a su uso es la inexistencia de un permiso de maternidad en la primera potencia mundial, lo que obliga a las madres a reincorporarse al trabajo al cabo de poco tiempo tras haber dado a luz[35]. Con la aprobación en 2010, por parte del Gobierno de Barack Obama, de la Ley de Asistencia Médica Asequible, más conocida como *Obamacare*, el uso del sacaleches se incrementó de forma considerable, ya que dicha ley obligaba a las empresas a facilitar un tiempo y un lugar a las madres lactantes para sacarse la leche, y subvencionaba la compra de estos utensilios.

La lactancia materna mediante el uso del sacaleches se adapta al empleo y permite en apariencia conciliar lactancia y vida laboral, haciéndonos creer que llegamos a todo. Esta práctica facilita en parte la vida a las madres, pero evita centrar el debate en la cuestión realmente importante: la necesidad de cambiar la organización del mercado de trabajo, mejorar las condiciones laborales y ampliar el permiso de maternidad. Lo que el sacaleches esconde es nuestra total supeditación a unas políticas de empleo injustas, que hemos naturalizado. No basta con dar un sacaleches a las madres, para que se las arreglen como buenamente puedan, y pensar que el problema está resuelto.

El sacaleches es percibido como un aliado de la lactancia materna, un mecanismo que la favorece, pero lo único que permite es la alimentación del bebé. Se separa la teta de la leche, y se promueve la lactancia al margen del pecho. La maternidad es de este modo descorporeizada[36]. El vínculo entre la madre y la criatura desaparece, y solo queda la leche como alimento saludable. Sin embargo, tomar leche materna con biberón tampoco es lo mismo que tomar la teta. Como apuntan algunas investigaciones, el suministro de leche materna a partir de su extracción con sacaleches no tiene los mismos beneficios para la salud infantil que si el bebé mama directamente del pecho. La actividad de la enorme variedad de enzimas y hormonas que contiene la leche materna puede disminuir en la medida en que aquella es extraída y refrigerada; al mismo tiempo, los bebés aprenden a autorregular la ingesta de alimentos cuando maman, algo que no sucede cuando se les da el biberón, aunque sea con leche materna[37].

Con el sacaleches se defiende la leche de las madres, pero no la lactancia materna, y la mujer pasa a ser considerada un simple objeto de producción de alimento. Hay madres que han descrito su uso como un suplicio. Así lo comentaban algunas en Twitter respondiendo a un artículo que publiqué sobre el tema: «Yo no lo pude usar salvo en contadas ocasiones. Ni el más sofisticado me sentó bien». Otra, en el mismo hilo, añadía: «Para mí es un instrumento de tortura». Y una última decía: «Para mí también lo fue. Tortura psicológica, carga mental, culpa por no ser capaz de extraerme lo suficiente».

Algunas autoras han utilizado esta mercantilización de la lactancia materna para desacreditar el conjunto de la práctica del amamantamiento[38]. Sin embargo, no se puede equiparar el negocio de la leche materna, ya sea mediante su comercialización o la venta de sacaleches, con el de la leche de fórmula. El volumen del comercio de la lactancia artificial, así como su negativo impacto social, económico y medioambiental, es infinitamente superior al relacionado con la leche humana[39]. La lactancia materna puede ser mercantilizada; la artificial ya nace como negocio.

La amenaza que significa el uso mercantil de la leche de las mujeres debería servir para reforzar una posición prolactancia feminista y antineoliberal, diferenciada de la mera defensa médico-institucional de la lactancia como proveedora de salud, así como de la promoción de una lactancia con sacaleches que no resuelve los problemas ni las desigualdades del mercado laboral.

Una sociedad enemiga de la lactancia materna

A pesar de todos los beneficios que implica dar la teta, esta no es una práctica social mayoritaria. En los países de ingresos medios y bajos, solo el 37 % de los lactantes menores de seis meses, según datos del año 2010, tomaba leche materna como alimentación exclusiva. En los países de ingresos altos, el porcentaje, con muy pocas excepciones, era aún menor[40]. En algunos informes podemos leer cifras más elevadas, pero estos consideran bebés que toman leche materna a aquellos que la complementan con artificial, es decir, que llevan a cabo una lactancia mixta, que no es lo mismo que tomar únicamente el pecho. En Australia, por ejemplo, en 2010, a pesar de que un 90 % de las madres iniciaba la lactancia materna, a los seis meses solo un 2 % daba la teta en exclusiva. En los Estados Unidos, el porcentaje de inicio de la lactancia materna en 2013 era del 76 %, pero a los seis meses únicamente un 16 % de las madres seguía solo con el pecho[41]. El apoyo social y político a la maternidad es esencial para garantizar unas mayores tasas de lactancia materna y más prolongadas, como recomienda la OMS.

En España, un 74 % de los bebés de seis semanas toma el pecho en exclusiva, según datos de la Encuesta Nacional de Salud 2017. Sin embargo, cuando el bebé cumple los seis meses, la lactancia materna exclusiva se reduce al 39 %. Por el contrario, ¿cuántas criaturas de seis meses toman leche artificial como único alimento? Un 42 %. Si bien se trata de unos datos mejores que los que ofrecía la Encuesta Nacional de Salud 2011–2012, cuando solo el 66 % de los bebés de seis semanas y el 28 % de los que tenían seis meses tomaban la teta en exclusiva, todavía resultan insuficientes[42]. Esto quiere decir que algo falla, en particular, si tenemos en cuenta el discurso institucional prolactancia y la actitud de las mujeres, en general favorable a dar el pecho.

Asimismo, las instituciones públicas deberían realizar encuestas regulares sobre la situación de la lactancia materna, un instrumento del que ahora carecemos y que permitiría evaluar mejor su evolución, así como emprender medidas para promocionarla. En la actualidad, en España solo la Encuesta Nacional de Salud, que se elabora cada cinco años, recoge estos datos.

Vistas las cifras, ¿cómo se explican unos índices de lactancia materna en exclusiva que aún dejan que desear? ¿Cuáles son las principales dificultades que enfrentan las mujeres a la hora de dar la teta? Son varios los motivos que podemos apuntar: el ejercicio de la violencia obstétrica en el transcurso del parto; el insuficiente apoyo sanitario a las madres las primeras semanas después de dar a luz; la facilidad con que algunos profesionales recetan suplementos e instan a dejar la teta antes de tiempo, y una organización sociolaboral que da la espalda a la maternidad.

La violencia obstétrica, que implica partos altamente intervenidos, cesáreas innecesarias, separación temprana entre madre y bebé, ansiedad o estrés, puede dificultar el inicio de la lactancia materna, tanto por parte de la mamá como de la criatura. También cuando se da leche de fórmula al bebé recién nacido. Lo explican algunas madres que han pasado por esta situación. «No vi nacer a mi hija. Después vi fotos en la incubadora y me moría de pena. Durante la noche le dieron dos biberones sin permiso»[43]. Otra mamá: «La verdad es que no lo entiendo, ¿por qué la separaron de mí? ¿Por qué no me dejaron darle el pecho? A mí me operaron, pero no tuve dolor, no tuve fiebre, por lo que podía estar con mi hija y darle de mamar»[44].

El insuficiente apoyo por parte del personal de salud tras el parto o en el puerperio, cuando surgen muchas de las dificultades, es otra de las razones por las que una lactancia materna a demanda y en exclusiva a veces no prospera. A pesar de que cada vez más tras dar a luz se anima y aconseja a las madres dar la teta, la falta de un seguimiento es un problema. Son varias las mujeres que señalan echar en falta una mayor preparación y acompañamiento del equipo sanitario. Algo que constató un informe publicado por la AEP en 2003, que indicaba cómo «a pesar de que la mayoría de los profesionales sanitarios saben que la lactancia materna es la mejor alimentación para el lactante, muchos ignoran su manejo y se limitan a repetir viejas costumbres perjudiciales para la lactancia como: horarios rígidos, separar a la madre y al niño en el puerperio inmediato, retrasar la primera toma, usar chupetes y biberones, o contraindicar la lactancia natural por motivos menores. En otras ocasiones, cuando no saben resolver algún problema planteado por la madre, se limitan a recomendar el biberón»[45]. De ahí que sea tan importante mejorar el conocimiento y la actitud de ginecólogos, comadronas, pediatras y personal de enfermería respecto a la lactancia materna.

Otra debilidad es el número tan escaso de hospitales certificados como «hospitales amigos de los niños». Se trata de una iniciativa promovida a escala global por la OMS y Unicef desde el año 1991. Su objetivo consiste en alentar a hospitales y centros de salud a implementar prácticas que fomenten la lactancia materna exclusiva desde el nacimiento. En España, en 1995, se creó un comité estatal encargado de desarrollar el proyecto y certificar los centros sanitarios en cuestión. En 2009, el comité tomó el nombre de Iniciativa para la Humanización de la Asistencia al Nacimiento y la Lactancia. Hasta 2017, solo dieciocho hospitales, un 2 % del total, y cinco centros de salud, un 0,5 %, habían sido certificados. Uno de los factores que podría explicar este porcentaje tan bajo, según indica el *Report on the situation of infant and young child feeding in Spain* [Informe sobre la situación de la alimentación en bebés e infantes en España], sería la falta de interés de los pediatras, influidos por su estrecha relación con la industria de la alimentación infantil[46].

La facilidad con la que algunos profesionales recetan de manera rutinaria suplementos de leche artificial no ayuda a la lactancia materna exclusiva. En la medida en que a un bebé se le suministra leche de fórmula, mama menos, con lo cual a su vez disminuye la producción de leche y la madre se hace cada vez más dependiente del biberón. Hay pediatras y enfermeras que al cabo de unos meses te recomiendan que dejes de dar la teta o aprovechan cualquier excusa para sugerirte que pongas fin a la lactancia. Lo contaba una madre en mi muro de Facebook: «Una vez fui a la doctora porque tenía la nariz taponada. Le dije que daba el pecho a mi hija para que lo tuviera en cuenta a la hora de recetarme una cosa u otra. ¡Y me dijo que podía aprovechar la oportunidad para dejar de dar la teta!». Otra mamá escribía en el mismo hilo: «Una enfermera me dijo que si no le daba el biberón, el niño perdería peso. Por supuesto, no le hice caso. Le di el pecho trece meses y a la niña diez».

A mí una de las cosas que más me sorprendía en cada visita al pediatra tras dar a luz es que, a pesar de animarme a amamantar a demanda, me preguntaba constantemente cada cuánto daba la teta. Y yo me decía: «¿Cómo lo voy a saber si le doy cada vez que me pide? No tengo horarios. ¿No quedamos en que el pecho se daba a demanda?». Cuando mi pequeño cumplió seis meses, fuimos al centro de atención primaria para la visita del medio año. Ese día, la enfermera, como siempre, lo examinó, midió y pesó (¡temible dictadura de la báscula!); era como pasar una prueba y Martí siempre estaba al límite, porque era delgadito y no se movía de la parte baja de la gráfica. Ese día, dramáticamente a ojos de la enfermera, Martí se situó en el percentil diez. Aunque ella no me lo dijo, en realidad no pasaba nada, pues su curva de crecimiento progresaba con normalidad, solo que por debajo de la media. Aun así, la enfermera se puso trágica y decidió que había llegado la hora de reducir drásticamente la teta. «En adelante —me dijo— solo debes darle de mamar por la mañana al despertar y por la noche al acostarle». Atónita, le pregunté: «¿Y si pide teta?». La respuesta: «Está claro que la leche materna les encanta; pero si pide teta, le das otra cosa de comer». Y, atención, todo bajo la amenaza de que si seguía con la lactancia a demanda como hasta el momento, el bebé, afirmó, podía sufrir anemia: «Hoy en día, con tanta teta muchas criaturas padecen falta de hierro tras los primeros seis meses». ¿No sabía la enfermera que la OMS recomienda seguir con la lactancia materna hasta los dos años? Ahora lo explico con sorna, pero cuando me lo dijo no me hizo la más mínima gracia: ¿que a mi bebé le podía dar anemia?, ¿que si no le hacía caso el pequeño iba a enfermar?, ¿que yo sería la culpable? Tuve suerte, porque tenía contacto con otros profesionales y me asesoré. Resultó que hasta el mismo pediatra del centro de salud tenía una opinión distinta a ella. Tardé mucho, más de lo que tocaba, en volver al centro de atención primaria, pues no quería hablar con la enfermera. Seguí con la lactancia materna a demanda e introduciendo poco a poco nuevos alimentos. Pero ¿qué hubiera hecho otra mamá sin posibilidad de recurrir a otras fuentes? Con este tipo de «apoyos», no me sorprenden las estadísticas.

La organización sociolaboral tampoco ayuda. Las insuficientes semanas de licencia de maternidad castigan la lactancia materna al obligar a las madres a reincorporarse al trabajo apenas pocos meses después de parir. Muchas son las que en este momento deciden dejar la lactancia total o parcialmente, al no tener tiempo suficiente o no disponer de las instalaciones adecuadas para dar el pecho o extraerse la leche y recogerla. Así lo constata un estudio que asegura que un 44 % de las mujeres tiene problemas para conciliar la lactancia materna con el empleo, según datos del año 2018. Si se tiene en cuenta el tipo de vinculación laboral, aquellas madres que trabajan para grandes compañías internacionales son las que expresan mayores dificultades, un 49 %, frente a las independientes, un 37 %. A pesar de que un 85 % de las madres señala ser partidaria de la lactancia prolongada, solo un 7 % da de mamar hasta los dos años o más[47]. En la medida en que la mujer trabaja más horas fuera de casa, más difícil le resulta dar continuidad a la lactancia.

En realidad, hay un desfase importante entre el discurso institucional a favor de la lactancia materna y los recursos para llevarla a cabo de manera satisfactoria. ¿Cuántas mamás tras llegar a casa después de parir, cuando se da uno de los momentos más críticos con la subida de la leche, se han topado con dificultades a la hora de amamantar, numerosas dudas y sin saber a quién acudir? Si bien en el ámbito de la salud pública hay cada vez más conciencia sobre los beneficios de la lactancia materna, aún hay muchos profesionales sanitarios que no cuentan con la formación adecuada para resolver una mastitis, una obstrucción mamaria, unas grietas en los pezones o un problema de posición o agarre. No han sido pocas las madres que han tenido que visitar a un sinfín de profesionales hasta dar con una asesora de lactancia capaz de solucionarles el problema. Eso sí, después de haber pasado por un vía crucis de dolor, sentimiento de culpa e incomprensión. Una madre me lo comentaba así por correo electrónico: «Yo he dado el pecho a mis dos hijos. A la primera durante dos años y al segundo, tres y medio. Me costó mucho con la primera, sobre todo por la falta de apoyo médico. Hasta que me encontré con una comadrona sensibilizada, cuando ya tenía los pezones bien destrozados. A partir de aquí, se me abrió el cielo».

Se trata de problemas que, aunque podrían ser resueltos por profesionales bien formados, al no encontrar una respuesta adecuada acaban a menudo en un abandono temprano de la lactancia materna. La mayor parte de mamás la dejan precozmente por las dificultades con las que se encuentran para llevarla a cabo, más que por una decisión previa. Según una investigación llevada a cabo en España en 2013, el principal motivo para destetar, en un 29 % de los casos, es porque las madres consideran que tienen poca leche. Sin embargo, la hipogalactia o escasez de leche es una enfermedad que afecta a un porcentaje muy bajo de mujeres. En realidad, la «falta de leche», a la que muchas hacen referencia, se debe a menudo a malas prácticas inducidas que interfieren en su producción, como marcar un tiempo rígido entre las tomas, establecer una duración para estas o alternar la lactancia materna con la artificial. La segunda causa de destete precoz, en un 18 % de los casos, se debe a la reincorporación al mercado laboral[48].

Una encuesta realizada a los residentes de pediatría sobre el manejo de la lactancia materna constataba lagunas importantes. Solo el 44 % de los residentes sabía que la lactancia materna exclusiva debe llevarse a cabo a lo largo de los seis primeros meses de vida del bebé; un irrisorio 6 % era consciente de que la producción de leche depende del vigor de las mamadas; un 22 % pensaba, de manera equivocada, que la primera toma tras el parto tenía que ser tres horas después del nacimiento, y un 21 % afirmaba, también erróneamente, que si un recién nacido amamantado lloraba de hambre se le tenía que dar el biberón[49]. Con estos resultados, no es de extrañar que muchas madres se quejen de la falta de apoyo y conocimiento del personal médico. El informe constataba diferencias relevantes entre territorios, en función de los esfuerzos realizados para formar a los profesionales.

A veces, cuando se formula este tipo de críticas, algunos profesionales de la salud se sienten cuestionados. Tras publicar el artículo «Enemigos de la lactancia materna» en *El Periódico de Catalunya*, en agosto de 2018, una enfermera me escribió vía Twitter: «Soy enfermera, discrepo de lo que dices sobre la lactancia materna y mi profesión. Estamos muy cualificadas, damos apoyo y explicamos lo que muchos médicos comentan de forma rápida cuando una acaba de dar a luz». No tengo ninguna duda de que hay buenísimos profesionales, ya que por suerte me he encontrado con muchos de ellos, y también estoy convencida de que los hay nefastos, como en todos los trabajos. Y lo más probable es que el apoyo sanitario a la lactancia materna con los años vaya mejorando. Sin embargo, me gustaría centrarme en algunos datos objetivos, más allá de la percepción subjetiva de cada una. De acuerdo con un estudio realizado en 2013, la razón principal por la que las mamás optan por la lactancia artificial, en un 34 % de los casos, es la incorporación inmediata al empleo, seguida muy de cerca, en un 32 %, por la falta de apoyo de los profesionales de la salud; con este último dato respondería a la enfermera que escribió el tuit anterior[50]. Asimismo, la financiación sistemática que reciben las asociaciones del sector por parte de la industria de la leche de fórmula genera un conflicto de intereses que compromete su práctica y pone en cuestión su objetividad. No se trata de formular críticas individuales a los profesionales, sino de señalar los límites del sistema de salud en relación con la lactancia materna.

De hecho, hasta el período académico 2018–2019, ninguna universidad en España había incluido en el currículo una asignatura específica sobre lactancia materna dirigida a los futuros médicos. La primera en hacerlo fue la Facultad de Medicina y Ciencias de la Salud de la Universidad de Barcelona. La asignatura se imparte en el cuarto semestre del grado de Medicina, y tiene como objetivo proporcionar formación específica al respecto. Sus contenidos abordan desde el estudio de los componentes de la leche materna hasta los mecanismos para su extracción, pasando por la identificación de las lactancias no eficaces o el funcionamiento de los bancos de leche. Aunque cualquier estudiante de Medicina puede realizar la asignatura, esta va dirigida en particular a quienes se especializan en obstetricia, ginecología y pediatría. La lástima es que se trata de una asignatura optativa; en la primera edición se matricularon veinticinco alumnos[51].

Vivimos en una sociedad que da la espalda a la maternidad y a la teta. Son decenas los mitos sobre la lactancia materna: que tener leche es cuestión de suerte; que si das de mamar, se te acabará cayendo el pecho; que es casi imposible tener leche suficiente para alimentar a mellizos; que si tienes el pezón invertido no podrás amamantar; que la lactancia a demanda es factible, pero nunca antes de tres horas desde la última toma; que si no sientes la teta llena, es que no tienes leche; que hay que esperar unas horas antes de volver a dar de mamar para que la teta se llene; que hay familias en las que las mujeres no tienen leche...[52]. Y así, un largo etcétera.

Nuestra sociedad en realidad es enemiga de la lactancia materna, y acumula, tras décadas de cultura del biberón, muchos prejuicios contra la teta, lo que menoscaba la confianza de las madres en su capacidad para lactar y debilita la fuerza del giro sociocultural prolactancia que hemos vivido desde los años noventa. Las mujeres que quieren dar de mamar enfrentan muchas dificultades. Así lo expresa la poeta Hollie McNish en *Nadie me dijo*: «Vivo en un país [Inglaterra] en el que la simple tarea de amamantar a tu bebé para que no muera de hambre es vista como un puñetero acto criminal. Estoy más cansada de todo esto que de cualquier otra cosa de lo que la crianza conlleva [...]. Soy tan afortunada de poder hacerlo sin mastitis, sangrados, taponamientos [...]. No tengo problemas salvo por nuestra estúpida cultura»[53]. Si el entorno social y la atención sanitaria no acompañan a las madres lactantes, esto condiciona su decisión con respecto a dar o no la teta. Sin una sociedad *lactante friendly*, dar el pecho es más que complicado.

¿Se impone dar la teta?

Hay quien dice que hoy se impone dar la teta porque tras el parto es lo que se promueve en los centros hospitalarios y porque cada vez son más las mamás que optan por la lactancia materna. Pero esto no significa, por desgracia, que la lactancia materna exclusiva, como recomiendan todos los organismos internacionales de salud, sea la práctica hegemónica en los seis primeros meses de vida del bebé. Más bien sucede lo contrario, como demuestran las cifras citadas.

Además, no entiendo por qué hay quienes se escandalizan porque el sistema público de salud promueva la lactancia materna. De hecho, nos tendríamos que alegrar, y mucho, de que maternidades y hospitales apuesten por dar la teta apenas nace la criatura, con los amplios beneficios que esto conlleva tanto para el bebé como para la mamá. Pese a los avances, tendrían que destinarse más recursos al apoyo y la normalización de la lactancia materna. Lo preocupante sería justo lo contrario, como sucedía hace no tanto tiempo, allá en los años setenta y ochenta, cuando muchos médicos hacían todo lo posible para boicotearla.

A veces, en un sector del feminismo, así como en los medios de comunicación, se afirma que hay una guerra entre madres: las que optan por el biberón y las que lo hacen por la teta; pero no creo que debamos caer dar tan fácilmente esto por hecho. La lactancia materna es un tema controvertido en el seno del movimiento feminista, una cuestión que polariza, pero esto no significa que allá afuera exista una confrontación equivalente. En realidad, se trata más de un debate alentado por los medios de comunicación que uno real. A las madres siempre se nos juzga, hagamos lo que hagamos, demos la teta o el biberón, llevemos al bebé en el cargador o en el cochecito, lo pongamos a dormir en nuestra cama o en su cunita, lo tengamos en casa o en el jardín de infancia... Y quienes nos juzgan no tienen por qué ser necesariamente otras mamás. Si cuando estábamos embarazadas todo el mundo se creía con derecho a opinar sobre nuestra barriga, cuando la criatura ya ha nacido la cosa es aún peor.

He leído historias muy duras de mujeres que se han sentido presionadas y lo han intentado todo para dar el pecho, otras que no querían amamantar tras el parto y no les han facilitado las cosas, mamás a quienes miran mal por dar el «bibe». También he leído casos de mujeres que querían dar de mamar y a quienes les han puesto mil y una trabas; de otras a las que se les ha impedido lactar a sus bebés ingresados; de mamás a quienes miran mal o incluso les prohíben dar la teta. Hay muchos paralelismos entre las que narran unas experiencias y otras. A unas se les reprocha dar el biberón, se las culpabiliza por no persistir con la teta y se las acusa de dañar a sus criaturas; igual que a otras también se les reprocha dar la teta, se las culpabiliza por no querer leche artificial y se les acusa de dañar a sus pequeños.

Nosotras, como mujeres, no podemos permitirnos entrar en este juego. No hay malas madres ni buenas madres. El problema no es el de unas contra las otras, sino el de una sociedad patriarcal en la que siempre se nos dice que lo hacemos todo mal, y se nos impone un ideal de maternidad, moldeable en función del contexto, que resulta imposible de alcanzar. Insistir en que hay una guerra entre madres nos hace un flaco favor y solo sirve a aquellos que nos quieren enfrentadas. Si el feminismo nos ha enseñado una cosa, entre muchas otras, es que la sororidad es imprescindible.

Bancos de leche materna

Una muestra de la solidaridad entre madres son los bancos de leche materna. En el año 2016, en España alrededor de 1.500 madres donaron más de 7.400 litros de leche. Gracias a estas donaciones, casi 2.300 neonatos, en su mayoría prematuros de muy bajo peso, que no podían ser amamantados, pudieron recibir alimento[54]. Sin embargo, recordemos que la leche materna es mucho más que comida: es también una medicina, vital para mejorar el desarrollo de estos pequeños, en particular si son prematuros, pues los protege de sufrir graves enfermedades y los ayuda en su progresión neuronal y digestiva.

Los orígenes de los bancos de leche a escala global se remontan a principios del siglo xx, cuando empezaron a funcionar los primeros en Austria (1909) y los Estados Unidos (1911). Una de sus mayores dificultades, en sus inicios, era conservar la leche. No fue hasta 1930, en el banco de leche de Boston, que se puso en marcha un sistema de refrigeración rápida que permitía preservarla correctamente. Y en 1936 se desarrolló un sistema de pasteurización para esterilizarla por un período de dos años. Todos estos avances permitieron un salto importante hacia adelante. En los años cuarenta, en coincidencia con la Segunda Guerra Mundial, se produjo la expansión de estas iniciativas en Europa, los Estados Unidos y Brasil. Pero a finales del siglo xx, con la aparición del VIH, la constatación de que el virus se podía transmitir a través de la leche materna y el auge de la leche de fórmula, muchísimos bancos cerraron. Aquellos que continuaron tuvieron que aplicar una serie de medidas y controles estrictos. A partir de mediados de los años noventa, los bancos de leche materna resurgieron[55].

En España, el primer banco de leche abrió sus puertas en Palma años más tarde, en 2001, y el segundo en Madrid, en 2002. Desde entonces, su número se ha multiplicado, aunque aún quedan territorios sin abastecer, y suman catorce en la actualidad. En Cataluña, el primer banco de leche materna se creó en 2011 en Barcelona, con el nombre de MAMA. La cifra de madres donantes, con el tiempo, también ha crecido, así como el total de leche donada. Si en 2009 175 mujeres ofrecieron su leche, en 2016 fueron 1.565. Aun así, estas cifras están muy por debajo de las de otros países europeos, como los nórdicos, el Reino Unido, Italia o Francia. El país con más bancos de leche del mundo es Brasil, con unos doscientos cincuenta[56].

Hay madres que donan leche porque sus criaturas se beneficiaron anteriormente, y sienten que es una manera de devolver el favor. Algunas lo tienen claro desde el primer momento y afirman que «si dono sangre, ¿por qué no voy a donar leche?». Otras desconocen su existencia, hasta que las informan al respecto en el centro hospitalario. «Tuve la suerte de producir mucha leche y en el hospital me comentaron que podría donar [...]. Utilizo el sacaleches cada tres horas aproximadamente. La leche la introduzco en envases y la congelo. Antes iba dos veces por semana al hospital a entregarla. Ahora voy una vez a la semana. Mi hijo Noah tiene muchos hermanos de leche», señalaba orgullosa esta mamá que tuvo a su hijo de manera prematura, y en siete meses llegó a donar hasta cincuenta litros de leche materna[57].

Están también aquellas madres que donan leche tras haber perdido a su bebé, madres con los pechos llenos y los brazos vacíos, para las que la donación de leche se convierte en una forma de transitar el duelo. Lo contaba Julia Vázquez, que perdió a su hija Lola en la semana 27 de gestación. «Me provocaron el parto. Estuve en el hospital unas veinticuatro horas. Me ofrecieron una pastilla para cortar la lactancia. Yo ya había decidido que no me la iba a tomar [...]. Llegué a casa y al día siguiente del parto empecé a sentir el pecho duro y caliente. Ahí estaba. Tenía que vaciarlo, pero no quería tirar la leche bajo ningún concepto, ¡menos aún el calostro! Así que empecé mi pequeña odisea buscando dónde y cómo poder donarla. [...] Siempre digo que era como entregar un regalo importantísimo que Lola había dejado en mi cuerpo, así lo viví. Me acompañó mucho durante ese primer momento tan difícil del duelo, era un poco como honrar su visita y darle sentido. Y me ponía los pelos de punta pensar en los bebés que la iban a recibir». A raíz de esta experiencia, Julia Vázquez, junto con un grupo de mujeres en Murcia, creó el Proyecto Lola, para ayudar a otras mamás que hubiesen sufrido una pérdida a gestionar sus lactancias, y que, a diferencia de lo que le pasó a ella, tuviesen los recursos y la información suficiente para decidir si inhibirse la producción de leche, mediante fármacos o por vía natural, o donarla a un banco de leche[58].

12

Lactancia prohibida

Me pregunto: ¿por qué dar la teta en público puede violentar a otros? ¿Por qué amamantar a una criatura puede ser motivo de expulsión o reprobación en un centro comercial, un museo, un supermercado o una cafetería? No pasa siempre, pero sí más a menudo de lo que podríamos imaginar. Se trata de la doble moral de una sociedad que cosifica y sexualiza el cuerpo de las mujeres, mientras se escandaliza cuando una madre da la teta a plena luz del día.

La teta: entre el símbolo erótico y la lactancia

Los pechos femeninos son concebidos como una parte del cuerpo eminentemente erótica. Deben tener un determinado tamaño, volumen y diámetro. En la cultura occidental moderna, los senos como fuente de placer y goce masculino fueron ganando terreno socialmente en detrimento de sus capacidades lactantes[1]. Los medios de comunicación, así como las industrias de la moda y de la belleza, han contribuido a destacar los pechos como un símbolo sexual. Si no cumplen esta función no pueden ser mostrados en público. De ahí que dar de mamar a un bebé en la calle, un centro comercial, una cafetería, sea considerado una práctica obscena e impúdica. Pero ¿qué pasaría si los que pudiesen dar de mamar fuesen los hombres? Mucho me temo que no se armaría tanto escándalo. Mostrar los pechos al lactar es tabú porque lo hacemos las mujeres con nuestras tetas.

La madre que da de mamar es percibida como un ser desexualizado. Los pechos lactantes son interpretados como la máxima expresión del sacrificio materno. Lo vemos cuando se enfatiza únicamente en los beneficios nutricionales de la lactancia. La teta, entonces, deja de pertenecernos. La mujer se convierte en un sujeto a educar en la práctica lactante[2]. Se disocia el cuerpo de la experiencia materna de amamantar. Reivindicar el dar la teta con placer ofende e incomoda porque aúna dos facetas de la mujer que son consideradas antagónicas: la maternal y la sexual. La lactancia forma parte de la sexualidad femenina[3], del mismo modo que el embarazo y el parto, pero no de una sexualidad heterosexual, falocéntrica, sino de una concepción más amplia que incluye el conjunto de nuestra vida reproductiva. Los pechos «rompen la barrera entre maternidad y sexualidad»[4], lo que hace que resulten extremadamente escandalosos para el patriarcado.

La erotización de los senos femeninos tiene un impacto directo en la lactancia materna. Muchas madres prefieren no dar la teta en un sitio público, ante miradas lascivas, de sorpresa o reprobación. Una encuesta realizada en España en el año 2013 señalaba que un 43 % de las mujeres se sentían incómodas amamantando en público. Se trataba del segundo inconveniente más importante con el que se encontraban las madres al dar de mamar, solo por detrás de la difícil conciliación entre la lactancia y la vida laboral, que ocupaba la primera posición, con un 48 %. Hay madres que no quieren amamantar porque creen erróneamente que la lactancia deteriorará la apariencia de sus senos, dejándolos caídos y flácidos. De hecho, un 37 % de las madres, según la encuesta antes citada, consideraba que uno de los principales inconvenientes de amamantar es que los pechos pierden firmeza[5]. La hipersexualización de las tetas ha calado, y hondo.

Las trabas con las que se encuentran las madres para dar de mamar en un sitio público (las prohibiciones, las miradas reprobadoras, los prejuicios) muestran un profundo desconocimiento del proceso fisiológico de la lactancia materna. Los bebés no comen siguiendo un horario programado, sino que lo hacen a demanda, y no solo maman por necesidades alimenticias, sino también afectivas, con lo cual no se puede establecer cuándo lo harán, si en casa o en la calle. No se puede plantear una división entre el espacio privado y el público a la hora de lactar. Los más pequeños han de tener derecho a tomar la teta donde y cuando lo necesiten.

Aquí esto no se hace

El argumento para reprender a las madres que dan el pecho en público es siempre el mismo: «Aquí esto no se hace porque molesta», «incomoda», «ofende», «da mala imagen», o bien porque «es la política de la empresa». Acto seguido, se invita a la mujer a marcharse o a recluirse en un lugar cerrado, lejos de la vista de todos, a un cuarto de baño o a una sala de lactancia, que muchas veces no son ni los espacios más agradables ni los que huelen mejor. No hay nada malo en las salas de lactancia *per se*, pero no pueden ser de uso obligatorio.

Otras veces, aunque no se las amoneste, las mujeres reciben miradas obscenas o de censura, murmullos desagradables. Más aún si la criatura es considerada «mayor», obviando que la OMS recomienda dar el pecho hasta los dos años o más. Todo un síntoma de lo poco normalizado que está el dar la teta en nuestra sociedad. Hay todo tipo de casos: madres que han sido reprendidas en tiendas de ropa, supermercados, bibliotecas, museos, restaurantes, universidades, oficinas de correos... Si estos sucesos se hacen públicos, acostumbran a generar una ola de protesta e indignación, en particular en redes sociales, con eco a veces en los medios de comunicación, e incluso puntualmente con movilizaciones a pie de calle.

Las primeras acciones en solidaridad con mujeres a quienes se les había prohibido amamantar en lugares públicos las encontramos en los Estados Unidos, a mediados de los años setenta, en forma de «tetadas»: concentraciones masivas de mamás dando el pecho a plena luz del día, con el objetivo de romper la división entre el espacio público y el privado, redefinir el uso del espacio común y confrontar los prejuicios sociales acerca de la lactancia materna[6]. Desde entonces, se han llevado a cabo varias movilizaciones al respecto en este país. Una de las más emblemáticas fue la campaña «Nurse at Starbucks» [Lacta en Starbucks], lanzada en 2004, después de que una mamá que daba el pecho en un local de Starbucks en Silver Spring (Maryland) fuese conminada a taparse o ir al baño si quería seguir haciéndolo. Estos hechos desataron una fuerte oleada de indignación contra la política antilactancia de la multinacional y, entre otras acciones, se organizó una «tetada» colectiva a las puertas del establecimiento, con más de cien participantes y un significativo eco mediático. En 2003, la mera amenaza de organizar una «tetada» en un Burger King de Orem (Utah), tras un acto discriminatorio contra una mujer que amamantaba, forzó a la multinacional a poner en marcha una política de protección de los derechos de las madres lactantes en sus establecimientos[7]. Los casos son múltiples.

En España, uno de los más sonados fue el que tuvo lugar en la tienda de ropa Primark de Valladolid en agosto de 2013, cuando un guardia de seguridad prohibió a una mujer seguir dando el pecho a su criatura de siete meses. «Aquí no puede estar. Hay salas de lactancia habilitadas en el centro para eso. Puede incomodar al resto de clientes», le espetó. A lo que la madre le respondió: «Pero si lo que estoy haciendo es totalmente natural. No tiene nada de malo». Sin embargo, ante la insistencia del guardia, la mujer abandonó las dependencias, no sin antes poner una queja. El caso corrió como la pólvora, en especial en las redes sociales, y en menos de dos semanas se organizaron «tetadas» en diecisiete Primark de todo el Estado, que llegaron a reunir en su conjunto hasta setecientas personas[8]. A partir de este caso, salieron a la luz testimonios de otras madres que habían sido amonestadas por dar el pecho en establecimientos de Madrid, Gran Canaria, Asturias, Valencia, Jerez, Gijón y Murcia. Se trata, parece, de la política de la multinacional, ya que en otros países, como en el Reino Unido, se han dado casos similares.

He aquí la doble moral de una empresa que mientras considera impúdico que una mujer saque una teta para dar de mamar, promociona —así lo hizo en 2010— bikinis con relleno para niñas de tan solo siete años, en un claro ejemplo de erotización de la infancia; una pieza de ropa que finalmente Primark se vio obligada a retirar del mercado debido a las numerosas quejas y denuncias que recibió[9]. Los hechos del Primark de Valladolid resultaron ser la chispa que encendió la mecha, y dieron lugar al nacimiento de la asociación Lactancia en Libertad, que desde el año 2013 recoge y denuncia experiencias de mujeres que se han sentido violentadas o que han sido expulsadas de locales por dar de mamar en público.

Contra mamás y bebés

Casos similares se han producido en otros establecimientos de España, como en un supermercado Mercadona, en Villafranca de los Barros (Badajoz), en 2012, cuando se obligó a una mamá a abandonar el recinto si quería seguir lactando a su criatura, o en la tienda Leroy Merlin de La Zenia Boulevard, en Torrevieja (Alicante), en 2013, donde una mujer y su bebé fueron apremiados a ir al baño porque dar la teta en público, según el encargado, daba «mala imagen». Otras mujeres denuncian también haberse sentido violentadas al dar de mamar en centros comerciales, por parte del personal o la dirección[10].

No solo las grandes superficies pueden ser el enemigo público número uno de las mamás y los bebés lactantes. En 2016, una estudiante de Pedagogía denunció que la Universidad de Barcelona le había prohibido llevar a su bebé de once meses a clase. Los argumentos esgrimidos eran que la niña no estaba cubierta por un seguro en caso de accidente y que tenía que respetar el derecho del resto de los alumnos a recibir sus clases en condiciones óptimas. A pesar de que la mamá había estado llevando a la pequeña durante un mes a clase, lo que le permitía darle de mamar, saliendo del aula si la niña lloraba, y contar con el apoyo de otros estudiantes, la universidad le prohibió seguir haciéndolo. Como ella misma dijo, así es imposible conciliar maternidad, lactancia y estudios[11].

Varios han sido también los museos denunciados en España por prohibir a las mamás dar la teta. Hay situaciones hilarantes. Verano de 2007: una mujer da de mamar en la sala Goya del Museo del Prado de Madrid, ante una de las más célebres obras de Francisco de Goya: *La maja desnuda*. De repente, un guardia de seguridad se le acerca y le ordena retirarse porque «su actitud puede molestar a los demás visitantes». Pero, ante tanta teta exhibida en múltiples obras de arte, ¿quién puede escandalizarse por unos pechos que amamantan? La decisión del museo dio lugar a la convocatoria de una «tetada» de protesta días después en el mismo escenario donde se habían producido los hechos. Unas veinte mujeres, citadas a través de Internet, se congregaron en la sala donde se encontraba el cuadro de *La maja desnuda*, y dieron de mamar colectivamente ante la mirada, entre atónita y cómplice, de los visitantes. Nadie les dijo nada[12]. La denuncia hizo que el Museo del Prado modificara la normativa para permitir la lactancia en todas las salas de exposición, siempre y cuando, señalaron, «se mantenga una distancia prudencial con las obras». No las vayan a manchar de leche. El museo habilitó también una sala de lactancia. En 2018, sin embargo, otra mamá denunció que un vigilante del mismo museo la había obligado a retirarse de la sala donde se encontraba dando la teta[13]. ¿Tal vez no respetó la distancia de seguridad establecida? Sin comentarios.

El Museo Picasso de Málaga es otro de los establecimientos que ha recibido denuncias. En 2015, una mujer fue obligada a abandonar la sala donde se encontraba porque daba de mamar a una de sus mellizas de tres meses. El argumento utilizado fue que era «la política del centro para preservar la seguridad de las obras», porque todo el mundo sabe que no hay nada más peligroso en un museo que una mujer dando el pecho. La alternativa que le propusieron fue ir a la cafetería o a un banco del pasillo. En 2016, otro caso fue denunciado en el mismo museo por parte de una mujer a quien se le impidió lactar a su pequeño. La queja interpuesta, en este caso, dio resultado. Finalmente, el Museo Picasso de Málaga, en 2016, cambió sus protocolos para permitir amamantar en las salas de exposición[14].

Situaciones parecidas se han dado en museos como el CaixaForum Barcelona, el Museo Reina Sofía en Madrid o el Instituto Valenciano de Arte Moderno. En este último, después de la queja interpuesta, su director pidió disculpas y se comprometió a un cambio de normativa para garantizar la lactancia en todas sus dependencias[15]. Ya es hora de que los museos españoles tomen nota de las buenas prácticas de otros centros, algunos tan emblemáticos como la National Gallery de Londres, donde se permite lactar en todas las salas. Aunque en Inglaterra también se han dado casos de madres que han sido amonestadas por dar la teta en centros museísticos. Es el caso del museo de arte y diseño V&A, en Londres, donde, en 2017, una mujer fue conminada a taparse porque daba de mamar. Tras difundir por Internet su caso, la madre consiguió que el director de la institución se disculpara en público[16].

Hasta en las piscinas se persiguen los pechos lactantes. Así lo han denunciado varias mujeres. Los argumentos son que la piscina «no es sitio para dar de comer», que «se ensucia el recinto» o «se ofende a otros usuarios». Incluso en una piscina de Zaragoza, en España, a una madre le prohibieron dar el pecho porque la leche, afirmaron, «podía contaminar el agua»[17].

Sin embargo, poder amamantar en público es una condición *sine qua non* para ejercer el derecho a la lactancia. Si una sociedad impide o hace muy difícil amamantar en espacios públicos, solo deja como opción hacerlo a escondidas, en el hogar, y dificulta la actividad de las madres más allá de la esfera privada.

Las famosas se suman a la causa

Hay *celebrities* que se han hecho eco de esta doble moral. Es el caso de Candice Swanepoel, modelo de Victoria's Secret, que señalaba que nunca había sido criticada por posar en *topless* para firmas de moda y en cambio sí lo era por dar de mamar en público[18]. Otras *top models* como Gisele Bündchen, Natalia Vodianova y Miranda Kerr, por solo citar algunas, se han sumado a la causa publicando imágenes donde aparecen amamantando a sus criaturas.

La modelo estadounidense de tallas grandes Mara Martin no lo pensó dos veces para salir a la pasarela en 2018, en el marco de un desfile de moda organizado por la revista *Sports Illustrated* en Miami, luciendo un bikini de color de oro y llevando a su bebé de cinco meses en brazos mientras le daba el pecho. Según ella misma explicó, la acción no fue premeditada, su hija «comenzaba a tener un poco de hambre, el desfile se había retrasado y era para la pequeña la hora de comer». Así que salió del *backstage* dando la teta. La controversia no se hizo esperar. Aquí, también algún tertuliano desbarró afirmando que la lactancia en público «no es buena para el bebé porque es una cosa muy íntima»[19]. La acción de Mara Martin, como tantas otras, es un paso más en el camino para normalizar la lactancia materna y reivindicar una imprescindible conciliación entre vida personal y laboral.

Las famosas visibilizan la situación que viven muchas mujeres anónimas en silencio. Contar con su apoyo permite llegar a mucha más gente, pero puede impedir ir al fondo de la cuestión, quedando a veces en una demanda meramente glamurosa y *trendy*.

¿Un congreso de pediatría en el que se prohíbe dar de mamar?

En el 66º Congreso de la Asociación Española de Pediatría (AEP), en 2018, la polémica estuvo a la orden del día cuando se les prohibió la entrada a una pediatra y a su bebé de tres meses, indicándole que la criatura no podía pasar y que para amamantarla tenía que desplazarse a un área fuera del recinto, pues en las dependencias del congreso no había zona habilitada para dar el pecho ni cambiar pañales. En un comunicado, la AEP justificó la medida afirmando que el congreso se realizaba en un lugar privado con una normativa que no permitía la entrada de personal no acreditado, como... ¡un bebé![20]. El hecho, más allá de suponer una interpretación muy restrictiva de una normativa, que señala que donde hay presencia de productos farmacéuticos no pueden entrar personas no identificadas, muestra una contradicción evidente, que fue denunciada por múltiples entidades y en las redes sociales: ¿cómo desde la AEP se pretende promover y normalizar la lactancia materna, si se prohíbe la entrada a mamás y bebés lactantes en su congreso anual?

En contraste, en el recinto estaban presentes, y de forma ostentosa, empresas del negocio de la leche de fórmula, las cuales aprovechan estos eventos para dar a conocer sus productos entre los profesionales del sector, utilizándolos de intermediarios para llegar a padres y madres. «Quizás la preocupación de la AEP —como señalaba en un comunicado a raíz de estos hechos la IHAN— no debería ser que los bebés estén con sus madres pediatras en un entorno de industria farmacéutica. La AEP debería estar preocupada por el importante conflicto de interés que supone la colaboración como sociedad científica con la industria de la alimentación infantil»[21]. Las multinacionales del sector, en particular Nestlé, son las principales financiadoras del congreso anual de la AEP, así como de la mayoría de sus seminarios, cursos y programas formativos[22].

Además, la AEP, como sucede con sus análogos en otros países, coloca de forma habitual su logotipo en el *packaging* de numerosos productos de la industria alimentaria dirigidos a la infancia, a modo de aval, contribuyendo al lavado de imagen de estas multinacionales y a desinformar a los progenitores sobre los hábitos alimentarios de los más pequeños.

Pezones censurados en las redes

En las redes sociales, los pechos tampoco son bienvenidos. Facebook ha prohibido en varias ocasiones fotografías de mujeres lactando. El problema, según ellos mismos han reconocido, no son tanto los pechos como los pezones. A partir de aquí, se han censurado imágenes, perfiles individuales y grupos al considerar que el material que colgaban era «obsceno» y «atentaba contra personas y colectivos», en palabras de la misma empresa. Sin embargo, ¿son más eróticos los pezones de una mujer que los de un hombre? ¿Por qué se censuran los nuestros y no los suyos? ¿Qué tiene de obsceno el pezón de una madre que da de mamar? Instagram es otra de las redes inquisitoriales que sigue normas parecidas. Ambas forman parte de la misma empresa: Meta.

Ante la hipocresía de unas multinacionales que censuran pezones, mientras permiten imágenes y comentarios de violencia extrema, las usuarias se han movilizado. Una de las iniciativas con más recorrido ha sido la campaña «Free the Nipple» [Libera el pezón], convertida en un fenómeno viral, y que denuncia la sexualización de los pechos femeninos. También, se han realizado múltiples peticiones *online* y acciones de todo tipo en las redes sociales. La suma de todas estas protestas ha conseguido algunos cambios. En 2014, Facebook incorporó a su página de ayuda la siguiente pregunta: «¿Permite Facebook la publicación de fotos de madres amamantando?». A lo que la misma compañía respondía: «Sí. Creemos que la lactancia es algo bello y natural, y nos agrada saber que para las madres es importante compartir sus experiencias con otras personas en Facebook. La gran mayoría de estas fotos cumple con nuestras políticas». Aunque acto seguido añadía: «Ten en cuenta que las fotos que revisamos corresponden prácticamente en su totalidad a denuncias de otros miembros de Facebook que se quejan por su publicación», justificando así los borrados.

Tras la cumbre de comunidades de Facebook 2017, en Chicago, en la que participaron unos trescientos administradores de sus grupos virtuales, y dada la movilización de las usuarias, la red social se comprometió no solo a permitir las imágenes de mujeres dando de mamar, sino a dar visibilidad a la lactancia materna. Así lo aseguraba una de las fundadoras del grupo internacional de apoyo a la lactancia materna Milky Mommas, Christine Rushing, en el perfil de la asociación, después de haber asistido a la cumbre y haber colgado una fotografía donde se la veía dando el pecho a su bebé al lado del fundador de la red Mark Zuckerberg[23]. La pregunta que ahora se hacen muchas activistas es: ¿de verdad Facebook no sancionará ni borrará más imágenes de mujeres dando la teta?, ¿no se seguirán bloqueando y cerrando las cuentas de las usuarias que compartan estas fotografías? Veremos.

Derecho a dar la teta

En España no existe una ley que garantice la lactancia en público, pero tampoco hay ninguna que la prohíba, de tal manera que son los derechos de las personas —en este caso los de los bebés a alimentarse cuando y donde necesiten— los que deberían prevalecer. Este principio, como hemos visto, no siempre se cumple. De ahí que la asociación Lactancia en Libertad trabaje para conseguir una legislación que asegure este derecho.

En 2014, Lactancia en Libertad presentó en España una petición en el Congreso de los Diputados para proteger por ley la lactancia en espacios públicos. La demanda estuvo acompañada de una serie de firmas, muchas de ellas recogidas a través de Facebook. Algunos establecimientos se escudan en el derecho de admisión para no permitir que una mujer amamante, pero con una ley así este derecho quedaría garantizado, poniendo fin al vacío legal actual y evitándose episodios discriminatorios. Sin embargo, la petición no prosperó.

Y ¿cuál es la situación en otros Estados? En la Unión Europea, solo un país garantiza por ley dar la teta en público, el Reino Unido, donde la Ley de Igualdad de 2010 ampara la lactancia materna en cualquier sitio público y considera discriminatorio tratar desfavorablemente a una mujer por dar el pecho. A pesar de esta legislación, continúan dándose casos en que se amonesta y recrimina a las madres que así lo hacen. Uno de los incidentes que tuvo mayor repercusión fue el de una mujer a quien instaron a cubrirse cuando daba discretamente el pecho en el exclusivo salón del hotel Claridge's de Londres, en 2014. Uno de los camareros se acercó a la madre llevando una servilleta enorme, y le pidió que se tapara porque, en palabras del empleado, era «la política de la casa». A pesar del enojo y la humillación, la mamá lo hizo. Pero acto seguido publicó en redes sociales dos fotografías, una dando de mamar con normalidad a su bebé y otra cubriéndolo con la enorme servilleta, como le habían indicado. Las imágenes se viralizaron rápidamente, en particular en Twitter. Tal fue el impacto que incluso días después se organizó una «tetada» en las puertas del lujoso hotel para exigir el derecho de toda mujer a amamantar donde y cuando quiera[24].

En Italia, a principios de 2017 la entonces ministra de Administración Pública, Marianna Madia, anunció que su Gobierno estudiaría una directiva para permitir la lactancia en lugares públicos, después de que una mujer fuese expulsada de una oficina de correos por dar el pecho[25]. En el Parlamento Europeo, algunas diputadas han llevado puntualmente a sus bebés al hemiciclo, donde incluso les han dado de mamar. Hay que tener en cuenta que el reglamento de la Eurocámara no permite delegar el voto, a pesar de estar de baja por maternidad, con lo cual algunas europarlamentarias —como fue el caso de la danesa Hanne Dahl, en 2009, la italiana Licia Ronzulli, en 2010, o la sueca Jytte Guteland, en 2017— han asistido a la cámara con sus bebés para participar en las votaciones pertinentes. De este modo, han visibilizado las dificultades de tantas madres para conciliar la vida personal con la laboral.

En los Estados Unidos, dar la teta en público es legal en los cincuenta estados. Los últimos en legalizarlo fueron Utah e Idaho en 2018. Sin embargo, los instrumentos reales para hacer efectivo este derecho son escasos, y a menudo las mamás se topan con los prejuicios de siempre[26]. En Australia, desde 1984 la Ley de Discriminación Sexual prohíbe la discriminación por razones de sexo, situación matrimonial, embarazo, orientación sexual, identidad de género o... amamantar en público. Hoy en día, incluso las representantes electas pueden dar el pecho en el Senado o la Cámara de Representantes como parte del nuevo código, reformado en 2016, para avanzar hacia un Parlamento *family-friendly*. Hasta entonces, si bien los bebés podían entrar en las dependencias parlamentarias, no podían lactar en el hemiciclo. En 2017, la senadora Larissa Waters fue la primera mujer en dar la teta a su hija de ocho semanas en el Parlamento Federal[27]. Los cargos electos recibieron el gesto con agrado.

¿Necesitamos salas de lactancia?

Alguien dirá que para dar de mamar ya hay salas de lactancia en algunos espacios y que, por lo tanto, no es necesario hacerlo en público. Sin embargo, dichas salas no pueden ser de uso obligatorio. Habrá mamás que las consideren útiles, y es positivo que existan, pero a menudo no prestan el confort necesario, porque se encuentran cerca de la zona de baños, huelen mal y son sitios muy pequeños con poca circulación de aire.

¿Quién almorzaría en un cuarto de baño? ¿Por qué los bebés tienen que alimentarse a escondidas? ¿No sería más lógico que cada mamá hiciera lo que considerara mejor para su criatura? Así lo denunciaban las fotografías del proyecto When nurture calls [Cuando la nutrición llama], un juego de palabras con la expresión *When nature calls* [Cuando la naturaleza llama], que retrataba a varias mujeres jóvenes dando el pecho en estrechos, sucios y claustrofóbicos baños públicos[28]. Un trabajo realizado por un grupo de estudiantes de arte de la Universidad del Norte de Texas, a modo de reflexión, interpelación y provocación, que tuvo un eco significativo en redes sociales.

Yo nunca di de mamar en un baño, huelen mal. A mí siempre me ha gustado más dar el pecho al aire libre. Aunque, cuando lo hacía, no solía mirar mucho a mi alrededor. No me gustaba encontrar miradas de desconocidos que me observaban sorprendidos, incómodos o con actitud morbosa. A veces, también daba de mamar en plena calle mientras caminaba, como acto de desesperación, ante un bebé con hambre, miedo o sueño que no paraba de llorar. La teta era siempre el mejor y único consuelo. Al final, acabé dándole de mamar en todos lados: cafeterías, bus, peluquería, metro, panadería, tiendas, parques. Lo más incómodo, lo reconozco, era darle la teta en el tren, cuando a menos de un palmo de mi cara, frente a frente, pierna con pierna, tenía a otra persona. Si normalmente ya es difícil caber en un asiento de esos, imagínate si encima de la bolsa y la chaqueta llevas a un bebé. Sin embargo, ¿qué haces si, allí sentada, el bebé empieza a llorar? Una de dos: o desapareces por arte de magia o le das de mamar. Y ante la imposibilidad de hacer lo primero, siempre opté por lo segundo, aunque me tuviese que sacar la teta a menos de medio metro del de enfrente. Miras para otro lado y listo. Le cogí el truco. Y aunque no iba por allí paseando los pechos al aire, como alguna amiga mía sí hacía cuando era necesario, sin ningún tipo de complejo, ¡qué envidia!, tampoco me cortaba para sacármelos donde hiciese falta; eso sí, con discreción. Al final, incluso llegué a dar conferencias con el crío enganchado al pezón. Como decía una campaña que se lanzó hace algún tiempo, la mejor manera de normalizar la lactancia materna es no escondernos.

El pudor por ocultar los senos lactantes ha llevado incluso a promover iniciativas inverosímiles, como la de querer instalar salas de lactancia en las playas de Peñíscola, en verano de 2017, como si allí no hubiese pechos por doquier. Una iniciativa de su ayuntamiento que el sector hotelero no perdió la oportunidad de utilizar como reclamo turístico. «Este verano, como gran novedad, las playas de Peñíscola estarán equipadas con cabinas de lactancia», se anunciaba[29]. ¿Alguien las utilizará?

Hay quien aún se escandaliza por ver a una mamá dando la teta en público, pero incluso el máximo representante de la Iglesia católica, el papa Francisco, se ha sumado a la causa, defendiendo no solo la lactancia materna sino la lactancia en cualquier momento y lugar. «Si los bebés comienzan a llorar porque no están cómodos, tienen calor o tienen hambre, dadles de amamantar, sin miedo, porque también esto es un lenguaje de amor», sentenciaba el pontífice en una homilía en la Capilla Sixtina en 2018[30]. A veces, los apoyos surgen de donde menos te lo esperas.

Dar el pecho a criaturas que ya no son bebés

Si dar el pecho en público puede resultar embarazoso, ni te cuento si la criatura ya no es un bebé. Vivimos en una sociedad que no entiende que lo puedas hacer, no lo considera normal, aunque, recordemos, la misma OMS recomienda la lactancia materna hasta los dos años o más. Incluso en los juicios de divorcio, la lactancia materna puede ser utilizada en contra de la mamá, acusándola de sobreproteger al pequeño y ponerlo en contra del padre por el hecho de darle la teta. Esto le pasó a una amiga. ¿Quién defiende entonces los derechos de la criatura?

Las películas son las primeras en sentar las bases del estigma y propagar informaciones erróneas sobre la lactancia materna. En el cine, casi no hay escenas de criaturas de más de un año mamando, y cuando las encontramos aparecen como muestra de anormalidad, de una práctica obscena, que genera rechazo social. Lo vemos, por ejemplo, en el film *Son como niños* [*Grown Ups*], en el que una madre da de mamar a su hijo de cuatro años en un acto social, ante la mirada atónita de otras mamás, que llegan incluso a tapar los ojos a sus pequeños para que no lo vean. Después, alguien le comenta al papá del niño lactante: «A tu hijo ¿qué le pasa con la teta? Pronto estará frotándole la teta con la barba». A lo que otro amigo añade riéndose: «Sí, acabará manchándose el bigote de leche y eso no queda bien»[31]. De este modo, la gran pantalla contribuye a reafirmar la idea de que amamantar a una criatura que ya no es un bebé es algo raro o incorrecto.

Una de las series más populares del mundo, *Juego de tronos*, presentaba a una de sus protagonistas secundarias, lady Lysa Arryn, señora del Nido de las Águilas, como una mujer viuda, paranoica y sobreprotectora con su único hijo de seis años, Robert, al cual daba de mamar. Así lo veíamos, por primera vez, en el quinto episodio de la primera temporada de la serie. Qué mejor manera de mostrarnos la locura de lady Arryn que dando la teta a un niño de esa edad, a quien precisamente la lactancia, se sobreentendía, había convertido en un ser débil, dependiente y malcriado. Una representación como esta acaba estigmatizando al conjunto de madres que amamantan a criaturas que ya no son bebés, al presentar esta práctica como una anormalidad, una aberración, y atribuirle consecuencias nefastas para la salud emocional de las criaturas. En realidad, dar la teta hasta los dos años o más se ha demostrado beneficioso para los pequeños[32].

Son pocas las madres que se atreven a sacarse la teta en público y dar de mamar, por ejemplo, a una niña de tres años si lo pide en el parque, el supermercado o el tren. La lactancia prolongada, como se la acostumbra a llamar —un término que genera debate, ya que el verbo *prolongar* puede dar a entender que la lactancia dura más de lo recomendado, cuando no es así, ya que se trata de un objetivo de salud maternoinfantil—, es una práctica que no suele estar bien vista. El rechazo o la sorpresa en el entorno familiar, social, profesional e incluso sanitario se da, por desgracia, demasiado a menudo.

Uno de los retos pendientes radica en normalizar la lactancia materna cuando los pequeños ya no son bebés, y dejar en claro que amamantar a una criatura de esta edad no significa malcriarla ni pasarte el día con el peque enganchado al pezón. En estas circunstancias, el pecho se da de manera puntual y no implica un esfuerzo particular. La lactancia materna debería terminar cuando la mamá o la criatura quisiesen, no por imperativo médico o social.

13

Sacar la teta del clóset

¿Quiénes son las lactivistas?

Amamantar, como la crianza en general, es un acto demasiado a menudo relegado a la invisibilidad del hogar, no valorado, como todo trabajo de cuidados. El lactivismo se propone sacar la teta del closet. Pero ¿qué es el lactivismo? ¿Quiénes son las lactivistas? Aunque no hay una definición formal, se trata, según sus promotoras, de un activismo que defiende el derecho de las mujeres y los bebés a dar y a recibir el pecho donde y cuando estos deseen, sin miradas ni comentarios de desaprobación.

Las lactivistas sacan la teta a la luz pública y convierten el hecho de amamantar en un acto social y reivindicativo, la autonomía de las mujeres se confronta al principio patriarcal de que el cuerpo femenino debe estar a disposición única de los hombres[1]. Hay una razón práctica para dar la teta en el espacio público, porque un bebé no sabe de horarios, pero también hay motivos políticos, ya que las dificultades para hacerlo impiden su normalización y vulneran el derecho a dar y a recibir el pecho. La mejor manera de cotidianizar la lactancia materna a demanda es haciéndola visible.

Las acciones pueden ser tanto a título individual (una mamá dando la teta en el parque, un restaurante, el bus, el mercado), como colectivas, y es en estas donde radica el potencial de cambio.

Lo vemos en forma de grupos de apoyo a la lactancia materna, espacios de crianza y posparto, donde se comparten experiencias y se tejen redes de solidaridad, que resultan imprescindibles; grupos presenciales, pero también virtuales, como foros de debate, blogs y listas de distribución. Pocas veces antes, las madres de hoy hemos visto a otra mujer dando el pecho. Hemos aprendido a base de ensayo y error, y no siempre es fácil encontrar el apoyo necesario. Hay también acciones de protesta y denuncia como las «tetadas», si bien estas tienen el reto de no dar una imagen susceptible de ser estigmatizada por medios de comunicación y detractores.

La práctica lactivista surgió a mediados del siglo xx como una reacción a la cultura del biberón. Las primeras activistas a favor de la lactancia materna eran mujeres que querían dar de mamar y se topaban con un vacío de saberes y una falta de apoyo familiar y profesional. La sociedad de la época menospreciaba las prácticas tradicionales en beneficio del conocimiento técnico-científico. El término *lactivista* tiene, sin embargo, un origen posterior. Encontramos las primeras referencias en el mundo anglosajón a partir del año 2006, por parte de las mismas mujeres que se autoorganizaban en dichos espacios. Si bien es una palabra que ha ido ganando terreno, no es de uso mayoritario.

La Liga de la Leche

Uno de los grupos pioneros en el lactivismo fue la Liga de la Leche, que surgió en los Estados Unidos en 1956. La asociación, fundada por un pequeño núcleo de madres católicas de clase media de Illinois, quería ayudar a otras mujeres con dificultades con la lactancia, debido a la falta de información o a la presión social en contra. Su base se amplió rápidamente, y muy pronto la mayoría de sus integrantes dejaron de ser católicas. Su nombre original en inglés, *Leche League*, se debe a que los periódicos de la época en que la organización se fundó no permitían anuncios que incluyesen las palabras *pechos* o *lactancia*, así que tuvieron que buscar alternativas. Tras darle muchas vueltas, tomaron el apelativo en castellano de *leche*, inspirado en el nombre de la capilla católica dedicada a la Virgen María Nuestra Señora de la Leche y el Buen Parto de la ciudad de St. Augustine (Florida)[2].

La Liga de la Leche es hoy una de las redes de apoyo a la lactancia materna más importantes a escala global, con presencia en más de sesenta países, siendo en los Estados Unidos donde tiene un peso más relevante. Su manual de lactancia *El arte femenino de amamantar*, publicado por primera vez en 1959, ha tenido numerosas reediciones y ha vendido más de dos millones de ejemplares. No obstante, la organización no quiere entrar en debates políticos ni reivindicar reformas socioeconómicas que favorecerían la lactancia materna. Por este motivo, no participó en el boicot internacional a Nestlé en los años setenta, aunque sí se benefició del impacto de la campaña.

La Liga de la Leche parte de una crítica tradicionalista y familiarista a la cultura del biberón. Su defensa de la leche materna ha permitido empoderar a muchas mujeres en sus lactancias, pero lo hace desde una posición conservadora que sitúa a la mujer fundamentalmente como madre[3]. El texto de presentación de la Liga de la Leche España lo corrobora: «La Liga de la Leche cree que amamantar [...] es lo mejor para el bebé y la madre, a la vez que constituye la forma ideal de iniciar la relación del hijo o hija con sus padres. La ayuda cariñosa y el apoyo del padre permiten a la madre concentrarse en el cuidado del pequeño; así los padres desarrollan juntos una estrecha relación que fortalece a la familia y a todo el tejido social. La Liga de la Leche cree además que, a través de la lactancia, las madres comprenden y aceptan con mayor claridad las responsabilidades y recompensas que les trae su especial papel dentro de la familia»[4].

A pesar de emerger en un entorno católico y conservador, su

trabajo contrahegemónico de ayuda mutua, «madre a madre», en un contexto adverso, ha sido interpretado por algunas autoras en clave feminista[5]. Sin embargo, la Liga de la Leche representa una posición maternalista tradicional de defensa de la lactancia materna, que poco tiene que ver con la apuesta por una maternidad y una lactancia feministas y emancipadoras que reivindican otros grupos de lactivistas.

Grupos de apoyo a la lactancia materna

En España, el movimiento se desarrolló años más tarde, a partir de finales de los ochenta. En 1987, se constituyó Vía Láctea en Aragón, una de las primeras asociaciones que empezó a trabajar como grupo de apoyo a la lactancia materna. Desde entonces, fueron surgiendo una gran diversidad de colectivos, tanto en grandes como en pequeñas ciudades, conformados por madres, asesoras de lactancia y comadronas.

Hoy en día, esta red resulta difícil de cuantificar debido a su gran heterogeneidad. Hay experiencias con una larga trayectoria, otras con una más corta, unas surgen vinculadas a grupos de crianza, otras a centros de atención primaria, están las que dependen de alguna asociación, otras forman parte de centros de salud privados, aunque todas tienen un elemento en común: el apoyo «madre a madre». Su objetivo es ayudar a otras mujeres en la lactancia, acompañarlas, empoderarlas, acabar con la desinformación, conseguir apoyo institucional y recuperar la memoria de la práctica lactante, dándole el valor social que le corresponde.

En el ámbito estatal, la Federación Española de Asociaciones ProLactancia Materna (Fedalma), creada en 2003, es el principal espacio de coordinación, el cual agrupa a más de cincuenta asociaciones y grupos de apoyo a la lactancia materna. En Cataluña, en 2002, se creó la Federació Catalana de Grups de Suport a la Lactància Materna, con el fin de coordinar aquellos grupos que así lo desearan —cuarenta y cuatro en la actualidad—, dotarlos de recursos, crear una red virtual y ofrecer datos sobre la situación de la lactancia materna en Cataluña, las necesidades de las mujeres que lactan y la calidad de la atención sanitaria que reciben. No obstante, las redes de apoyo a la lactancia materna van más allá de estos espacios.

En Cataluña, en 2017, el parlamento autonómico aprobó una propuesta de resolución sobre lactancia materna en la que instaba al ejecutivo a implementar una serie de acciones para apoyarla. Entre las medidas, destacaba la creación de un Comité de Lactancia, formado por profesionales y asociaciones del sector, encargado de revisar y diseñar políticas que promuevan esta práctica. Sin duda, el trabajo que han venido realizando los grupos de apoyo a la lactancia materna ha sido clave para conseguir dicha resolución. Ahora queda por ver hasta dónde llegará esta iniciativa.

Algunas de las madres que participan en estos grupos de apoyo llegan a ellos después de una experiencia de parto traumática, y la lactancia, así como el sostén de otras mujeres, se convierte en una manera de sanar heridas. El activismo por la lactancia materna nace al calor de una dinámica social más amplia, que reivindica que las necesidades de la mujer y del bebé en el embarazo, el parto y el posparto deben ser escuchadas, respetadas y atendidas. El lactivismo es una faceta más del matriactivismo y de la militancia en favor de una maternidad feminista.

Lactancias en plural

Hay críticas a estos espacios, incluso desde posiciones feministas, que los tachan de intransigentes con aquellas madres que dan el biberón. En la mayoría de los casos, se trata de opiniones que prejuzgan y parten de un total desconocimiento sobre cómo funcionan dichos colectivos. Los grupos de apoyo a la lactancia materna parten de una mirada abierta e inclusiva a la lactancia. Se acostumbra a hablar de lactancias en plural, ya que se entiende que no hay una lactancia única, ni lactancias buenas y malas. Los grupos de apoyo pretenden informar, no juzgar, y acompañar a todas las mujeres en sus lactancias, duren lo que duren.

La sororidad es esencial. Lo afirmaban, así de rotundas, desde El Parto es Nuestro: «Como asociación nos posicionamos claramente a favor de la lactancia materna como forma de alimentación biológicamente idónea y normal de los lactantes, pero esto, en ningún caso, supone una exclusión o crítica a las mujeres que bien sea por decisión propia o por dificultades con la lactancia materna, optan por dar lactancia artificial. [...] Si una mujer que ha tomado la decisión de dar biberón es violentada, nosotras estaremos a su lado sin dudar, sin cuestionar, sin negar»[6].

Algunas activistas y teóricas defienden lo que sería una estrategia feminista de promoción de la lactancia materna, que informe de sus beneficios al margen de sentimientos de culpa que puedan condicionar la autoestima de la madre y la relación con su bebé, que reconozca la complejidad de la experiencia y subraye las dificultades para llevarla adelante. Una estrategia que se centre en informar sin presionar, cuidar la salud mental de las madres en el posparto y promover la lactancia por placer y no por obligación[7].

La reivindicación de la lactancia materna no significa su esencialización ni naturalización. Dar el pecho es un proceso indudablemente biológico, pero también un comportamiento cultural aprendido, que puede definirse como una práctica biocultural o biosocial[8]. El trabajo que durante siglos han venido haciendo las mujeres con la transmisión de la práctica lactante de una generación a otra, así como de las múltiples formas de amamantar (lactancia materna, lactancia mercenaria, lactancia en tándem[9]), o de destetar, son el mejor ejemplo. Sin embargo, la cultura de la lactancia en las últimas décadas ha sido contraria a dar la teta, desempoderando nuestros cuerpos[10]. Las lactivistas, por el contrario, buscan recuperar estas prácticas y saberes, y darles el valor social negado.

Sumar

Una de las debilidades del activismo en favor de la lactancia materna, así como del movimiento en defensa de otro tipo de maternidad y crianza, es su limitada transversalidad social, al estar integrado principalmente por mujeres de clase media. Algo que no es exclusivo de estos espacios, sino que es un punto débil endémico de la mayoría de los movimientos que apuestan por un modelo alternativo de consumo, alimentación, educación o economía. Aquí, se pone de manifiesto un sesgo de clase que debe tomarse en cuenta no para desacreditar a estos espacios, sino para subrayar la importancia de ampliarlos a otros sectores sociales, y que no se queden en un mero movimiento *healthy, cool* o *trendy*. Uno de los desafíos del lactivismo es, en consecuencia, sumar a mujeres de clase trabajadora y migrantes, entre otras, quienes enfrentan aún mayores dificultades para dar de mamar, debido a su situación de vulnerabilidad, e integrar sus contratiempos particulares para ejercer la maternidad. Llegar a cuantas más mujeres mejor, con un mensaje inclusivo, de suma, pero también reivindicativo.

El apoyo activista a la lactancia materna se centra en general en responder a las dificultades prácticas que enfrentan las madres para llevarla a cabo (problemas de agarre, grietas en los pezones, posiciones para amamantar...). Lo mismo sucede con las políticas públicas de promoción de la teta y el discurso médico institucional, que enfatizan sobre todo los beneficios para la salud de la criatura, y también de la mamá. Ambas cuestiones son fundamentales, pero limitarnos solo a ellas es insuficiente. El lactivismo tiene el reto de integrar en sus análisis y propuestas los obstáculos sociales, laborales y económicos que enfrenta la práctica lactante, dejando claro que no se trata de una opción meramente individual, sino que esta viene muy determinada por el entorno socioeconómico, que condiciona nuestras decisiones. De hecho, la mayoría de las mujeres son conscientes de que la lactancia materna es la mejor opción para sus criaturas, pero no todas tienen las mismas oportunidades para llevarla a cabo[11]. Las dificultades para lactar no solo dependen de la información que tenga la madre o de su buena voluntad.

Si se considera la lactancia materna como una decisión personal, toda la responsabilidad acaba recayendo en las mujeres y se esconden las desigualdades sociales que hacen que para algunas sea más fácil dar la teta que para otras[12]. Dar el pecho no es una práctica individual privada, por más que se insista en esto: es una cuestión pública, que tiene repercusiones políticas y colectivas[13]. Desde una perspectiva feminista, es fundamental desindividualizar la lactancia, y enfatizar que las dificultades para la práctica lactante no solo se deben a una discriminación de género, sino que interseccionan con otras opresiones de clase y raza. En definitiva, la lactancia materna depende de cómo está organizada la reproducción social; defender la primera implica liberar la segunda de los imperativos del mercado de trabajo y del capital.

Ni el biberón ni la teta nos harán libres

Cuando, desde un sector del feminismo, se afirma que la lactancia materna esclaviza, aumenta la brecha salarial o encierra a la mujer en el hogar, nos tendríamos que preguntar si la teta es la responsable o si el problema va más allá. Cargar toda la culpa de las desigualdades de género tras el parto a la lactancia materna es, como mínimo, osado.

¿Cuántas mujeres que dan el biberón sufren las mismas discriminaciones en el empleo que las que dan el pecho? ¿Cuántas, a pesar de la lactancia artificial, se hacen cargo de todo el trabajo de cuidados del bebé? ¿Cuántas, independientemente de si dan el «bibe» o la teta, sienten que no llegan a todo? A la vez, dar la teta no tiene por qué implicar asumir la crianza en solitario, si tienes quien te acompañe para realizar el resto de las tareas de cuidado. Amamantar no significa quedarse encerrada en casa, y aún menos si cuentas con una red de relaciones sociales y apoyo mutuo.

Hacerse cargo de un bebé es siempre agotador, al margen del tipo de lactancia. Así es el cuidado de un ser totalmente dependiente. Igual de sacrificado puede ser dar el biberón que dar el pecho si no tienes el apoyo necesario. No me parece que la crianza fuese más igualitaria para la generación de mi madre, cuando se imponía la lactancia artificial, sino al contrario[14]. Ni el biberón ni la teta *per se* nos harán libres.

Notas

Prólogo a esta edición

1. Laborde, A., «El permiso de maternidad irrumpe en la batalla política de Estados Unidos», *El País*, 27 de octubre de 2021.
2. Vedam, S. *et al.*, «The Giving Voice to Mothers study: inequity and mistreatment during pregnancy and childbirth in the United States», *Reprod Health* 16, 2019, doi.org/10.1186/s12978-019-0729-2.
3. March of Dimes, *Delivery Method*, 2022: Disponible en: https://www.marchofdimes.org/peristats/data?lev=1&obj=1&reg=99&slev=1&stop=355&top=8.
4. OMS, *Declaración de Fortaleza*, 1985. Disponible en: http://lobafilm.com/wp-content/uploads/2014/07/oms.pdf.
5. OMS, *Q&A: Pregnancy, childbirth and COVID-19*, 2020. Disponible en: https://www.who.int/emergencies/diseases/novel-coronavirus-2019/question-and-answers-hub/q-a-detail/q-a-on-covid-19-pregnancy-and-childbirth.
6. Simmons-Duffin, S. y Wroth, C. «Maternal deaths in the U.S. spiked in 2021, CDC reports», *Npr.org*, 16 de marzo de 2023. Disponible en: https://www.npr.org/sections/health-shots/2023/03/16/1163786037/maternal-deaths-in-the-u-s-spiked-in-2021-cdc-reports.
7. Hoyert, D. L., «Maternal Mortality Rates in the United States, 2021», *Cdc.gov*, 16 de marzo de 2023. Disponible en: https://www.cdc.gov/nchs/data/hestat/maternal-mortality/2021/maternal-mortality-rates-2021.htm.
8. Campaña HEAR HER, «Muertes relacionadas con el embarazo en los Estados Unidos», *Cdc.gov*, 16 de noviembre de 2022. Disponible en: #https://www.cdc.gov/hearher/spanish/muertes-relacionadas-con-el-embarazo/index.html.

1. Incertidumbres

1. Forna, A., *Mother of All Myths. How Society Moulds And Constrains Mothers*, Londres, Harper Collins, 1998.
2. Federici, S., *Calibán y la bruja. Mujeres, cuerpo y acumulación primitiva*, Madrid, Traficantes de Sueños, 2013; Tubert, S. (ed.), *Figuras de la madre*, Madrid, Cátedra, 1996.

3. Rose, J., *Madres. Un ensayo sobre la crueldad y el amor*, Madrid, Siruela, 2018, p. 40.

4. Chodorow, N. y Contratto, S., «The Fantasy of the Perfect Mother», en Thorne, B. y Yalom, M. (eds.), *Rethinking the Family. Some Feminist Questions*, Nueva York, Longman, 1982.

5. Rich, A., *Nacemos de mujer. La maternidad como experiencia e institución*, Madrid, Traficantes de Sueños, 2019, p. 353.

6. Allen, A. T., *Feminism and Motherhood in Western Europe, 1890-1970. The Maternal Dilemma*, Nueva York, Palgrave Macmillan, 2005.

7. Wolf, N., *Misconceptions. Truth, Lies, and the Unexpected on the Journey to Motherhood*, Nueva York, Knopf Doubleday Publishing Group, 2003.

8. Douglas, S. J. y Michaels, M. W., *The Mommy Myth. The Idealization of Motherhood and How It Has Undermined Women*, Nueva York, Free Press, 2004. (Todas las citas de obras no publicadas en español están traducidas por la autora).

9. McRobbie, A., «Feminism, the Family and the New "Mediated" Maternalism», *New Formations* 80, 2013, pp. 119-137.

10. Esteve, A., Devolder, D. y Domingo, A., «La infecundidad en España: tic-tac, tic-tac, tic-tac!!!», *Perspectives Demogràfiques* 1, 2016, pp. 1-4.

11. Fernández-Miranda, M., *No madres. Mujeres sin hijos contra los tópicos*, Barcelona, Penguin Random House, 2017, p. 16.

12. Aler, I., «Sociología de la Maternidad en España», en C. Alba, I. Aler e I. Olza, *Maternidad y Salud. Ciencia, Conciencia y Experiencia*, Madrid, Ministerio de Sanidad, Servicios Sociales e Igualdad, 2012, pp. 71-126.

13. IIEDDI, «Barómetro CISNEROS XI. Liderazgo tóxico y mobbing en la crisis económica», *Cincodias.com*, 2 de julio de 2009. Disponible en: https://cincodias.elpais.com/cincodias/2009/07/02/economia/1246670633_850215.html

14. INE, «Movimiento Natural de la Población (Nacimientos, Defunciones y Matrimonios). Indicadores Demográficos Básicos Año 2017. Datos provisionales», nota de prensa, 19 de junio de 2018.

15. Idescat, «Estadística de naixements 2017. Dades provisionals», nota de prensa, 27 de septiembre de 2018.

16. Esteve, A., Devolder, D. y Domingo, A., *op. cit.*, 2016.

17. López Trujillo, N., «Cumplir 30 con ganas de ser madre y trabajo precario: aplazar los hijos hasta que quizá sea demasiado tarde», *Eldiario.es*, 11 de mayo de 2018. Disponible en: https://www.eldiario.es/nidos/Aplazar-tener-hijos-demasiado- tarde_0_768873797.html.

18. Datos obtenidos respectivamente de: Esteve, A., Devolder, D. y Domingo, A., *op. cit.*, 2016; INE, «Encuesta de Fecundidad. Año 2018. Datos avance», nota de prensa, 28 de noviembre de 2018.

19. Nanclares, S., *Quién quiere ser madre*, Madrid, Alfaguara, 2017, p. 191.

20. Sociedad Española de Fertilidad, «Se incrementa un 9,5 % el número de tratamientos de fecundación in vitro (FIV) en España, según el Registro

Nacional de Actividad 2015-Registro SEF», nota de prensa, 10 de octubre de 2017.

21. Fernández-Miranda, M., *op. cit.*, 2017, p. 75.

22. Balinot, N., «Cuando querer no es poder: el duelo de la maternidad», *Ctxt.es*, 8 de agosto de 2018. Disponible en: https://ctxt.es/es/20180808 /Politica/21038/maternidad-mujer-hijos-precariedad-transicion.htm.

23. Klein, N., *Esto lo cambia todo. El capitalismo contra el clima*, Barcelona, Paidós, 2017.

24. Porta, M., *Vive más y mejor. Reduciendo tóxicos y contaminantes ambientales*, Barcelona, Grijalbo, 2018.

25. Levine, H. *et al.*, «Temporal trends in sperm count: a systematic review and meta-regression analysis», *Human Reproduction Update* 23 (6), 2017, pp. 646-659.

26. Criado, M. A., «La calidad del esperma de los occidentales ha bajado a la mitad en 40 años», *El País*, 25 de julio de 2017.

27. Atwood, M., *El cuento de la criada*, Barcelona, Ediciones Salamandra, 2017 (1985).

28. UGT, *La igualdad salarial, un objetivo pendiente*, Madrid: UGT Secretaría de Igualdad, 2016.

29. De estas dieciséis semanas de licencia de maternidad, las seis primeras después del parto son obligatorias e intransferibles, y solo puede beneficiarse la madre; las otras diez son voluntarias y transferibles, es decir, las puede realizar la mamá o compartirlas con el otro progenitor, aunque en solo el 1,8% de los casos los permisos de maternidad son compartidos entre ambos progenitores.

30. The Local, «Dads in Sweden are taking more parental leave than ever», *Thelocal.se*, 10 de noviembre de 2017. Disponible en: https://www.thelocal .se/20171110/ dads-in-sweden-are-taking-more-parental-leave-than -ever; Norge.no «Having a child», *Norge.no*, 2018. Disponible en: https:// www.norge.no/en/life_situation/ having-child.

31. Merino, P., *Maternidad, Igualdad y Fraternidad. Las madres como sujeto político en las sociedades poslaborales*, Madrid, Clave Intelectual, 2017.

32. Ministerio de Trabajo y Economía Social, *La protección social de la maternidad y la paternidad en Estados Unidos y Puerto Rico*. Disponible en: https://www.mites.gob.es/ficheros/ministerio/mundo /revista_ais/175/40.pdf

33. Laborde, A., «El permiso de maternidad irrumpe en la batalla política de Estados Unidos», *El País*, 27 de octubre de 2021.

34. MMMEurope, «Lo que importa a las madres en Europa», nota de prensa, 3 de mayo de 2011.

35. Asociación Española de Pediatría de Atención Primaria, «Posicionamiento de la Asociación Española de Pediatría de Atención Primaria sobre la proposición de ley de permisos de maternidad y paternidad», nota de prensa, 12 de septiembre de 2018.

36. Federación de Asociaciones de Madres Solteras, «La nueva Ley de Permisos Iguales e Intransferibles discrimina a los/as hijos/as de las familias monoparentales», nota de prensa, 28 de junio de 2018.
37. Campillo, I., «Permisos iguales e intransferibles: no es oro todo lo que reluce», *Ara.cat*, 2 de septiembre de 2018. Disponible en: https://www.ara.cat/es/opinion/Ines- Campillo-permisos-iguales-intransferibles-oro-todo-reluce_0_2077592360.html.
38. Merino, P., *op. cit.*, 18 de junio de 2018.
39. Campillo, I., *op. cit.*, 2 de septiembre de 2018.
40. INE, «Encuesta de Empleo del Tiempo 2009-2010», nota de prensa, 14 de julio de 2011.
41. Clit, E., *La carga mental*, Barcelona: Lumen, 2018. El concepto de «carga mental» fue desarrollado anteriormente por Monique Haicault en su artículo «La gestion ordinaire de la vie en deux», *Sociologie du Travail* 26 (3), 1984, pp. 268-277.
42. Balbo, L., «La doble presencia», en Borderías, C., Carrasco, C. y Alemany, C. (comps.), *Las mujeres y el trabajo*, Barcelona: Icaria Editorial, 1994, pp. 503-513.
43. León, C., «Sarah Paulson, ¿qué hay de feminista en negar los cuidados?», *Eldiario.es*, 1 de enero de 2018. Disponible en: http://www.eldiario.es/nidos/Sarah-Paulson-feminista_0_723378277.html.
44. Hochschild, A. R., «Global Care Chains and Emotional Surplus Value», en Hutton, W. y Giddens, A. (eds.), *On The Edge: Living with Global Capitalism*, Londres: Jonathan Cape, 2000.
45. Ministerio de Educación, *Ratio en el primer ciclo de Educación Infantil*, 2016. Disponible en: https://www.mecd.gob.es/dam/jcr:889c0725-04ac-43bf-865c- bf6605614211/ratio-primer-ciclo-18012016.pdf.
46. Megías, I. y Ballesteros, J. C., *Abuelos y abuelas... para todo: percepciones en torno a la educación y el cuidado de los nietos*, Madrid, FAD, 2011.
47. Cánovas, G., *El oficio de ser madre. La construcción de la maternidad*, Barcelona: Grafein Ediciones, 2007; Badenes, N. y López, M. T., «Doble dependencia: abuelos que cuidan nietos en España», *Zerbitzuan* 49, 2011, pp. 107-125.
48. Del Olmo, C., *¿Dónde está mi tribu? Maternidad y crianza en una sociedad individualista*, Madrid, Clave Intelectual, 2014, p. 98.
49. Lantigua, I., «Los padres que no jugaban con sus hijos», *El Mundo*, 1 de julio de 2017.
50. Baena, L., «¿Eres una madre desaparecida?», *Clubdemalasmadres.com*, 14 de julio de 2017. Disponible en: https://clubdemalasmadres.com/eres-madre-desaparecida.

2. Maternidad(es)

1. INE, «Encuesta continua de hogares. Año 2017», nota de prensa, 12 de abril de 2018.

2. Vicente, T. L. y Royo, R., *Mujeres al frente de familias monoparentales*, Bilbao: Universidad de Deusto, 2006.

3. González, M. M. (coord.), *Madres solas por elección. Análisis de la monoparentalidad emergente. Año 2004 - Año 2007*, Madrid, Ministerio de Igualdad, 2007.

4. *Ibid.*

5. Hertz, R., *Single by chance, mothers by choice: how women are choosing parenthood without marriage and creating the New American Family*, Nueva York, Oxford University Press, 2006; González, M. M. (coord.), *op. cit.*, 2007.

6. INE, «Encuesta de Condiciones de Vida (ECV). Año 2017», nota de prensa, 21 de junio de 2018.

7. Save the Children, «Una de cada 10 madres solas está en situación de pobreza severa», nota de prensa, 4 de mayo de 2018; Sastre, A. (coord.), *Más solas que nunca. La pobreza infantil en las familias monomarentales*, Madrid: Save the Children, 2015.

8. Save the Children, «Más de la mitad de los niños que viven con madres solas son pobres», nota de prensa, 2 de julio de 2015.

9. INE, *op. cit.*, 12 de abril de 2018.

10. López Trujillo, N., *op. cit.*, 11 de mayo de 2018.

11. Merino, P., «Por qué los países del sur de Europa no podrán luchar contra la desigualdad mientras siga en pie su sistema familiarista de prestaciones sociales», *Blogs.publico.es*, 14 de mayo de 2017. Disponible en: https://blogs.publico.es/econonuestra/2017/05/14/por-que-los-paises-del-sur-de-europa-no-podran-luchar-contra-la-desigualdad-mientras-siga-en-pie-su-sistema-familiarista-de-prestaciones-sociales.

12. Campillo, I., «Todas somos familias monomarentales», *Ara.cat*, 4 de junio de 2018. Disponible en: https://www.ara.cat/es/Todas-somos-familias-monomarenta- les_0_2027197442.html.

13. Secretaría de Estado de Servicios Sociales e Igualdad, *Boletín de datos estadísticos de medidas de protección a la infancia. Boletín número 19. Datos 2016*, Madrid: Ministerio de Sanidad, 2017.

14. García López, M. y Mellado, M. J., «Adopción internacional en España: situación actual», *Anales de Pediatría* 82 (5), 2015, pp. 291-292.

15. *Ibid.*; Valmorisco, C., «Menos adopciones internacionales y más tiempo de espera: las historias detrás de las cifras», *Eldiario.es*, 14 de noviembre de 2017. Disponible en: https://www.eldiario.es/nidos/Adopcion_0_707629893.html.

16. Secretaría de Estado de Servicios Sociales e Igualdad, *op. cit.*, 2017.

17. Información proporcionada por Laia Tresserra. Comunicación personal por correo electrónico, 2 de octubre de 2018; Instituto Familia y Adopción, «Familia biológica y familia adoptiva, ¿igual o diferente?», *Familiayadopcion.com*, 6 de septiembre de 2018. Disponible en: https://www.

familiayadopcion.com/antes-de-adop- tar-necesitas-saber/familia
-biologica-y-familia-adoptiva-igual-o-diferente.

18. Marre, D., «Los silencios de la adopción en España», *Revista de Antropología Social* 18, 2009, pp. 97-126.

19. Kirk, H. D., *Shared Fate. A Theory of Adoption and Mental Health*, Glencoe, Illinois, Free Press of Glencoe, 1964.

20. Díaz, J., «Diario de una madre sin hijo I», *Latribu.info*, 13 de abril de 2015. Disponible en: http://latribu.info/memoria/herdiary/201521diario -de-una-madre- sin-hijo-i.

21. INE, «Estadística de Nulidades, Separaciones y Divorcios. Año 2017», nota de prensa, 25 de septiembre de 2018.

22. Rivas, A. M., «Las nuevas formas de vivir en familia: el caso de las familias reconstituidas», *Cuadernos de Relaciones Laborales* 26 (1), 2008, pp. 179-202.

23. Davison, D., *Familias ensambladas. Mitos y realidades de los tuyos, los míos y los nuestros*, Buenos Aires, Editorial Dinámica, 2004.

24. Ajenjo-Cosp, M. y García-Saladrigas, N., «Las parejas reconstituidas en España: un fenómeno emergente con perfiles heterogéneos», *Revista Española de Investigaciones Sociológicas* 155, 2016, pp. 3-20.

25. Ajenjo-Cosp, M. y García-Saladrigas, N., *op. cit.*, 2016.

26. Rubio, B., «Les famílies enllaçades: els teus, els meus i els nostres», *Nuvol.com*, 6 de febrero de 2015. Disponible en: https://www.nuvol.com /opinio/les-families- enllacades-els-teus-els-meus-i-els-nostres.

27. Davison, D., *op. cit.*, 2004.

28. Vilella, F. y Simón, C., «Hsa-miR-30-d, secreted by the human endometrium, is taken up by the pre-implantation embryo and might modify its transcriptome», *Development* 142 (18), 2015, pp. 3210-3221.

29. Pleasance, C., «Surrogate mother, 48, who was paid $33k for triplets files for custody after the father demanded that she abort one of the babies "because he couldn't afford to care for it"», *Dailymail.co.uk*, 25 de mayo de 2016. Disponible en: https://www. dailymail.co.uk/news/article-3608920 /Surrogate-mother-48-gave-birth-triplets-des- pite-fathers-demand-abort -one-babies-couldn-t-afford-care-sues-custody.html.

30. Rhone, N., «Georgia man accused of being unfit parent in legal battle with surrogate mom», *Myajc.com*, 23 de octubre de 2017. Disponible en: https://www. myajc.com/blog/talk-town/georgia-man-accused-being -unfit-parent-legal-battle- with-surrogate-mom/WxnV58zQW5gmjiD fPAEjYN.

31. Legalize Surrogacy: Why not?, «Melissa Cook. What happens when the courts require a surrogate to hand over the triplets she carried to an unfit parent?», 14 de junio de 2023. Disponible en: https://www.legalizesurro gacywhynot.com/melissa-cook-story

32. OHCHR, «Children risk being 'commodities' as surrogacy spreads, UN rights expert warns», *Ohchr.org*, 6 de marzo de 2018. Disponible en:

https://www.ohchr. org/EN/NewsEvents/Pages/DisplayNews.aspx?News ID=22763&LangID=E

33. EFE, «España desaconseja ir a Ucrania en busca de «vientres de alquiler», *Efe. com*, 19 de diciembre de 2017. Disponible en: https://www.efe .com/efe/espana/sociedad/espana-desaconseja-ir-a-ucrania-en-busca-de -vientres-alquiler/10004-3471857.

34. Pandey, G., «India surrogate mothers talk of pain of giving up baby», *Bbc .com*, 15 de agosto de 2016. Disponible en: https://www.bbc.com/news /world-asia-india-37050249.

35. Olza, I., «La gestación subrogada es violencia», *Iboneolza.wordpress .com*, 29 de marzo de 2017. Disponible en: https://iboneolza.wordpress .com/2017/03/29/ la-gestacion-subrogada-es-violencia.

36. Mouzo, J. y Rivas, L., «Las familias españolas buscan vientres de alquiler "baratos"», El País, 1 de mayo de 2014.

37. García, F., «Lío en el Congreso por el bebé de Carolina Bescansa», *La Vanguardia*, 12 de enero de 2016.

3. Un destino ineludible

1. Merino, P., *op. cit.*, 2017, p. 13.

2. Ferrante, E., *Las deudas del cuerpo*, Barcelona: Penguin Random House, 2014, pp. 270 y 272.

3. Rose, J., *op. cit.*, 2018.

4. Lazarre, J., *El nudo materno*, Barcelona: Editorial Las Afueras, 2018 (1976), pp. 107-108.

5. Freixas, L., *El silencio de las madres. Y otras reflexiones sobre las mujeres en la cultura*, Barcelona: Editorial Aresta, 2015.

6. Rich, A., *op. cit.*, 2019 (1976), pp. 65-66.

7. Almond, B., *The Monster Within. The Hidden Side of Motherhood*, Los Ángeles, University of California, 2010.

8. Lazarre, J., *op. cit.*, 2018 (1976), p. 17.

9. McNish, H., *Nadie me dijo: criar y crear*, Sevilla, La Señora Dalloway, 2018.

10. Parker, R., *Mother Love/mother Hate. The Power of Maternal Ambivalence*, Nueva York: Basic Books, 1995.

11. Donath, O., *#madres arrepentidas. Una mirada radical a la maternidad y sus falacias sociales*, Barcelona: Reservoir Books, 2016.

12. Knightley, K., «The Weaker Sex», en Curtis, S. (coord.), *Feminists Don't Wear Pink (and other lies): Amazing women on what the F-word means to them*, Nueva York: Ballantine Books, 2018.

13. El Hachmi, N., «Maternidad sin cuerpo», *El Periódico*, 29 de mayo de 2018.

14. Gavin, N. I. *et al.*, «Perinatal depression: a systematic review of prevalence and incidence», *Obstet Gynecol* 106 (5 Pt 1), 2005, pp. 1071-1083.

15. Ascaso, C. *et al.*, «Prevalencia de la depresión posparto en las madres

españolas: comparación de la estimación mediante la entrevista clínica estructurada y la escala de depresión posparto de Edimburgo», *Medicina Clínica* 120 (9), 2003, pp. 326-329.

16. Segre, L., O'Hara, M. W., Arndt, S. y Stuart, S., «The prevalence of postpartum depression», *Social Psychiatry and Psychiatric Epidemiology* 42 (4), 2007, pp. 316-321.

17. Bargate, V., *No, mamá, no*, Barcelona, Alba Editorial, 2017 (1978), pp. 15-17.

18. Maushart, S., *The Mask of Motherhood: How Becoming a Mother Changes Everything and Why We Pretend it Doesn't*, Nueva York, Penguin Books, 2000.

19. Kleiman, K. y McIntyre, M., *Good Moms Have Scary Thoughts. A Healing Guide to the Secret Fears of New Mothers*, Sanger, California, Familius, 2019.

20. Olza citada por: García, C., «Depresión "sonriente", mujeres que ocultan su dolor por miedo a ser malas madres», *Elpais.com*, 4 de mayo de 2017. Disponible en: https://elpais.com/elpais/2017/05/02/mamas_papas/1493711645_276126.html.

21. Generalitat de Catalunya, *Protocol de seguiment de l'embaràs a Catalunya*, Barcelona: Departament de Salut, 2018.

22. Gilman, C. P., *El papel pintado amarillo*, Zaragoza, Editorial Contraseña, 2012 (1890), p. 26.

23. Eisler, R., *El cáliz y la espada. Nuestra historia, nuestro futuro*, Santiago de Chile, Cuatro Vientos, 1990; Crespo, C., *Maternalias. De la historia de la maternidad*, Tenerife, Editorial OB STARE, 2013; Molina, M. E., «Transformaciones histórico-culturales del concepto de maternidad y sus repercusiones en la identidad de la mujer», *Psykhe* 15 (2), 2006, pp. 93-103.

24. Bodiou, L., Brulé, P. y Pierini, L., «En Grèce antique, la douloureuse obligation de la maternité», *Clio. Histoire, femmes et sociétés* 21, 2005, doi: 10.4000/clio.1441.

25. Goff, B., *Citizen Bacchae: Women's Ritual Practice in Ancient Greece*, Oakland, University of California Press, 2004.

26. Imaz, E., *Convertirse en madre: etnografía del tiempo de gestación*, Madrid, Ediciones Cátedra, 2010.

27. *Ibid.*; Oiberman, A., «Historia de las madres en Occidente: repensar la maternidad», *Psicodebate* 5, 2005, pp. 115-130.

28. Knibiehler, Y., *Histoire des mères et de la maternité en Occident*, París, Presses universitaires de France, 2000.

29. Génesis 3, 16.

30. Knibiehler, Y., *op. cit.*, 2000.

31. Tubert, S., *Mujeres sin sombra. Maternidad y tecnología*, Madrid: Siglo XXI, 1991.

32. Knibiehler, Y., *op. cit.*, 2000.

33. Crespo, C., *op. cit.*, 2013.

34. Knibiehler, Y., *op. cit.*, 2000.
35. Crespo, C., *op. cit.*, 2013.
36. Duby, G. y Perrot, M. (dirs.), *Historia de las mujeres en Occidente. Vol. II: La Edad Media*, Madrid, Taurus Ediciones, 1991.
37. Knibiehler, Y., *op. cit.*, 2000.
38. Bush, M., «History of Motherhood: 1000 to 1500», en O'Reilly, A. (ed.), *Encyclopedia of Motherhood 2*, Londres, Sage Publication, 2010, pp. 492-496.
39. Knibiehler, Y., *op. cit.*, 2000.
40. Lozano, M., *La construcción del imaginario de la maternidad en Occidente*, tesis doctoral, Universitat Autònoma de Barcelona, 2001; Ausona, M., *Alletaments de llarga durada i altres usos de la corporalitat en la criança*, tesis doctoral, Universitat de Barcelona, 2015.
41. Bush, M., *op. cit.*, 2010.
42. Yalom, M., *Historia del pecho*, Barcelona: Tusquets, 1997.
43. Marrades, A. I., *Luces y sombras del derecho a la maternidad: análisis jurídico de su reconocimiento*, Valencia, Universitat de València, 2002.
44. Ehrenreich, B. y English, D., *Por tu propio bien. 150 años de consejos expertos a las mujeres*, Madrid: Capitán Swing, 2010 (1989).
45. Federici, S., *op. cit.*, 2013 (2004).
46. Knibiehler, Y., *op. cit.*, 2000.
47. Ehrenreich, B. y D. English, *op. cit.*, 2010 (1989).
48. Hufton, O., «Mujeres, trabajo y familia», en Duby, G. y Perrot, M. (dirs.), *Historia de las mujeres en Occidente. Vol. III: La Edad Media*, Madrid, Taurus Ediciones, 1991, pp. 23-65.
49. Tahon, M.-B., «La lente absorption de la femme dans l'individualisme abstrait: la mère est-elle un individu?», en Côté, J. F. (dir.), *Individualismes et individualité*, Quebec, Éditions du Septentrion, 1995, pp. 91-101.
50. Imaz, E., *op. cit.*, 2010.
51. Nari, M., *Políticas de maternidad y maternalismo político: Buenos Aires, 1890-1940*, Buenos Aires: Biblos, 2004, p. 101.
52. Rousseau, J.-J., *Emilio o De la educación*, Madrid, Alianza Editorial, 2005 (1762).
53. Imaz, E., *op. cit.*, 2010.
54. Marrades, A. I., *op. cit.*, 2002.
55. Wollstonecraft, M., *Vindicación de los derechos de la mujer*, Madrid, Ediciones Cátedra, Universitat de València, Instituto de la Mujer, 1996 (1792), p. 329.
56. Marrades, A. I., *op. cit.*, 2002.
57. Knibiehler, Y., *op. cit.*, 2000, p. 51.
58. De Gouges, O., *Declaración de los derechos de la mujer y de la ciudadana*, 1791. Disponible en: https://www.nodo50.org/xarxafeministapv/IMG/pdf/declaracion- DerechosMujer.pdf.
59. Varela, N., *Feminismo para principiantes*, Barcelona: Ediciones B, 2013.
60. Imaz, E., *op. cit.*, 2010; Marrades, A. I., *op. cit.*, 2002.

61. Hays, S., *The Cultural Contradictions of Motherhood*, New Haven: Yale University Press, 1998.
62. Bassin, D., Honey, M. y Kaplan, M. M., «Introduction», en Bassin, D., Honey, M. y Kaplan, M. M. (eds.), *Representations of Motherhood*, New Haven, Connecticut: Yale University Press, 1994, pp. 1-25.
63. Maroney, H. J., «Embracing Motherhood: New Feminist Theory», *Canadian Journal of Political and Social Theory* 9 (1-2), 1985, pp. 40-64.
64. Imaz, E., *op. cit.*, 2010.
65. Badinter, E., *¿Existe el instinto maternal? Historia del instinto maternal. Siglos XVII al XX*, Barcelona, Paidós, 1991.
66. Allen, A. T., *op. cit.*, 2005.
67. Badinter, E., *op. cit.*, 1991; Marrades, A. I., *op. cit.*, 2002.
68. Sinclair, U., *La jungla*, Madrid: Capitán Swing, 2012 (1906), p. 163.
69. Marrades, A. I., *op. cit.*, 2002; Oiberman, A., *op. cit.*, 2005.
70. Knibiehler, Y., *op. cit.*, 2000.
71. Existen diversas periodizaciones de la historia del feminismo. En este libro, se utiliza la más habitual, que considera la etapa de la Revolución francesa como un momento precursor del feminismo, el sufragismo de finales del siglo XIX como la primera ola y el movimiento de los años sesenta y setenta como la segunda.
72. Allen, A. T., *op. cit.*, 2005.
73. Bassin, D., M. Honey y M. M. Kaplan, *op. cit.*, 1994.
74. Suárez, C., «Las maternidades y el pensamiento feminista. De Simone de Beauvoir a los feminismos de los años sesenta y setenta del siglo XX», en Suárez, C. (ed.), *Maternidades. (De)construcciones feministas*, Oviedo, KRK Ediciones, 2009, pp. 145-170.
75. Varela, N., *op. cit.*, 2013.
76. Wylie, I. A. R., «The Little Woman», *Harper's Magazine*, noviembre de 1945. Traducción corregida respecto a la publicada en el libro citado.
77. Tristán, F., *La Unión Obrera*, Barcelona: Debarris, 2005 (1843).
78. Tristán, F., *Paseos por Londres*, Barcelona: Global Rhythm Press, 2008 (1840).
79. Iribarne, M. M., *Flora Tristán y la tradición del feminismo socialista*, tesis doctoral, Instituto de Derechos Humanos Bartolomé de las Casas, Universidad CarlosIII de Madrid, 2009.
80. Zetkin, C., *Lenin on the Women's Question*, 2004 (1925). Disponible en: https:// www.marxists.org/archive/zetkin/1920/lenin/zetkin1.htm.
81. Zetkin, C., «Solo con la mujer proletaria triunfará el socialismo», *Marxists.org*, 1896. Disponible en: https://www.marxists.org/espanol /zetkin/1896/0001.htm.
82. Varela, N., *op. cit.*, 2013; Paz, O., «La *mujer nueva* de Alexandra Kollontay: aproximación a través de su biógrafa, Isabel Oyarzábal Smith», en Suárez, C. (ed.), *op. cit.*, 2009, pp. 93-108.

83. Kolontái, A., *La mujer en el desarrollo social*, Barcelona, Editorial Guada-rrama, 1976 (1925).

84. *Ibid.* Traducción corregida respecto a la publicada en el libro citado.

85. Kolontái, A., «Preface to the Book "Society and Motherhood"», *Marxists .org*, 1916. Disponible en: https://www.marxists.org/archive/kollonta /1915/mother.htm.

86. Knibiehler, Y., *op. cit.*, 2000; Ehrenreich, B. y English, D., *op. cit.*, 2010 (1989).

87. Lozano, M., «Comunicar la maternidad: palabras entre la ciencia y las mujeres», *Mètode. Anuario 2010*, 2010, pp. 94-99.

88. Molina, M. E., *op. cit.*, 2006.

89. Ehrenreich, B. y D. English, *op. cit.*, 2010 (1989).

90. *Ibid.*, pp. 58-59.

91. Lessing, D., *Dentro de mí*, Barcelona: Ediciones Destino, 1997, p. 236.

92. Doctor Jaff, *La higiene sexual en el matrimonio*, Barcelona, Ediciones Obelisco, 1935, pp. 39-40.

93. Apple, R. D., *Perfect Motherhood. Science and Childrearing in America*, Nuevo Brunswick, Nueva Jersey, Rutgers University Press, 2006.

94. Iribarne, M. M., «Discurso sobre la maternidad científica. Una perspecti-va crítica», *Investigaciones Feministas* 1, 2010, pp. 193-212.

95. Riera, C., *Temps d'una espera*, Barcelona, Columna Edicions, 1998, p. 23.

96. Jaggar, A. M., *Feminist Politics and Human Nature*, Nueva Jersey, Row-man & Littlefield Publishers, 1988, p. 311.

4. Odio y amor a la madre

1. Marrades, A. I., *op. cit.*, 2002.

2. Forna, A., *op. cit.*, 1998.

3. De Beauvoir, S., *El segundo sexo. Vol. I y II*, Madrid: Ediciones Cátedra e Instituto de la Mujer, 2018 (1949), p. 341.

4. *Ibid.*, p. 595.

5. *Ibid.*, p. 624.

6. Puleo, A., «Perfiles filosóficos de la maternidad», en De la Concha, A. y Osborne, R., (coords.), *Las mujeres y los niños primero*, Barcelona, Icaria Editorial, 2004, pp. 23-42; Zerilli, L. M. G., «Un proceso sin sujeto: Simone de Beauvoir y Julia Kris- teva, sobre la maternidad», en Tubert, S. (ed.), *Figuras de la madre*, Madrid, Ediciones Cátedra, 1996, pp. 155-188.

7. Friedan, B., *La mística de la feminidad*, Madrid, Ediciones Cátedra, Universitat de València e Instituto de la Mujer, 2009 (1963).

8. Suárez, C., *op. cit.*, 2009.

9. Coontz, S., *A Strange Stirring: The Feminine Mystique and American Women at the Dawn of the 1960s*, Nueva York, Basic Books, 2011.

10. Collins, P. H., «Shifting the Center: Race, Class, and Feminist Theorizing

and Motherhood», en Glenn, E. N., G. Chang y L. Forcey, *Mothering: Ideology, Experience and Agency*, Nueva York, Routledge, 1994, pp. 45-65.

11. Collins, P. H., *Black Feminist Thought: Knowledge, Consciousness, and the Politics of Empowerment*, Nueva York, Routledge, 2000 (1990).

12. Hooks, B., *Feminist Theory: From Margin to Center*, Boston, South End Press, 1984.

13. Bassin, D., M. Honey y Kaplan, M. M., *op. cit.*, 1994.

14. Firestone, S., *La dialéctica del sexo*, Barcelona, Editorial Kairós, 1976 (1970), pp. 21 y 248.

15. Piercy, M., *Woman on the Edge of Time*, Nueva York, Alfred A. Knopf, 1976.

16. Umansky, L., *Motherhood Reconceived. Feminism and the Legacies of the Sixties*, Nueva York, New York University Press, 1996.

17. Rich, A., *op. cit.*, 2019 (1976), pp. 119 y 356.

18. *Ibid.*, p. 42.

19. Dinnerstein, D., *The Mermaid and the Minotaur: Sexual Arrangements and Human Malaise*, Nueva York, Harper Perennial, 1991 (1976).

20. Chodorow, N., *El ejercicio de la maternidad: psicoanálisis y sociología de la maternidad y paternidad en la crianza de los hijos*, Barcelona, Gedisa, 1984 (1978).

21. Ruddick, S., *Maternal Thinking: Towards a Politics of Peace*, Nueva York, Beacon Press, 1989.

22. Muraro, L., *El orden simbólico de la madre*, Madrid, Editorial Horas y Horas, 1994 (1991).

23. Puleo, A., *op. cit.*, 2004.

24. Mies, M. y Shiva, V., *Ecofeminismo: teoría, crítica y perspectivas*, Barcelona, Icaria Editorial, 1997.

25. Triana, D. P., «Éticas ecofeministas: la comunidad de la vida», *Cuadernos de Filosofía Latinoamericana* 37 (116), 2016, pp. 117-131.

26. Puleo, A., «Del ecofeminismo clásico al deconstructivo: principales corrientes de un pensamiento poco conocido», en Amorós, C. y de Miguel, A. (eds.), *Teoría feminista: de la ilustración a la globalización. De los debates sobre el género al multiculturalismo*, vol. 3, Madrid, Minerva Ediciones, 2005, pp. 121-152.

27. El Saadawi, N., «Las mujeres son esclavas de la maternidad», entrevista realizada por Ima Sanchís, *La Vanguardia*, 24 de marzo de 2017.

28. Tubert, S., «La maternidad en el discurso de las nuevas tecnologías reproductivas», en De la Concha, A. y R. Osborne (coords.), *Las mujeres y los niños primero*, Barcelona, Icaria Editorial, 2004, pp. 111-138.

29. Sau, V., «Del vacío de la maternidad, la igualdad y la diferencia», *Hojas de Warmi* 9, 1998, pp. 64 y 63; Sau, V., *El vacío de la maternidad. Madre no hay más que ninguna*, Barcelona, Icaria Editorial, 2004.

30. Rich, A., *op. cit.*, 2019 (1976), pp. 309 y 310.

31. Barraza, V., *(In)subordinadas. Raza, clase y filiación en la narrativa de mujeres latinoamericanas*, Santiago de Chile, RiL Editores, 2014.

32. Rye, G., «Narratives of Mothering: Women's Writing in Contemporary France», *French Studies* 64 (4), 2009, pp. 510-511.

33. Durán, M. Á., *Contribución del trabajo no remunerado a la economía española: alternativas metodológicas*, Madrid, Instituto de la Mujer, 2000; Pérez Orozco, A., «La economía: de icebergs, trabajos e (in)visibilidades», en Legarreta, M., A. Débora y Pérez Orozco, A. (coords.), *Transformaciones del trabajo desde una perspectiva feminista: producción, reproducción, deseo, consumo*, Madrid, Tierradenadie Ediciones, 2006, pp. 233-253.

34. Durán, M. Á., *El trabajo no remunerado en la economía global*, Bilbao, Fundación BBVA, 2012.

35. *Ibid.*

36. Comas, D., «La crisis de los cuidados: ¿la "otra" crisis?», *Eldiario.es*, 9 de abril de 2014. Disponible en: http://www.eldiario.es/agendapublica /impacto_social/crisis-cuidados_0_247775381.html; León, C., *op. cit.*, 1 de enero de 2018.

37. Fraser, N., «Crisis of Care? On the Social Reproductive Contradictions of Contemporary Capitalism», en Bhattacharya, T. (ed.), *Social Reproduction Theory*. Londres, Pluto Press, 2017, pp. 21-36.

38. Bhattacharya, T., «Introduction: Mapping Social Reproduction Theory», en Bhattacharya, T. (ed.), *Social Reproduction Theory*, Londres, Pluto Press, 2017, pp. 1-20; Arruzza, C. y L. Cirillo, *Dos siglos de feminismo*, Barcelona, Sylone Editorial, 2018.

39. Aler, I., «Cuerpos sin o contra el tiempo: extrañamiento y entrañabilidad en los cuidados de las madres trabajadoras», ponencia presentada en el XI Congreso Español de Sociología, Madrid, 2013.

40. Caporale, S., «Introducción», en Caporale, S. (coord.), *Discursos teóricos en torno a la(s) maternidad(es): una visión integradora*, Madrid, Entimema, 2004.

41. Merino, P., *op. cit.*, 2017.

42. León, C., *op. cit.*, 1 de enero de 2018.

43. Fraser, N., «How feminism became capitalism's handmaiden and how to reclaim it», *The Guardian*, 14 de octubre de 2013.

44. Merino, P., *op. cit.*, 2017.

45. Del Olmo, C., *op. cit.*, 2014.

46. Pérez Orozco, A., *Subversión feminista de la economía*, Madrid, Traficantes de Sueños, 2014.

47. Ezquerra, S., «De la economía feminista a la democratización de los cuidados», *Viento Sur* 156, 2018, pp. 39-47.

48. Fraser, N., *Fortunas del feminismo*, Madrid, Traficantes de Sueños, 2015.

49. León, C., *Trincheras permanentes. Intersecciones entre política y* cuidados, Logroño: Pepitas de Calabaza, 2017.

50. Kinser, A. E., *Motherhood and Feminism*, Berkeley, California: Seal Press, 2010.

51. Badinter, E., *La mujer y la madre. Un libro polémico sobre la maternidad como nueva forma de esclavitud*, Madrid, Esfera de los Libros, 2011.

52. *Ibid.*, p. 207.

53. Gimeno, B., *La lactancia materna. Política e identidad*, Madrid: Ediciones Cátedra, 2018.

54. Del Olmo, C., *op. cit.*, 2014.

55. *Ibid.*, p. 193.

56. Ausona, M., *op. cit.*, 2015.

57. *Ibid.*, p. 353.

58. Olza, I., *Parir. El poder del parto*, Barcelona, Ediciones B, 2017; Paricio, J. M., «Aspectos históricos de la alimentación al seno materno», en Comité de Lactancia Materna de la Asociación Española de Pediatría, *Lactancia Materna: guía* para profesionales, Madrid, Asociación Española de Pediatría, 2004, pp. 7-26.

59. Merino, P., *op. cit.*, 2017.

60. Tubert, S. (ed.), *op. cit.*, 1996, p. 11.

61. Rich, A., *op. cit.*, 2019 (1976).

62. Bassin, D., Honey, M. y Kaplan, M. M., *op. cit.*, 1994.

63. Gordon, T., *Feminist Mothers*, Nueva York, New York University Press, 1990.

64. Reddy, M. T., Roth, M. y Sheldon, A., «What is "Feminist Mothering"?», en Reddy, M. T., M. Roth y A. Sheldon (eds.), *Mother Journeys: Feminists Write about Mothering*, Minneapolis, Spinsters Ink, 1994, pp. 1-6.

65. O'Reilly, A., «"We were conspirators, outlaws from the institution of motherhood": Mothering against motherhood and the possibility of empowered maternity for mothers and their children», en O'Reilly, A. (coord.), *Mother Outlaws. Theories and Practices of Empowered Mothering*, Toronto: Canadian Scholars, 2004, pp. 95-104.

66. Rich, A., *op. cit.*, 2019 (1976), p. 264.

67. Hunter, J. D., *Culture Wars: The Struggle to Define America. Making Sense of the Battles over the Family, Art, Education, Law, and Politics*, Nueva York: Basic Books, 1991.

68. Fraser, N., Arruzza, C. y Bhattacharya, T., *Manifiesto de un feminismo para el 99%*, Barcelona: Herder Editorial, 2019.

69. Bettio, F. y Plantenga, J., «Comparing Care Regimes in Europe», *Feminist Economics* 10 (1), 2004, pp. 85-113.

70. Blum, E., «Power, Danger, and Control: Slave Women's Perceptions of Wilderness in the Nineteenth Century», *Women's Studies* 31 (2), 2002, pp. 247-265.

71. Morrison, T., *Beloved*, Barcelona: Ediciones B, 2004 (1987).

72. Ricoy, J., *Cómo surge el matriactivismo y por qué*, vídeo, 2018. Disponible en: https://thefeministcoach.teachable.com/courses/charla-monografica-que-es-el-matriactivismo/lectures/4365128.

73. Villarmea, S., Olza, I. y Recio, A., «El parto es nuestro. El impacto de una

asociación de usuarias en la reforma del sistema obstétrico de España», *Dilemata* 18, 2015, pp. 157-183.

74. Visa, M. y Crespo, C., *Madres en red. Del lavadero a la blogosfera*, Madrid, Clave Intelectual, 2014.
75. Aler, I., *op. cit.*, 2012.
76. Tubert, S., «Introducción», en Tubert, S. (ed.), *Figuras del padre*, Madrid, Ediciones Cátedra, 1997, pp. 7-27.
77. Ae-ran, K., *¡Corre, papá, corre!*, Barcelona, Godall Edicions, 2018, pp. 7-8.
78. Fraser, N., *op. cit.*, 2015, p. 43.
79. Merino, P., *op. cit.*, 2017.

5. Nos han robado el parto

1. Comentarios de la pedagoga menstrual Erika Irusta, recogidos en Valmorisco, C., «Hola, embarazada, te presento a tu cuerpo», *Eldiario .es*, 12 de enero de 2018. Disponible en: https://www.eldiario.es/nidos /Hola-presento-cuerpo_0_728277513. html; Brigidi, S., «Sin educar en la consciencia corporal, ¿cómo vamos a disfrutar del parto?», entrevista realizada por Meritxell Rigol, *Elsaltodiario.com*, 29 de enero de 2018. Disponible en: https://www.elsaltodiario.com/parto/serena-brigidi -disfrutar-parto; Rodrigáñez, C., *Pariremos con placer. Apuntes sobre la recuperación del útero espástico y la energía sexual femenina*, Murcia: Cauac y Ediciones Crimentales, 2009; Gaskin, I. M., *Guía del nacimiento*, Madrid, Capitán Swing, 2016.
2. Levítico 12, 2.
3. Núñez, L., *Llevadores casolanes del segle XX. Pràctiques, coneixements i viviències d'un ofici*, Barcelona, Edicions Bellaterra, 2015; García, E. M., *La violencia obstétrica como violencia de género. Una mirada feminista de la situación en España*, tesis doctoral, Universidad Autónoma de Madrid, 2018.
4. Federici, S., *op. cit.*, 2013 (2004); Cassidy, T., *Birth: The Surprising History of How We Are Born*, Nueva York, Grove Press, 2007.
5. Núñez, L., *op. cit.*, 2015.
6. Kukla, R., *Mass Hysteria: Medicine, Culture, and Mothers' Bodies*, Lanham, Maryland: Rowman & Littlefield Publishers, 2005.
7. Montes, M. J., *Las culturas del nacimiento. Representaciones y prácticas de las mujeres gestantes, comadronas y médicos*, tesis doctoral, Departament d'Antropologia, Filosofia i Treball Social, Universitat Rovira i Virgili, 2007.
8. Shelton, D.C., «The Emperor's New Clothes», *Journal of the Royal Society of Medicine* 103 (2), 2009, pp. 46-50.
9. García, E. M., *op. cit.*, 2018.
10. *Ibid.*
11. Knibiehler, Y., *op. cit.*, 2000.

12. Ruiz-Berdún, D., «Análisis histórico de la violencia obstétrica», en Goberna- Tricas, J. y Boladeras, M. (coords.), *Violencia obstétrica. Y el debate actual sobre la atención al nacimiento*, Madrid, Editorial Tecnos, 2018, pp. 31-38.

13. Montes, M. J., *op. cit.*, 2007.

14. Hutter Epstein, R., *¿Cómo se sale de aquí? Una historia del parto*, Madrid, Turner, 2010.

15. Davis-Floyd, R., *Perspectivas antropológicas del parto y el nacimiento humano*, Buenos Aires, Fundación Creavida, 1993.

16. Marcos, I., «La unión hace la fuerza: Matronas y mujeres unidas en la lucha por el parto respetado», en Jornada 10.º aniversario Dona Llum y Semana Mundial del Parto Respetado, Barcelona, 2016.

17. Kitzinger, S., *La crisis del parto*, Tenerife, Editorial OB STARE, 2015.

18. Datos obtenidos respectivamente de: OMS, «Mortalidad materna», *Who. int*, 16 de febrero de 2018. Disponible en: http://www.who.int/es/news -room/fact-sheets/ detail/maternal-mortality; Unicef, *Cada vida cuenta. La urgente necesidad de poner fin a las muertes de los recién nacidos*, Ginebra: Unicef, 2018.

19. Allen, R. E. y Hanson, R. W., «Episiotomy in Low-Risk Vaginal Deliveries», *J Am Board Fam Med* 18 (1), 2005, pp. 8-12.

20. Marcos, I., «Entrevistas de embarazo: Inma Marcos», entrevista realizada por Diana Oliver, *Webconsultas.com*, 11 de agosto de 2016. Disponible en: https://www. webconsultas.com/entrevistas/embarazo/inma-marcos -comadrona-experta-en-parto-en-casa.

21. Suavinex, «Estudio sobre el parto en España», 2017. Disponible en: https://livingsuavinex.es/wp-content/uploads/2017/12/Estudio-sobre-el -parto-en-Espana.pdf.

22. Marcos, I., «Monitorización (ext/int, (dis)continua, etc.)», *Elpartoesnuestro .es*,27 de julio de 2018. Disponible en: https://www.elpartoesnuestro.es /informacion/ parto/monitorizacion-extint-discontinua-etc.

23. Rothman, B. K., «Laboring Then. The Political History of Maternity Care in the United States», en Simonds, Rothman, W., B. K. y Meltzer Norman, B., *Laboring On: Birth in Transition in the United States*, Nueva York, Routledge, 2006, pp. 3-28.

24. Ehrenreich, B. y English, E., *op. cit.*, 2010 (1989).

25. Wolf, J. H., *Deliver Me from Pain. Anesthesia and Birth in America*, Baltimore, Maryland:,The Johns Hopkins University Press, 2009.

26. Ministerio de Sanidad, *Estrategia de atención al parto normal en el Sistema Nacional de Salud*, Madrid: Ministerio de Sanidad, 2007.

27. El Parto es Nuestro, «¿Qué es un parto respetado?», *Elpartoesnuestro.es*, 20 de octubre de 2018. Disponible en: https://www.elpartoesnuestro.es /informacion/parto/que-es-un-parto-respetado.

28. Davis-Floyd, R., *op. cit.*, 1993.

29. Rothman, B. K., *Recreating Motherhood: Ideology and Technology in a Patriarchal Society*, Nueva York, Norton, 1989.

30. Davis-Floyd, R., *op. cit.*, 1993; Van Gennep, A., *Los ritos de paso*, Madrid, Alianza Editorial, 2013 (1909); Hernández, J. M. y Echevarría, P., «El nacimiento hospitalario e intervencionista: un rito de paso hacia la maternidad», *Revista de Antropología Iberoamericana* 10 (3), 2015, pp. 401-426.

31. Ricoy, J., «La violencia obstétrica es una cuestión feminista», *Pikaramagazine. com*, 15 de abril de 2016. Disponible en: http://www.pikaramagazine .com/2016/04/ la-violencia-obstetrica-es-una-cuestion-feminista.

32. Odent, M., *El granjero y el obstetra*, Buenos Aires, Editorial Creavida, 2002.

33. Gérvas, J., «Violencia obstétrica: biológica (física y farmacológica), psicológica, social e institucional», en Jornada 10º aniversario Dona Llum y Semana Mundial del Parto Respetado, Barcelona, 2016.

34. Valls, C., *Mujeres, salud y poder*, Madrid: Ediciones Cátedra, 2009.

35. *Ibid.*; Gérvas, J. y Pérez-Fernández, M., *El encarnizamiento médico con las mujeres*, Barcelona, Los Libros del Lince, 2016.

36. En España, a diferencia de otros países, las comadronas forman parte del sistema sanitario en la atención al embarazo, el parto y el posparto.

37. Montes, M. J., *op. cit.*, 2007.

38. Olza, I., *op. cit.*, 2017, p. 34; Young, I. M., *On Female Body Experience. «Throwing Like a Girl» and Other Essays*, Nueva York: Oxford University Press, 2005, p. 46.

39. Valls, C., *op. cit.*, 2009.

40. Adamson, D. G., S. Kennedy y L. Hummelshoj, «Creating solutions in endometriosis: global collaboration through the World Endometriosis Research Foun- dation», *Journal of Endometriosis* 2 (1), 2010, pp. 3-6.

41. Solé, E., *Si no puc volar*, Barcelona: Rosa del Vents, 2016, pp. 81-82.

42. Aránguez, T., «¿Por qué la biología de las mujeres es importante para el feminismo?», *Tribunafeminista.elplural.com*, 15 de octubre de 2018. Disponible en: https://tribunafeminista.elplural.com/2018/10/por-que -la-biologia-de-las-mujeres-es- importante-para-el-feminismo.

43. Montes, M. J., *op. cit.*, 2007.

44. Rodoreda, M., *La plaza del Diamante*, Barcelona, Edhasa, 1982 (1962), pp. 51-52.

45. LobAcción, «Había 'que sacar al bebé de allí'», Lobafilm.com, 13 de abril de 2016. Disponible en: http://lobafilm.com/2588.

46. Suavinex, *op. cit.*, 2017.

47. McNish, H., *op. cit.*, 2018, pp. 81-82.

48. Hernández, J. M. y Echevarría, P., «Sociología del parto. Conflictos asistenciales en el marco del "paradigma tecnocrático"», *Revista Internacional de Sociología* 74 (1), 2016, doi: 10.3989/ris.2016.74.1.025.

49. Ricoy, J., *op. cit.*, 15 de abril de 2016.

50. Bhatia, M. S. y Jhanjee, A., «Tokophobia: A dread of pregnancy», *Ind Psychiatry J* 21 (2), 2012, pp. 158-159; O'Connell, M. A. *et al.*, «Worldwide prevalence of tocophobia in pregnant women: systematic review and meta-analysis», *Obstetrics and Gynaecology* 96 (8), 2017, pp. 907-920.
51. Plath, S., *Tres mujeres*, Madrid: Nórdica Libros, 2017 (1968), p. 37.
52. Rose, J., *Madres. Un ensayo sobre la crueldad y el amor*, Madrid: Siruela, 2018.
53. Génesis 3, 16.
54. Morel, M.-F., «Histoire de la naissance en France (XVIIe-XXe siècle)», *ADSP* 61/62, 2007, pp. 22-28; Cesbron, P. e Knibiehler, Y., *La Naissance en Occident*, París: Albin Michel, 2004; González de Zárate, J., Fernández, B. y Gómez, J. I., «Historia del alivio del dolor del parto en España», *Anales de la Real Academia de Medicina y Cirugía de Valladolid* 52, 2015, pp. 71-84.
55. Morel, M.-F., *op. cit.*, 2007; Apple, R. D., *Mothers and Medicine: A Social History of Infant Feeding, 1890-1950*, Madison, University of Wisconsin Press, 1987.
56. Oliver, D., «La (no) sorprendente historia de mi parto no respetado», *Marujismo.com*, 5 de abril de 2016. Disponible en: https://www.marujismo.com/ historia-de-un-parto-no-respetado.
57. Gaskin, I. M., *op. cit.*, 2016.
58. Ruiz-Berdún, D., *op. cit.*, 2018.
59. Esteso, M. J., «Bebés robados, un crimen que continúa en democracia», *Elsaltodiario.com*, 13 de febrero de 2018. Disponible en: https://www.elsaltodiario.com/ ninos-robados/bebes-robados-crimen-continua-democracia.
60. Junquera, N., «Culpable, pero impune», *El País*, 8 de octubre de 2018.
61. Esteso, M. J., *op. cit.*, 13 de febrero de 2018.

6. Violencia obstétrica

1. Lessing, D., *op. cit.*, 1997, pp. 239-241, 264.
2. Blundell, J., *The principles and practice of obstetricy*, Londres: E.Cox. St. Thomas's Street, 1834, p. 255.
3. Ruiz-Berdún, D., *op. cit.*, 2018.
4. Fernández Guillén, F., «¿Qué es la violencia obstétrica? Algunos aspectos sociales, éticos y jurídicos», *Dilemata* 18, 2015, pp. 113-128.
5. El plan de parto es un documento oficial en el que la mujer expresa sus preferencias, deseos y expectativas sobre el proceso del parto, y que es entregado en el hospital para que sea tenido en cuenta por el equipo médico que la atienda al dar a luz.
6. Dona Llum, «Mi cesárea no electiva», *Donallum.org*, 1 de noviembre de 2015. Disponible en: http://www.donallum.org/testimonis/mi-cesarea-no-electiva.

7. Silva, X., «216. La historia de Ximena», *Elpartoesnuestro.es*, 2 de diciembre de 2012. Disponible en: https://www.elpartoesnuestro.es/relatos.

8. El Parto es Nuestro, «Historia de Andrea», *Quenoosseparen.info*, 2018. Disponible en: http://www.quenoosseparen.info/articulos/testimonios/andreaanguera.php.

9. *Ibid.*

10. Kitzinger, S., *op. cit.*, 2015; Olza, I., *op. cit.*, 2017.

11. Bollaín, I., «Prólogo», en Olza, I., *op. cit.*, 2017, p. 10.

12. Pinheiro, I., *Anatomía dunha serea*, vídeo, 12 de julio de 2018. Disponible en: http://redenasa.tv/es/post/6aa4bc98453f.

13. Ariza, G., «Mi testimonio de Violencia Obstétrica: "Día Internacional Contra la Violencia Obstétrica"», *Lactandoamando.com*, 25 de noviembre de 2012. Disponible en: http://www.lactandoamando.com/2012/11/mi-testimonio-de-violencia- obstetrica.html.

14. Beck, C. T., «The anniversary of birth trauma: Failure to rescue», *Nursing Re- search* 55 (6), 2006, pp. 381-390.

15. Olza, I., «Las secuelas de la violencia obstétrica», *Iboneolza.wordpress.com*, 15 de abril de 2013. Disponible en: https://iboneolza.wordpress.com/2013/04/15/las- secuelas-de-la-violencia-obstetrica; Ayers, S., Bond, R., Bertullies, S. y Wijma, K., «The aetiology of post-traumatic stress following childbirth: a meta-analysis and theoretical framework», *Psychological Medicine* 46 (6), 2016, pp. 1121-1134.

16. Olza, I., *op. cit.*, 2017.

17. Olza, I., *El síndrome de estrés postraumático como secuela obstétrica*, Madrid, Ministerio de Salud, 2007.

18. Kitzinger, S., *op. cit.*, 2015, p. 16.

19. Suavinex, *op. cit.*, 2017.

20. Kitzinger, S., *op. cit.*, 2015, pp. 78-79.

21. OMS, *Prevención y erradicación de la falta de respeto y el maltrato durante la atención del parto en centros de salud*, Ginebra, OMS, 2014.

22. Álvarez, A., «Denuncia por el empleo de "fórceps didácticos" con mujeres sin recursos económicos», *Diagonalperiodico.net*, 11 de diciembre de 2013. Disponible en: https://www.diagonalperiodico.net/cuerpo/20998 -cuando-se-experimenta-con-la-mas-vulnerable.html; El Parto es Nuestro, «El Parto es Nuestro ejerce la acusación popular en un caso de "fórceps didácticos" en el que se lesionó gravemente a una bebé», *Elpartoesnuestro.es*, 30 de octubre de 2013. Disponible en: https://www.elpartoesnuestro.es/blog/2013/10/30/el-parto-es-nuestro-ejerce -la-acusacion-popular-en-un- caso-de-forceps-didacticos-en-el-que-se -lesiono-gravemente-una-bebe.

23. Agüero, S., «Dav tuqe jekh ròza miri dukhaθar. De mi dolor te doy una rosa», *Pikaramagazine.com*, 8 de junio de 2017. Disponible en: http://www.pikaramagazine.com/2017/06/gitanas-violencia-obstetrica.

24. Knight, M. *et al.* (eds.), *Saving Lives, Improving Mothers' Care. Lessons*

learned to inform maternity care from the UK and Ireland Confidential Enquiries into Maternal Deaths and Morbidity 2014-16, Londres, MBRRACE-UK, 2018.

25. Heron, M., «Deaths: Final Data for 2006», *National Vital Statistics Reports* 57 (14), 2009, pp. 1-134.

26. Barro, A., «Morir al dar a luz en la primera potencia: ¿por qué EEUU triplica la media europea?», *Elconfidencial.com*, 4 de febrero de 2018. Disponible en: https:// www.elconfidencial.com/mundo/2018-02-04 /eeuu-mortalidad-materna-sanidad- nacimientos_1516708.

27. Hernández, J. M. y Echevarría, P., *op. cit.*, 2016.

28. Gérvas, J., *op. cit.*, 2016.

29. Montes, M. J., «¿Por qué no me dejaron? Experiencias de mujeres en sus partos», *Cuestiones de Género* 3, 2008, pp. 275-290.

30. Brigidi, S., «Entrevista a Serena Brigidi», *Academia.edu*, 2014. Disponible en: http://www.academia.edu/22041575/Violencia_Obst%C3% A9trica.

31. El Parto es Nuestro, «227. La historia de E. Una más», *Elpartoesnuestro .es*, 7 de diciembre de 2012. Disponible en: https://www.elpartoesnuestro .es/relatos/.

32. El Parto es Nuestro, «Duelo tras cesárea. Duelo por el no parto», *Elparto esnuestro.es*, 26 de febrero de 2014. Disponible en: https://www.elparto esnuestro.es/blog/2014/02/26/duelo-tras-cesarea-duelo-por-el-no-parto.

33. Kitzinger, S., *op. cit.*, 2015.

34. Dona Llum, «Comunicat de Dona Llum davant la pràctica d'una inducció forçada a una dona a l'hospital Parc Sanitari Sant Joan de Déu de Sant Boi», nota de prensa, 16 de junio de 2016.

35. Fernández Guillén, F., *op. cit.*, 2015.

36. Asamblea Nacional de la República Bolivariana de Venezuela, Ley Orgánica sobre el Derecho de las Mujeres a una Vida Libre de Violencia, *Gaceta oficial de la República Bolivariana de Venezuela*, 38668, 2007, p. 8.

37. *Ibid.*, p.18.

38. OMS, *op. cit.*, 2014, p. 1.

39. El Parto es Nuestro, «El Parto Es Nuestro crea el Observatorio de Violencia Obstétrica», *Elpartoesnuestro.es*, 2018. Disponible en: https://www .elpartoesnuestro. es/informacion/el-parto-es-nuestro-crea-el -observatorio-de-violencia-obstetrica.

40. Datos obtenidos respectivamente de: Ministerio de Sanidad, *Estadística de Centros Sanitarios de Atención Especializada. Hospitales y centros sin internamiento. Año 2016*, Madrid: Ministerio de Sanidad, 2018; Ministerio de Sanidad, *Evolución de la Tasa de Cesáreas en los Hospitales Generales del Sistema Nacional de Salud: Años 2001-2011*, Madrid,Ministerio de Sanidad, 2013; OMS, *Declaración de Fortaleza*, 1985. Disponible en: http://lobafilm.com/wp-content/uploads/2014/07/oms.pdf.

41. Ministerio de Sanidad, *Estadística de Centros Sanitarios de Atención Especializada. Hospitales y centros sin internamiento. Año 2016*, Madrid, Ministerio de Sanidad, 2018.

42. Kitzinger, S., *op. cit.*, 2015.

43. Redondo, A., M. Sáez, P. Oliva, M. Soler y A. Arias, «Variabilidad en el porcentaje de cesáreas y en los motivos para realizarlas en los hospitales españoles», *Gaceta Sanitaria* 27 (3), 2013, pp. 258-262.

44. Datos obtenidos respectivamente de: Euro-Peristat Project, *European Perinatal Health Report. Core indicators of the health and care of pregnant women and babies in Europe in 2015*. Bruselas: Europeristat, 2018; Wolf, J. H., *The Cesarean Section Rate: An American History of Risk, Technology, and Consequence*, Baltimore, Maryland: The Johns Hopkins University Press, 2018; OCDE, *Panorama de la Salud* 2017: *Indicadores de la OCDE*, París, OECD Publishing, 2018.

45. Kitzinger, S., *op. cit.*, 2015.

46. Datos obtenidos respectivamente de: OCDE, *op. cit.*, 2018; Unicef, *Estado Mundial de la Infancia 2016. Una oportunidad para cada niño*, Nueva York: Unicef, 2016; The Lancet, «Optimising caesarean section use», *Thelancet.com*, 12 de octubre de 2018. Disponible en: https://www.thelancet.com/series/caesarean-section.

47. Wolf, J. H., *op. cit.*, 2018.

48. Unicef, *Quem espera espera*, Brasilia, Unicef, 2017.

49. Wolf, J. H., *op. cit.*, 2018.

50. Do Carmo Leal, M. *et al.*, «Birth in Brazil: national survey into labour and birth», *Reprod Health* 9, 2012, doi: 10.1186/1742-4755-9-15.

51. Olza, I. y Lebrero, E., *¿Nacer por cesárea? Evitar cesáreas innecesarias. Vivir cesáreas respetuosas*, Barcelona, Ediciones Granica, 2005.

52. Macpherson, A., «Cesáreas con bebé entre los brazos», *La Vanguardia*, 9 de julio de 2018.

53. Datos obtenidos respectivamente de: Ministerio de Sanidad, *Estadística de Centros Sanitarios de Atención Especializada. Hospitales y Centros sin Internamiento. Año 2014*, Madrid, Ministerio de Sanidad, 2016; Pàmies, A., «Informe Cesàries 2017», *Donallum.org*, 16 de noviembre de 2018. Disponible en: https://www.donallum.org/ blog/informe-cesaries-2017; Ministerio de Sanidad, *Estadística de Centros Sanitarios de Atención Especializada. Hospitales y centros sin internamiento. Año 2016*, Madrid, Ministerio de Sanidad, 2018.

54. Datos obtenidos respectivamente de: Recio, A., «La atención al parto en España: Cifras para reflexionar sobre un problema», *Dilemata* 18, 2015, pp. 13-26; El Parto es Nuestro, «Nuestro cuerpo NO es un juguete: Contra la violencia obstétrica», nota de prensa, noviembre de 2017; Melchor, J. C. *et al.*, «La episiotomía en España. Datos del año 2006», *Prog Obstet Ginecol* 51 (9), 2008, pp. 559-563.

55. Recio, A., *op. cit.*, 2015.

56. Euro-Peristat Project, *European Perinatal Health Report. Health and Care of Pregnant Women and Babies in Europe in 2010*, Bruselas, Europeristat, SCPE y EUROCAT, 2013.

57. Wagner, M., «Episiotomy: a form of genital mutilation», *The Lancet 353*, 1999, p. 1977.

58. Datos obtenidos respectivamente de: Euro-Peristat Project, *op. cit.*, 2013; Ministerio de Sanidad y Observatorio de Salud de las Mujeres, *Informe sobre la Atención al Parto Normal y Nacimiento en el Sistema Nacional de Salud*, Madrid: Ministerio de Sanidad, 2012, OMS, *op. cit.*, 1985.

59. Euro-Peristat Project, *op. cit.*, 2018.

60. El Parto es Nuestro, *op. cit.*, noviembre de 2017.

61. Kitzinger, S., *op. cit.*, 2015; Martinez, K. A. *et al.*, «Increased weight gain by C-section: Functional significance of the primordial microbiome», *Science Advances 3* (10), 2017, doi: 10.1126/sciadv.aao1874.

62. O'Donovan, C. y O'Donovan, J., «Why do women request an elective cesarean delivery for non-medical reasons? A systematic review of the qualitative literature», *Birth*, 2017, doi: 10.1111/birt.12319.

63. Usandizaga, M., «El iceberg de las cesáreas sin indicación», *Gaceta Sanitaria 28* (2), 2014, p. 178.

64. Recio, A. y Müller, A. E., *Nacer en horario laboral*, Madrid: El Parto es Nuestro, 2016.

65. *Ibid.*

66. Dona Llum, *Nacer en horario laboral en Catalunya*, Barcelona: Dona Llum, 2018.

67. *Ibid.*

68. Costa-Ramón, A. M., Rodríguez-González, A., Serra-Burriel, M. y Campillo-Artero, C., «It's about time: Cesarean sections and neonatal health», *Journal of Health Economics 59*, 2018, pp. 46-59.

69. *Ibid.*

70. Sutton, J., «A midwife's observations of how the birth process is influenced by the relationship of the maternal pelvis and the fetal head», *Journal of the Association of Chartered Physiotherapists in Women's Health 79*, 1996, pp. 31-33.

71. Casadevall, L., «El bebé también tiene derechos...», *Laiacasadevall.com*, 8 de mayo de 2018. Disponible en: http://www.laiacasadevall.com/2018/05/08/el-bebe-tambien-tiene-derechos.

72. Houghteling, P. D. y Walker, W. A., «Why is initial bacterial colonization of the intestine important to the infant's and child's health?», *J Pediatr Gastroenterol Nutr 60* (3), 2015, pp. 294-307.

73. Rank, O., *El trauma del nacimiento*, Madrid, Paidós Ibérica, 1992 (1924).

74. Payà, M. y Martín, J., «Violencia obstétrica: la lacra detrás del parto feliz», en Goberna-Tricas, J. y Boladeras, M. (coords.), *Violencia obstétrica*.

Y el debate actual sobre la atención al nacimiento, Madrid, Editorial Tecnos, 2018, pp. 69-79.

75. Fernández Guillén, F., *op. cit.*, 2015.

7. Los profesionales, en el punto de mira

1. El Parto es Nuestro, «El Parto es Nuestro denuncia: Las viñetas de la gaceta electrónica de la Sociedad Española de Ginecología y Obstetricia ofrecen una imagen degradante de las mujeres españolas», nota de prensa, 19 de septiembre de 2011.

2. Fernández Guillén, F., «¿Existe algo que pueda llamarse "violencia obstétrica"?», en Goberna-Tricas, J. y Boladeras, M. (coords.), *Violencia obstétrica. Y el debate actual sobre la atención al nacimiento*, Madrid: Editorial Tecnos, 2018, pp. 105-115.

3. Fernández Guillén, F., *op. cit.*, 2015.

4. Murphy, C., «The Husband Stitch Isn't Just a Horrifying Childbirth Myth», *Healthline.com*, 24 de enero de 2018. Disponible en: https://www.healthline.com/ health-news/husband-stitch-is-not-just-myth#1.

5. SEGO, «Violencia obstétrica: Un concepto legalmente delictivo, moralmente inadecuado, científicamente inaceptable», comunicado, octubre de 2018.

6. OMS, *op. cit.*, 2014.

7. Colegio de Médicos de Ciudad Real, «El Colegio de Médicos de Ciudad Real condena la 'tendenciosidad' de la jornada "Actúa contra la violencia obstétrica"», comunicado, 2 de octubre de 2018.

8. Datos obtenidos respectivamente de: Eurostat, *Estadísticas de educación terciaria*, 2017. Disponible en: https://ec.europa.eu/eurostat /statistics-explained/index.php?title=Tertiary_education_statistics/es; INE, *Médicos colegiados por año y sexo*, 2018. Disponible en: http://www.ine.es/jaxi/Datos.htm?path=/t15/p416/serie/l0/&file=s01001 .px; Sánchez de Madariaga, I. (coord.), *Estadísticas e indicadores de la (des)igualdad de género en la formación y profesión científica*, Madrid: Ministerio de Ciencia e Innovación, 2011.

9. Bianco, G., «La invisibilidad de la violencia obstétrica», *Diago nalperiodico.net*, 6 de octubre de 2015. Disponible en: https://www.diagonalperiodico.net/ cuerpo/27818-la-invisibilidad-la -violencia-obstetrica.html; Ricoy, J., «La rebelión de LAS objetos», *Jesusaricoy.blogspot.com.es*, 13 de noviembre de 2017. Disponible en: http://jesusaricoy.blogspot.com.es/2017/11/la-rebelion-de-las -objetos.html.

10. Ricoy, J., *Madre, el último tabú: Reflexiones sobre violencia obstétrica*, autoedición, 2015.

11. Olza, I. y Lebrero, E., *op. cit.*, 2005; Olza, I., «Hay hospitales públicos con tasas de cesáreas vergonzosas y hasta peligrosas», entrevista realizada por

Ana Requena, *Eldiario.es*, 23 de octubre de 2017. Disponible en: https://www.eldiario.es/nidos/ Ibone-Olza_0_696780675.html.

12. Brigidi, S., *op. cit.*, 29 de enero de 2018.
13. Olza, I., *op. cit.*, 2017, p. 159.
14. Olza, I., *op. cit.*, 2017.
15. Beck, C. T. y Gable, R. K., «A mixed methods study of secondary traumatic stress in labor and delivery nurses», *Journal of Obstetric, Gynecologic & Neonatal Nursing* 41 (6), 2012, pp. 747-760.
16. Olza, I., *op. cit.*, 2017, p. 160.
17. FAME, *Informe de situación de las matronas en España*, Madrid: FAME, 2014.
18. Davis-Floyd, R. y Johnson, C. B. (eds.), *Mainstreaming Midwives: The Politics of Change*, Nueva York: Routledge, 2006.
19. Col.legi Oficial d'Infermeres i Infermers de Barcelona, «Un 40% dels hospitals de Catalunya no poden oferir l'acompanyament integral de la llevadora durant el part», nota de prensa, 13 de febrero de 2018.
20. OMS, *op. cit.*, 1985; Ministerio de Sanidad, *Guía de Práctica Clínica sobre la Atención al Parto Normal*, Vitoria-Gasteiz: Servicio Central de Publicaciones del Gobierno Vasco, 2010; Marcos, I., *op. cit.*, 11 de agosto de 2016.
21. Ministerio de Sanidad, *op. cit.*, 2010; NICE, *Intrapartum care for healthy women and babies*, Londres: NICE, 2014.

8. Por un parto respetado

1. Umansky, L., *op. cit.*, 1996.
2. Gaskin, I. M., *op. cit.*, 2016.
3. Villarmea, S., Olza, I. y Recio, A., *op. cit.*, 2015.
4. Dona Llum, «Manifest», *Donallum.org*, 20 de octubre de 2018. Disponible en: https://www.donallum.org/manifest.
5. Olza, I., *op. cit.*, 23 de octubre de 2017.
6. Ministerio de Sanidad, *op. cit.*, 2007.
7. Villarmea, S., Olza, I. y Recio, A., *op. cit.*, 2015.
8. Datos obtenidos respectivamente de: *Ibid.*; Ministerio de Sanidad, *op. cit.*, 2013.
9. Fernández del Castillo, I., *La Nueva Revolución del Nacimiento. El camino hacia un nuevo paradigma*, Tenerife: OB STARE, 2014; Cassidy, T., *op. cit.*, 2007; Wagner, M., *Born in the USA: How a Broken Maternity System Must Be Fixed to Put Women and Children First*, Oakland, California, University of California Press, 2006.
10. OMS, *Cuidados en el parto normal: una guía práctica*, Ginebra: OMS, 1996; De la Torre, M. T., «La atención al parto no hospitalario», en López-Villar, C. (coord.), *Estudios multidisciplinares para la humanización del parto*, La Coruña, Universidade da Coruña, 2011, pp. 51-72; Domínguez,

P., Gonzalo, T., Laínez, B. y Eligio, M., *Guía de asistencia del parto en casa*, Barcelona: Col.legi Oficial d'Infermeria de Barcelona, 2010.

11. Martínez, E. *et al.*, «Parto en casa versus parto hospitalario», *Metas de Enfermería* 19 (6), 2016, pp. 50-59; De Jonge, A. *et al.*, «Perinatal mortality and morbidity up to 28 days after birth among 743 070 low-risk planned home and hospital births: a cohort study based on three merged national perinatal databases», *BJOG* 122 (5), 2015, pp. 720-728; Ruiz-Callado, R., Romero-Salord, F. y Fontanillo-Garrote, A., «Mortalidad perinatal en los partos únicos asistidos a término en España entre 1995 y 2009 según ocurrieran en domicilio particular o en centro sanitario», *Enferm Comun* 8 (1), 2012 (ed. digital).

12. OMS, *Recomendaciones de la OMS para la conducción del trabajo de parto*, Ginebra, OMS, 2015.

13. Kitzinger, S., *Nacimiento en casa*, Barcelona, Icaria Editorial, 1996.

14. Datos obtenidos respectivamente de: Requena, A., «De nalgas y sin atención profesional: el parto en casa en el que murió el bebé de Vigo incumplió todas las recomendaciones», *Eldiario.es*, 12 de diciembre de 2018. Disponible en: https://www.eldiario.es/nidos/atencion-profesional -seguro-sujeto-imprevistos_0_845516264.html; e Idescat, «Parts segons l'edat de la mare i l'assistència sanitària», *Idescat.cat*, 2017. Disponible en: https://www.idescat.cat/pub/?id=naix&n=5120.

15. ALPACC, «Presentació de la Guia del Part a Casa», *Llevadorespartacasa .org*, 31 de mayo de 2018. Disponible en: https://llevadorespartacasa.org /en/2018/06/01/ la-guia-dassistencia-al-part-a-casa.

16. NICE, *op. cit.*, 2014; Office for National Statistics, «Statistical bulletin: Birth characteristics in England and Wales: 2016», *Ons.gov.uk*, 16 de octubre de 2017. Disponible en: https://www.ons.gov.uk/peoplepopulation andcommunity/birthsdeathsandmarriages/livebirths/bulletins/birth characteristicsinenglandandwales/2016.

17. Schroeder, E. *et al.*, «Cost effectiveness of alternative planned places of birth in woman at low risk of complications: evidence from the Birthplace in England national prospective cohort study», *BMJ* 344, 2012, e2292.

18. Zondag, L., Cadée, F. y de Geus, M., *Midwifery in the Netherlands*, Utrecht: KNOV, 2017.

19. Gottfredsdottir, H., Magnúsdóttir, H. y Hálfdánsdóttir, B., «Home birth constructed as a safe choice in Iceland: A content analysis on Icelandic media», *Sexual & Reproductive Healthcare* 6, 2015, pp. 138-144.

20. Busquets, M., «Cap a un canvi de model: volem cases de parts públiques a Catalunya», *Diarisanitat.cat*, 27 de marzo de 2018. Disponible en: http://diarisanitat. cat/cap-a-un-canvi-de-model-volem-cases-de-parts -publiques-a-catalunya.

21. Macpherson, A., «Partos caseros en el hospital», *La Vanguardia*, 26 de mayo de 2017.

22. Müller, A. E. y Parra, M., «La arquitectura de la maternidad. Recuperar y crear nuestros espacios», *Dilemata* 18, 2015, pp. 147-155.

23. Ricoy, J., *Mujeres de película, partos de ciencia ficción*, Isla de San Borondón, Ediciones Liliputienses, 2018.

9. Morir antes de nacer

1. Datos obtenidos respectivamente de: Idescat, «Tasa de mortalidad infantil y perinatal», *Idescat.cat*, 2018. Disponible en: https://www.idescat.cat/indicadors/?id=anuals&n=10345&lang=es; y Cassidy, P. R. *et al.*, *Informe Umamanita. Encuesta sobre la calidad de la atención sanitaria en casos de muerte intrauterina*, Girona: Umamanita, 2018.

2. Vives Xiol, G., *40 semanas. Crónica de un embarazo*, Barcelona, Thule Ediciones, 2012, p. 24.

3. Punto, I. G., *Espacio a los no nacidos*, vídeo, 18 de octubre de 2017. Disponible en: https://www.playgroundmag.net/lit/poema-aborto-espontaneo_23170470.html.

4. Cedó, C., *Entrevista a Clàudia Cedó / Àrtic*, vídeo, 26 de junio de 2018. Disponible en: https://beteve.cat/artic/entrevista-a-claudia-cedo-artic.

5. Bonet, P., «Quería pasar el duelo de mi segundo aborto con normalidad, no escondida», *Divinity.es*, 26 de enero de 2018. Disponible en: https://www.divinity.es/blogs/blackisnice/Paula-Bonet_6_2505915003.html; Bonet, P., *Roedores. Cuerpo de embarazada sin embrión*, Barcelona, Penguin Random House, 2018.

6. Tibol, R., *Frida Kahlo. Una vida abierta*, Ciudad de México, Diversa, 2002.

7. Boggs, B., «Las mujeres que tienen abortos o sufren infertilidad experimentan un duelo no reconocido», entrevista realizada por Carmen G. de la Cueva, *Eldiario. es*, 17 de febrero de 2018. Disponible en: https://www.eldiario.es/nidos/Belle-Bogs_0_740876174.html

8. Browne, V., «Feminist Philosophy and Prenatal Death: Relationality and the Ethics of Intimacy», *Signs: Journal of Women in Culture and Society* 41 (2), 2016, pp. 385-407.

9. Cassidy, P. R. *et al.*, *op. cit.*, 2018.

10. *Ibid.*

11. Fernández Guillén, F., «El derecho a una disposición privada indistintamente de la edad gestacional: el juicio del Tribunal Constitucional de febrero 2016», *Muerte y Duelo Perinatal* 3, 2018, pp. 16-19.

12. Cassidy, P. R. *et al.*, *op. cit.*, 2018.

13. *Ibid.*

14. VV. AA., «Manifiesto de asociaciones y grupos de apoyo al duelo gestacional, perinatal y neonatal de España», *Umamanita.es*, 2017. Disponible en: http://www.umamanita.es/wp-content/uploads/2017/11/MANIFIESTO-MUERTE-GESTACIONAL_PERINATAL_NEONATAL.pdf.

15. Cassidy, P. R. *et al.*, *op. cit.*, 2018.

16. Grau, N., «Fotografías para casos de muerte gestacional y neonatal», *Muerte y Duelo Perinatal* 2, 2017, pp. 11-19.

17. Álvarez, M., Claramunt, M. A., Carrascosa, L. G. y Silvente, C., *Las voces olvidadas. Pérdidas gestacionales tempranas*, Tenerife, Editorial OB STARE, 2014.

18. Claramunt, M. A., «Sobre la vivencia del aborto en primera persona», en Claramunt, A., Álvarez, M., Jové, R. y Santos, E., *La cuna vacía. El doloroso proceso de perder un embarazo*, Madrid: La Esfera de los Libros, 2009, pp. 24-82; Browne, V., *op. cit.*, 2016.

19. Bonet, P., «Cuerpo de embarazada sin embrión: historia de dos abortos», *Eldiario.es*, 24 de enero de 2018. Disponible en: https://www.eldiario .es/nidos/Cuerpo-embarazada-embrion-historia-abortos_0_732827460 .html; Puig, E., «Cap dona hauria de sentir la frase "No entenc per què plores si tu ho has triat"», entrevista realizada por MaterObservatori, *Materobservatorimpaternitats.wordpress.com*, 30 de mayo de 2017. Disponible en: https://materobservatorimpaternitats.wordpress .com/2017/05/30/cap-dona-hauria-de-sentir-la-frase-no-entenc-perque -plores-si-tu-ho-has-triat-entrevista-a-eva-puig-filosofa.

20. Browne, V., *op. cit.*, 2016; Miguel, L., «Aborto espontáneo y aborto voluntario: las dos caras de una moneda invisible», *Playgroundmag.net*, 27 de octubre de 2017. Disponible en: https://www.playgroundmag.net/lit /aborto-sentimientos_23135967.html.

10. El negocio del biberón

1. De Prada, A. I., «Mi mejor amante», en Torres, H. y de Prada, A. I. (coords.), *Relatos marranos. Antología*, Barcelona, Pollen edicions, 2014, pp. 233-248.

2. Latham, M. C., *Nutrición humana en el mundo en desarrollo*, Roma: Organización de las Naciones Unidas para la Agricultura y la Alimentación, 2002.

3. Olza, I., Ruiz-Berdún, D. y Villarmea, S., «La culpa de las madres. Promover la lactancia materna sin presionar a las mujeres», *Dilemata* 25, 2017, pp. 217-225.

4. Stanway, P. y Stanway, A., *Breast Is Best: A Common-Sense Approach to Breastfeeding*, Londres: Pan, 1978.

5. Van Esterik, P., *Beyond the Breast-Bottle Controversy*, Nuevo Brunswick, Nueva Jersey: Rutgers University Press, 1989; Blum, L. M., *At the Breast: Ideologies of Breast feeding and Motherhood in the Contemporary United States*, Boston, Beacon Press, 1999; Merino, P., *op. cit.*, 2017.

6. Knibiehler, Y., *op. cit.*, 2000.

7. Yalom, M., *op. cit.*, 1997.

8. Quintana, R., «Feminismo y lactancia», conferencia inaugural en el VI Congreso Español de Lactancia Materna, Ávila, 2011.

9. Hufton, O., *op. cit.*, 1991.

10. Le Roy, E., «L'allaitement mercenaire en France au XVIIIe siècle», *Communications* 31, 1979, pp. 15-21; Romanet, E., «La mise en nourrice, une pratique répandue en France au XIXe siècle», *Transtext(e)s Transcultures* 8, 2013, doi: 10.4000/ transtexts.497.
11. Flaubert, G., *Madame Bovary*, Madrid, Editorial EDAF, 1999 (1857), pp. 128-130.
12. Iribarne, M. M., *op. cit.*, 2010.
13. Paricio, J. M., *op. cit.*, 2004; Colmenar, C., «Nodrizas y lactancia mercenaria en España durante el primer tercio del siglo xx», *Arenal* 14 (2), 2007, pp. 335-359.
14. Cadogan, W., *An Essay Upon Nursing, and the Management of Children, from Their Birth to Three Years of Age*, 1748. Disponible en: https://archive.org/details/ anessayuponnurs00cadogoog/page/n4.
15. Yalom, M., *op. cit.*, 1997; Quintana, R., *op. cit.*, 2011.
16. Paricio, J. M., *op. cit.*, 2004.
17. Apple, R. D., *op. cit.*, 1987.
18. Hausman, B. L., *Mother's Milk: Breastfeeding Controversies in American Culture*, Nueva York, Routledge, 2014 (2003).
19. Lessing, D., *op. cit.*, 1997, p. 243.
20. Mead, M., *Blackberry Winter: My early Years*, Nueva York, Kodansha International, 1995 (1972); Lutkehaus, N. C., *Margaret Mead: The Making of an American Icon*, Princeton, Nueva Jersey, Princeton University Press, 2008.
21. Solnit, R., *Los hombres me explican cosas*, Madrid, Capitán Swing, 2017.
22. Paricio, J. M., *op. cit.*, 2004; Olza, I., *Lactivista*, Tenerife, Editorial OB STARE, 2013; Negri, P., *Todas las madres tienen leche*, Cádiz, Ediciones DeFabula, 2014.
23. Stevens, E. E., Patrick, T. E. y Pickler, R., «A History of Infant Feeding», *J Perinat Educ* 18 (2), 2009, pp. 32-39.
24. Fomon, S. J., «Infant Feeding in the 20th Century: Formula and Beikost», *The Journal of Nutrition* 131 (2), 2001, pp. 409S-420S.
25. *Ibid.*
26. Colodro-Conde, L. *et al.*, «Relationship between level of education and breastfeeding duration depends on social context: breastfeeding trends over a 40-year period in Spain», *Journal of Human Lactation* 27 (3), 2011, pp. 272-278.
27. Paricio, J. M., *Report on the situation of infant and young child feeding in Spain*, Ginebra: IBFAN-International Baby Food Action Network, diciembre de 2017.
28. *Ibid.*
29. Williams, C., *Milk and Murder*, Penang: International Organization of Consumers Unions, 1986 (1939), p. 5.
30. Doherty, T., Sanders, D., Goga, A. y Jackson, D., «Implications of the

new WHO guidelines on HIV and infant feeding for child survival in South Africa», *Bulletin of the World Health Organization* 89, 2010, pp. 62-67.

31. Geach, H., «The baby food tragedy», *The New Internationalist* 6, 1973, pp. 8-12; Muller, M., *The baby killer*, Londres, War on Want, 1974.

32. Muller, M., *op. cit.*, 1974, p. 5.

33. Latham, M. C., *op. cit.*, 2002.

34. OMS, *International Code of Marketing of Breast-milk Substitutes*, Ginebra: OMS, 1981.

35. Europa Press, «Sancionados 13 médicos y enfermeras por recibir sobornos de Danone para recomendar su leche en polvo infantil», *Europa press.es*, 14 de octubre de 2013. Disponible en: http://www.europapress .es/internacional/noticia-sanciona-dos-13-medicos-enfermeras-recibir -sobornos-danone-recomendar-leche-polvo-infantil-20131014161420 .html; Newman, M. y O. Wright, «After Nestlé, Aptamil manufacturer Danone is now hit by breast milk scandal», *Independent.co.uk*, 29 de junio de 2013. Disponible en: https://www.independent.co.uk/news/uk /home-news/after-nestl-aptamil-manufacturer-danone-is-now-hit-by -breast-milk-scandal-8679226.html; Ellis-Petersen, H., «How formula milk firms target mothers who can least afford it», *The Guardian*, 27 de febrero de 2018.

36. Unicef, «Lactancia materna. Consecuencias sobre la supervivencia infantil y la situación mundial», *Unicef.org*, 2019. Disponible en: https://www .unicef.org/spanish/nutrition/index_24824.html.

37. EFE, «Doce médicos italianos arrestados por aceptar sobornos a cambio de desvirtuar la lactancia materna», *El Mundo*, 21 de noviembre de 2014.

38. Justicia Alimentaria, *Mi primer veneno. La gran estafa de la alimentación infantil*, Barcelona: Justicia Alimentaria, 2018.

39. Paricio, J. M., *op. cit.*, diciembre de 2017.

40. Ibañes, L. G., «Pediatría de AP responde a las críticas por colaborar con la industria de la alimentación», *Diariomedico.com*, 29 de septiembre de 2016. Disponible en: https://www.diariomedico.com/profesion /pediatria-de-ap-responde-a-las-criticas-por-colaborar-con-la-industria -de-la-alimentacion.html.

41. CIVIO y Belmonte, E., «18 metges van rebre més de 50.000 euros cadascun d'una sola farmacèutica el 2017», *Diarisanitat.cat*, 14 de octubre de 2017. Disponible en: http://diarisanitat.cat/18-metges-van-rebre-mes -de-50-000-euros-cadascun-duna-sola-farmaceutica-el-2017.

42. Jacobs, A., «Estados Unidos intentó frenar la promoción de la lactancia materna para favorecer a empresas», *The New York Times*, 10 de julio de 2018.

43. OMS, «Las leyes para proteger la lactancia materna son inadecuadas en la mayoría de los países», nota de prensa, 9 de mayo de 2016.

44. González, C., *Comer, amar, mamar. Guía de crianza natural*, Barcelona, Editorial Planeta, 2014.

45. Hausman, B. L., *op. cit.*, 2014 (2003).

46. Blum, L. M., *op. cit.*, 1999.

47. Freeman, A., «"First Food" Justice: Racial Disparities in Infant Feeding as Food Oppression», *Fordham Law Review* 83 (6), 2015, pp. 3053-3087.

48. United States Department of Agriculture, «Definitions. Food access», *Ers.usda.gov*, 5 de diciembre de 2017. Disponible en: https://www.ers .usda.gov/data-products/food-access-research-atlas/documentation /#definitions.

49. Díaz-Gómez, M., *Iniciativa Mundial de Lactancia Materna. Encuesta Nacional sobre Hábitos de Lactancia*, 2013. Disponible en: http://www. aeped.es/sites/default/files/resumen-presentacion-encuestalm -julio2013_0.pdf.

50. Comité de Lactancia Materna de la Asociación Española de Pediatría, *Lactancia materna en cifras: tasas de inicio y duración de la lactancia en España y en otros países*, Madrid: Asociación Española de Pediatría, 2017.

51. Fomon, S. J., *op. cit.*, 2001.

52. Stevens, E. E., Patrick, T. E. y Pickler, R., *op. cit.*, 2009.

53. Koerber, A., *Breast or Bottle? Contemporary Controversies in Infant-Feeding Policy and Practice*, Columbia, University of South Carolina Press, 2013.

54. Colodro-Conde, L. *et al.*, *op. cit.*, 2011.

55. Datos obtenidos respectivamente de: Comité de Lactancia Materna de la Asociación Española de Pediatría., *op. cit.*, 2017; Ministerio de Sanidad, *Encuesta Nacional de Salud España 2017*, Madrid: Ministerio de Sanidad, 2018.

56. Sader, L., «Publicidad engañosa de fórmulas lácteas: Almirón 2», *Amormaternal.com*, 2011. Disponible en: https://www.amormaternal .com/2011/06/publicidad-formulas-lacteas-lactancia.html; Busquets, M., «El código de comercialización de sucedáneos de leche materna», *Crian zanatural.com*, 16 de junio de 2017. Disponible en: https://www .crianzanatural.com/art/art298.html.

57. Rosino, J., «Publicidad engañosa sobre alimentación para lactantes», *Naukas. com*, 26 de julio de 2013. Disponible en: https://naukas .com/2013/07/26/publicidad-enganosa-sobre-alimentacion-para -lactantes; Facua, «Dimite el 60% de los miembros del comité de lactancia materna de la Asociación Española de Pediatría», *Facua.org*, 18 de julio de 2013. Disponible en: https://www.facua.org/es/noticia .php?Id=7796.

58. Tardón, L., «Revuelo en la Asociación Española de Pediatría», *El Mundo*, 29 de julio de 2013.

59. Save the Children, «Las principales compañías de leche de fórmula

gastan 5.600 millones de euros al año en publicidad, en detrimento de la lactancia materna», nota de prensa, 27 de febrero de 2018.

60. Ferrante, E., *op. cit.*, 2014, p. 267.
61. Millares, R., «El Mundo, contra la lactancia materna», *Tercerainforma cion.es*, 24 de octubre de 2010. Disponible en: http://www.tercerainfor macion.es/antigua/ spip.php?article19494; Jan, C., «Una vaca que indigna tanto a madres como a pediatras», *El País,* 29 de octubre de 2010.
62. Visa, M., «La representación de la lactancia materna en el cine», *Estudios sobre el Mensaje Periodístico* 23 (1), 2015, pp. 689-700.

11. Las virtudes de la leche materna

1. Palmer, G., *The Politics of Breastfeeding: When Breasts are Bad for Business*, Londres, Pandora Press, 1988.
2. Unicef, *op. cit.*, 2019.
3. Latham, M. C., *op. cit.*, 2002.
4. Negri, P., *op. cit.*, 2014, p. 34.
5. Hausman, B. L., *op. cit.*, 2014 (2003).
6. Wolf, J. B., *Is Breast Best?: Taking on the Breastfeeding Experts and the New High Stakes of Motherhood*, Nueva York, New York University Press, 2011; Jung, C., *Lactivism: How Feminists and Fundamentalists, Hippies and Yuppies, and Physicians and Politicians Made Breastfeeding Big Business and Bad Policy*, Nueva York, Basic Books, 2015; Rosin, H., «The Case Against Breast-Feeding», *Theatlantic.com*, abril de 2009. Disponible en: https://www.theatlantic.com/magazine/archive/2009/04/the -case-against-breast-feeding/307311.
7. Linnecar, A., Gupta, A., Dadhichand, J. P. y Bidla, N., *Formula for Disaster. Weighing the Impact of Formula Feeding Vs Breastfeeding*, Delhi: BPNI|IBFAN Asia, 2014.
8. Steinfeld, H. *et al.*, *Livestock's Long Shadow*, Roma, FAO, 2006.
9. Dadhich, J. P., Smith, J., Iellamo, A., y Suleiman, A., *Report on Carbon Footprints Due to Milk Formula: A study from selected countries of the AsiaPacific region*, Delhi, BPNI|IBFAN Asia, 2015.
10. Desmarais, A. A., *La Vía Campesina. La globalización y el poder del campesinado*, Madrid, Editorial Popular, 2007, p. 56.
11. McMichael, P., «Feeding the world: agriculture, development and ecology», en Panitch, L. y Leys, C. (eds.), *Socialist Register 2007*, Londres, Merlin Press, 2007, pp. 170-194.
12. Friedmann, H. y McMichael, P., «Agriculture and the State System. The Rise and Decline of National Agricultures, 1870 to the Present», *Sociologia Ruralis* 29 (2), 1989, pp. 93-117; Friedmann, H., «The Political Economy of Food: a Global Crisis», *New Left Review* 197, 1993, pp. 29-57; McMichael, P., «A Food Regime Genealogy», *The Journal of Peasant Studies* 36 (1), 2009, pp. 139-169.
13. Vivas, E., *El negocio de la comida. ¿Quién controla nuestra alimenta-

ción?, Barcelona, Icaria Editorial, 2014.

14. Datos obtenidos respectivamente de: OMS, «La obesidad entre los niños y los adolescentes se ha multiplicado por 10 en los cuatro últimos decenios», nota de prensa, 11 de octubre de 2017; Ministerio de Sanidad, *Encuesta Nacional de Salud España 2017*, Madrid, Ministerio de Sanidad, 2018.
15. Odent, M., *El Bebé es un Mamífero*, Tenerife, Editorial OB STARE, 2014.
16. Gribble, K., «"As good as chocolate" and "better than ice cream": How toddler, and older, breastfeeders experience breastfeeding», *Early Child Development and Care* 179 (8), 2009, pp. 1067-1082.
17. Comité de Lactancia Materna de la Asociación Española de Pediatría, «Información complementaria al documento orientaciones para la valoración del riesgo laboral durante la lactancia natural», *Aeped.es*, 17 de junio de 2010. Disponible en: http://www.aeped.es/sites/default/files /LM_Y_RIESGO_LABORAL_COMITE_LM_ AEP_2010_1.pdf.
18. Datos obtenidos respectivamente de: Pandelova, M. E. *et al.*, «Assessment of energy intake of infants exclusively fed with infant formulae available on the European market», *International Journal of Food Sciences and Nutrition* 60, 2009, pp. 212-219; Gooze, R. A., Anderson, S. E. y Whitaker, R. C., «Prolonged Bottle Use and Obesity at 5.5 Years of Age in US Children», *The Journal of Pediatrics* 159 (3), 2011, pp. 431-436.
19. Eckersley, N., «Non-GM baby formula "unrealistic"–industry», *Ausfood news.com.au*, 3 de mayo de 2001. Disponible en: http://www.ausfood news.com.au/2011/05/03/non-gm-baby-formula-unrealistic-industry .html.
20. OMS, «10 datos sobre la lactancia materna», *Who.int*, agosto de 2017. Disponible en: http://www.who.int/features/factfiles/breastfeeding/es; Victora, C. G. *et al.*, «Breastfeeding in the 21st century: epidemiology, mechanisms, and lifelong effect», *The Lancet* 387 (10017), 2016, pp. 475-490.
21. Wolf, J. H., «Got milk? Not in public!», *International Breastfeeding Journal* 3 (1), 2008, doi: 10.1186/1746-4358-3-11.
22. Save the Children, «Recuperando la leche materna en el campo de Za'atari», *Savethechildren.es*, 20 de marzo de 2013. Disponible en: https:// www.savethechildren.es/actualidad/recuperando-la-leche-materna-en -el-campo-de-zaatari.
23. Comité de Lactancia Materna de la Asociación Española de Pediatría, *op. cit.*, 2010.
24. Victora, C. G. *et al.*, *op. cit.*, 2016.
25. Massó, E., «Lactancia materna y revolución, o la teta como insumisión biocultural: calostro, cuerpo y cuidado», *Dilemata* 11, 2013, pp. 169-206.
26. *Ibid.*
27. Olza, I., *op. cit.*, 2013.

28. Vivas, E., «Los quiénes y el qué, en el movimiento del comercio justo», en Montagut, X. y Vivas, E. *¿Adónde va el comercio justo? Modelos y experiencias*, Barcelona: Icaria Editorial, 2006, pp. 11-27.

29. McClain, V., «Patents on Life: A Brief View of Human Milk Component Patenting», *World Nutrition* 9 (1), 2018, pp. 57-69.

30. Dutton, J., «Liquid Gold: The Booming Market for Human Breast Milk», *Wired.com*, 17 de mayo de 2011. Disponible en: https://www.wired .com/2011/05/ff-milk.

31. *Ibid.*; Doucleff, M., «Breast Milk Sold Online Contaminated With Cow's Milk», *Npr.org*, 7 de abril de 2015. Disponible en: https://www.npr.org /sections/healthshots/2015/04/07/397369416/breast-milk-sold-online -contaminated-with-cows- milk?t=1535013789557.

32. Gann, J., «Until Recently, This U.S. Company Was Importing Human Breast Milk From Cambodia», *Thecut.com*, 20 de marzo de 2017. Disponible en: https:// www.thecut.com/2017/03/stop-exporting-breast-milk -cambodia-says-to-u-s-company.html.

33. Grand View Research, *Breast Pump Market Size & Share, Industry Analysis Report, 2018-2025*, 2018. Disponible en: https://www.grand viewresearch.com/industry-analysis/breast-pumps-market.

34. Campbell, O., «The Unseen Consequences of Pumping Breast Milk», *Psmag.com*, 17 de noviembre de 2014. Disponible en: https://psmag.com /economics/unseen-consequences-pumping-breast-milk-94181.

35. A pesar de que en Estados Unidos no existe la baja por maternidad, las mujeres utilizan los días de vacaciones o de libre disposición para estar con sus recién nacidos.

36. Jung, C., *op. cit.*, 2015; Blum, L. M., *op. cit.*, 1999.

37. Azad, M. B. *et al.*, «Infant Feeding and Weight Gain: Separating Breast Milk From Breastfeeding and Formula From Food», *Pediatrics* 142 (4), 2018, doi: 10.1542/ peds.2018-1092.

38. Jung, C., *op. cit.*, 2015; Gimeno, B., *op. cit.*, 2018.

39. Bloom, E., «The Big, Bad Breastfeeding Industry», *Theatlantic.com,* 31 de octubre de 2015. Disponible en: https://www.theatlantic.com/business /archive/2015/10/breastfeeding-pressure-money/413215.

40. Victora, C.G. *et al.*, *op. cit.*, 2016.

41. Comité de Lactancia Materna de la Asociación Española de Pediatría, *op. cit.*, 2017.

42. Ministerio de Sanidad, *Encuesta Nacional de Salud España 2017*, Madrid, Ministerio de Sanidad, 2018.

43. Fernández Guillén, F., *op. cit.*, 2015.

44. El Parto es Nuestro, «Historia de Ana», *Quenoosseparen.info*, 2018. Disponible en: http://www.quenoosseparen.info/articulos/testimonios /separacionana.php.

45. Temboury, M. C., «Informe sobre el conocimiento de los residentes de

pediatría en el manejo de la lactancia materna», *An Pediatr* 58 (3), 2003, pp. 263-267.

46. Paricio, J. M., *op. cit.*, diciembre de 2017.
47. Suavinex, *II Estudio sobre Conciliación y Lactancia*, 2018. Disponible en: https://livingsuavinex.es/wp-content/uploads/2018/09/II-Estudio -conciliacion-y-lactancia-Suavinex.pdf.
48. Díaz-Gómez, M. *et al.*, «Motivaciones y barreras percibidas por las mujeres españolas en relación a la lactancia materna», *Rev Esp Salud Pública*, 90, 2016, pp. e1-e18.
49. Temboury, M. C., *op. cit.*, 2003.
50. Díaz-Gómez, M. *et al.*, *op. cit.*, 2016.
51. EFE, «La Universidad de Barcelona introduce una asignatura pionera sobre lactancia materna», *El Periódico*, 26 de septiembre de 2018.
52. Padró, A., *Somos la leche*, Barcelona, Grijalbo, 2017.
53. McNish, H., *op. cit.*, 2018, pp. 155-156.
54. Asociación Española de Bancos de Leche Humana, «Datos de actividad de todos los bancos de leche españoles», *Aeblh.org*, 2018. Disponible en: https://www. aeblh.org.
55. Banc de Sang i Teixits, «De les "dides" als bancs de llet», *Bancsang.net*, 13 de diciembre de 2016. Disponible en: https://www.bancsang.net/blog /dides-als-bancs-llet.
56. De Pedro, C., «Estas son las 9 CCAA que disponen de bancos de leche materna», *Redaccionmedica.com*, 22 de agosto de 2016. Disponible en: https://www.redaccionmedica.com/secciones/sanidad-hoy/estas-son-las -nueve-ccaa-que-disponen-de-bancos-de-leche-materna-7690; Bermejo, M., *Bancos de leche materna en España: análisis situacional actual*, trabajo de fin de grado, Universidad Pública de Navarra, 2017.
57. Peraita, L., «"Necesitamos que las madres donen leche materna"», *ABC*, 25 de octubre de 2015.
58. Vázquez, J., «El Regalo de Lola: Lactancia y donación de leche tras la muerte perinatal y la creación del Proyecto Lola», *Revista Muerte y Duelo Perinatal* 4, 2018, pp. 58-61.

12. Lactancia prohibida

1. Dettwyler, K. A., «Beauty and the Breast: The Cultural Context of Breastfeeding in the United States», en Stuart-Macadam, P. y Dettwyler, K. A. (eds.), *Breastfeeding: Biocultural Perspectives*, Nueva York, Aldine De Gruyter Press, 1995.
2. Blum, L. M., *op. cit.*, 1999.
3. Llopis, M., *Maternidades subversivas*, Navarra, Txalaparta, 2015; Ausona, M., «Exposar el pit a l'espai públic amb una funció que no és l'eròtica suscita polèmica», entrevista realizada por R. Frasquet, *Ub.edu*, 22 de enero de 2016. Disponible en: http://www.ub.edu/facgh/infogih /Novetats/marta-ausona-doctora-en-antropologia-exposar-el-pit-a-

lespai-public-amb-una-funcio-que-no-es-lerotica-suscita-polemica.

4. Young, I. M., *op. cit.*, 2005, p. 77.
5. Díaz-Gómez, M., *op. cit.*, 2013; Latham, M. C., *op. cit.*, 2002.
6. Blum, L. M., *op. cit.*, 1999.
7. Carpenter, F. C., «'(L)Activists and Lattes': Breastfeeding Advocacy as Domestic Performance», *Women & Performance: a journal of feminist theory* 16 (3), 2006, pp. 347-367.
8. Lactancia en Libertad, «Primark Valladolid», *Lactanciaenlibertad.com*, 27 de agosto de 2013. Disponible en: http://lactanciaenlibertad.com/testimonios/madre-expulsada/primark-valladolid; Tetada en el Primark, «'Tetada' de protesta de madres lactantes contra Primark», nota de prensa, 20 de agosto de 2013.
9. Rodríguez, A., «Primark, obligado a retirar un bikini con relleno para niñas de siete años», *El Mundo*, 15 de abril de 2010.
10. Boicot Mercadona, «Mercadona expulsa a una clienta que amamantaba a su hija en el supermercado», *Boicotmercadona.wordpress.com*, 29 de octubre de 2012. Disponible en: https://boicotmercadona.wordpress.com/2012/10/29/mercadona-expulsa-a-una-clienta-que-amamantaba-a-su-hija-en-el-supermercado; Lactancia en Libertad, «Madre expulsada en Leroy Merlin CC La Zenia Boulevard, Orihuela», *Lactanciaenlibertad.com*, 30 de diciembre de 2013. Disponible en: http://lactanciaenlibertad.com/testimonios/madre-expulsada/madre-expulsada-en-leroy-merlin-cc-la-zenia-boulevard-torrevieja.
11. Martínez, N., «La Universitat de Barcelona demana a una alumna que no porti el nadó a classe», *Ara*, 20 de octubre de 2016.
12. Izquierdo, A., «Mamar con "La maja desnuda"», *El País*, 24 de septiembre de 2007.
13. Blanco, C., «La teta de la lujuria», *Elpais.com*, 19 de julio de 2018. Disponible en: https://elpais.com/elpais/2018/07/17/mordiscos_y_tacones/1531842378_300043.html.
14. Lactancia en Libertad, «Lactancia corrosiva: Museo Picasso Málaga», *Lactanciaenlibertad.com*, 16 de junio de 2015. Disponible en: http://lactanciaenlibertad.com/testimonios/lactancia-corrosiva-casa-museo-picasso-malaga; Codina, E., «El museo Picasso permite amamantar en sus salas tras quejarse una usuaria», *El País*, 23 de febrero de 2016.
15. Maternidad Continuum, «Trabajadores del IVAM se inventan unas normas en las que se prohíbe amamantar en sus instalaciones», *Maternidadcontinuum.com*, 18 de octubre de 2014. Disponible en: https://www.maternidadcontinuum.com/2014/10/ivam_expulsa-madre-que-amamanta.
16. Press Association, «V&A chief apologises to breastfeeding woman asked to cover up», *The Guardian*, 6 de agosto de 2017.
17. El HuffPost, «Prohíben a una madre dar el pecho junto a una piscina "porque la leche podía contaminar el agua"», *Huffingtonpost.es*, 20 de

junio de 2017. Disponible en: https://www.huffingtonpost.es/2017/06/20/prohiben-a-una-madre-dar-el-pecho-junto-a-una-piscina-porque-la_a_22491370.

18. O'Malley, K., «Candice Swanepoel Calls Out Critics Over Breastfeeding in Public», *Elle.com.au*, 19 de diciembre de 2016. Disponible en: https://www.elle.com.au/celebrity/candice-swanepoel-on-breastfeeding-in-public-5374.

19. El País, «La modelo que normaliza la lactancia y amamanta a su bebé sobre la pasarela», *El País*, 18 de julio de 2018; Palazón, A., «La frase de Sergi Arola sobre dar el pecho en público que indigna en redes», *Huffington tonpost.es*, 20 de julio de 2018. Disponible en: https://www.huffingtonpost.es/2018/07/20/la-contundente-respuesta-de-maria-llapart-a-sergi-arola-tras-lo-que-dijo-de-dar-el-pecho-en-publico_a_23486078.

20. Asociación Española de Pediatría y Comité de Lactancia de la Asociación Española de Pediatría, «Comunicado de la AEP y del Comité de Lactancia dc la AEP», 11 de junio de 2018.

21. IHAN, «Comunicado de IHAN al comité ejecutivo de la AEP y a la organización del 66 congreso de la AEP», junio de 2018.

22. Paricio, J. M., *op. cit.*, diciembre de 2017.

23. Arteta, I., «Facebook, de la censura de las fotos de lactancia a la promesa de promoverlas», *Elpais.com*, 1 de julio de 2017. Disponible en: https://elpais.com/elpais/2017/06/30/mamas_papas/1498837820_440766.html.

24. Tran, M., «Claridge's hotel criticised after telling breastfeeding woman to cover up», *The Guardian*, 2 de diciembre de 2014.

25. EFE, «Italia estudiará permitir la lactancia en espacios públicos», *El Mundo*, 28 de enero de 2017.

26. Marcus, J. A., «Lactation and the Law», *Mothering* 143, 2007.

27. Pearlman, J., «Australian senator breastfeeds baby while moving a motion in parliament», *Telegraph.co.uk*, 22 de junio de 2017. Disponible en: https://www.telegraph.co.uk/news/2017/06/22/australian-senator-breastfeeds-baby-moving-motion-parliament.

28. Wenske, J. y Haro, K. «When Nurture Calls campaign», *Behance.net*, 7 de mayo de 2014. Disponible en: https://www.behance.net/gallery/16685319/When-Nurture-Calls-Campaign-.

29. Hoteles Mediterráneo, «Por qué elegir julio para tus vacaciones familiares en Peñíscola», *Hotelesmediterraneo.com*, 25 de mayo de 2017. Disponible en: https://www.hotelesmediterraneo.com/blog/por-que-elegir-julio-para-tus-vacaciones-familiares-en-peniscola.

30. Europa Press, «El Papa bautiza a 34 niños en la Capilla Sixtina y reitera que amamantar en público es usar el lenguaje del amor», *Europapress.es*, 7 de enero de 2018. Disponible en: http://www.europapress.es/sociedad/noticia-papa-bautiza-34-ninos-capilla-sixtina-reitera-amamantar-

publico-usar-lenguaje-amor-20180107115446.html.

31. Visa, M., *op. cit.*, 2015.

32. Comité de Lactancia Materna de la Asociación Española de Pediatría, *Lactancia materna en niños mayores o «prolongada»*, Madrid, Asociación Española de Pediatría, 2015.

13. Sacar la teta del clóset

1. Young, I. M., *Justice and the Politics of Difference*, Princeton, Nueva Jersey: Princeton University Press, 1990.

2. Ward, J. D., *La Leche League: At the crossroads of medicine, feminism, and religion*, Chapel Hill, Carolina del Norte: University of North Carolina at Chapel Hill Press, 2000; Livingston, T., *«No Bottles, No Pacies» and No Cupcakes: A Feminist Analysis of Motherhood in La Leche League*, tesis doctoral, University of North Carolina at Chapel Hill, 2011.

3. Van Esterik, P., *op. cit.*, 1989.

4. La Liga de la Leche España, «La Liga de la Leche», *Laligadelaleche.es*, 2016. Disponible en: http://www.laligadelaleche.es/lll/index.htm.

5. Massó, E., «Lactivismo contemporáneo en España: ¿una nueva marea sociopolítica?», *Journal of Spanish Cultural Studies* 16 (2), 2015, pp. 193-213; Ward, J. D., *op. cit.*, 2000.

6. El Parto es Nuestro, «No estamos en guerra: sobre sororidad y la unión entre mujeres», *Elpartoesnuestro.es*, 13 de julio de 2018. Disponible en: https://www.elpartoesnuestro.es/blog/2018/07/13/no-estamos-en -guerra-sobre-sororidad-y-la-union-entre-mujeres.

7. Olza, I., Ruiz-Berdún, D. y Villarmea, S. *op. cit.*, 2017.

8. Stuart-Macadam, P., «Biocultural Perspectives on Breastfeeding», en Stuart-Macadam, P. y Dettwyler, K. A. (eds.), *Breastfeeding: Biocultural Perspectives*, Nueva York: Aldine De Gruyter Press, 1995; Hausman, B. L., *op. cit.*, 2014 (2003).

9. La lactancia en tándem se produce cuando una mujer que da el pecho a una criatura da luz a otra y amamanta de manera simultánea a las dos.

10. Massó, E., *op. cit.*, 2015.

11. Livingston, T., *op. cit.*, 2011.

12. Galtry, J., «Suckling and Silence in the USA: The Costs and Benefits of Breastfeeding», *Feminist Economics* 3 (3), 1997, pp. 1-24.

13. Wolf, J. H., *op. cit.*, 2008.

14. Babiker, S., «Un debate abierto. "Lactancia Materna: Política e Identidad"», *Ctxt. es*, 10 de julio de 2018. Disponible en: http://ctxt .es/es/20180627/Politica/20489/Sarah-Babiker-Beatriz-Gimeno -feminismo-Lactancia-Materna-Politica-e-Identidad.htm.